煤矿职业病危害防治
培训教材

主　编	周志阳	杨　涛		
副主编	蒋兴法	黄烈光	李　鹏	卢广银
参　编	张士勇	高　伟	陈之元	李海英
	肖藏岩	朱登兴	马　昂	赵文哲
	王　皓	刘荣锐	朱建平	史岩杰
审　稿	鲁　锋	苏富强	聂　静	

中国矿业大学出版社

内 容 提 要

进一步加强职业卫生培训工作,增强用人单位主要负责人和职业卫生管理人员的法律意识,提高用人单位职业病防治水平和劳动者自我防护能力,我们编写了本书。本书包括职业病防治法律法规、煤矿粉尘危害防治、煤矿职业毒害防治、煤矿噪声和振动危害防治、煤矿高温危害防治、职业危害因素的检测与评价、职业危害项目申报、职业健康监护、个体防护和职业卫生档案管理等内容。本书适合对煤矿主要负责人和职业卫生管理人员进行职业卫生培训使用,也可供其他工程技术人员参考。

图书在版编目(CIP)数据

煤矿职业病危害防治培训教材 / 周志阳,杨
涛主编.—徐州:中国矿业大学出版社,(2019.7重印)
ISBN 978-7-5646-4008-8

Ⅰ.①煤… Ⅱ.①周…②杨… Ⅲ.①煤矿—职业危
害—防治—安全培训—教材 Ⅳ.①R135

中国版本图书馆 CIP 数据核字(2018)第116978号

书 名	煤矿职业病危害防治培训教材
主 编	周志阳 杨 涛
责任编辑	郭 玉 于世连 张海平
出版发行	中国矿业大学出版社有限责任公司
	(江苏省徐州市解放南路 邮编221008)
营销热线	(0516)83885307 83884995
出版服务	(0516)83885767 83884920
网 址	http://www.cumtp.com E-mail:cumtpvip@cumtp.com
印 刷	江苏淮阴新华印务有限公司
开 本	787×1092 1/16 **印张** 15.25 **彩插** 4 **字数** 334 千字
版次印次	2018年6月第1版 2019年7月第2次印刷
定 价	36.00元

(图书出现印装质量问题,本社负责调换)

国家安全监管总局办公厅关于加强用人单位职业卫生培训工作的通知

安监总厅安健〔2015〕121号

各省、自治区、直辖市及新疆生产建设兵团安全生产监督管理局，各省级煤矿安全监管部门，各省级煤矿安全监察局，有关中央企业：

为推动用人单位做好职业卫生培训工作，不断提升用人单位职业卫生管理水平，提高劳动者的职业病危害防治意识和能力，根据《职业病防治法》和《国务院办公厅关于加强安全生产监管执法的通知》（国办发〔2015〕20号）等有关规定，现就加强用人单位职业卫生培训工作有关要求通知如下：

一、进一步增强做好用人单位职业卫生培训工作的紧迫感和责任感

近年来，各地区认真贯彻落实《职业病防治法》等法律法规，积极推进职业卫生培训工作，取得了一定效果。但是，当前用人单位职业卫生培训工作仍然存在着重视不够、责任不落实、投入不足、培训针对性和实效性不强、培训率偏低，劳动者特别是农民工不了解职业病危害对自身健康的损害、自我防护意识和防护能力差等问题，导致大量劳动者职业健康受到严重伤害。

职业安全健康工作的实践表明，进一步加强职业卫生培训工作，是坚守发展决不能以牺牲人的生命为代价这一安全红线的内在要求；是增强用人单位主要负责人和职业卫生管理人员的法律意识，提高用人单位职业病防治水平和劳动者自我防护能力的重要途径；是督促用人单位自觉履行职业病防治主体责任，预防和控制职业病危害，保障劳动者职业安全健康的源头性、基础性举措。用人单位要坚持以人为本、安全发展、绿色发展，牢固树立"培训不到位就是隐患"的观念，把职业卫生培训摆上更加重要的位置，切实把工作谋划好、部署好、落实好。

二、用人单位职业卫生培训工作的总体思路和工作目标

（一）总体思路。以"强化红线意识、促进职业健康"为工作主线，以贯彻落实《职业病防治法》为主要内容，实施分类培训，突出重点行业、重点岗位和重点人群，进一步明确职业卫生培训内容，改进培训方法，提升培训的针对性和实用性，提高用人单位主要负责人、职业卫生管理人员的法治意识和管理水平，提升劳动者的自我防护意识和能力，为防治职业病危害提供保障与支持。

（二）工作目标。力争在"十三五"期间，矿山开采、金属冶炼、化工、建材等职业病危害严重行业领域的用人单位主要负责人、职业卫生管理人员和接触职业病危害的劳动者培训率达到100%。

三、落实用人单位职业卫生培训主体责任

用人单位是职业卫生培训的责任主体。应当建立职业卫生培训制度,保障职业卫生培训所需的资金投入,将职业卫生培训费用在生产成本中据实列支。要把职业卫生培训纳入本单位职业病防治计划、年度工作计划和目标责任体系,制定实施方案,落实责任人员。要建立健全培训考核制度,严格考核管理,严禁形式主义和弄虚作假。要建立健全培训档案,真实记录培训内容、培训时间、训练科目及考核情况等内容,并将本单位年度培训计划、单位主要负责人和职业卫生管理人员职业卫生培训证明,以及接触职业病危害的劳动者、职业病危害监测人员培训情况等,分类进行归档管理。

用人单位应用新工艺、新技术、新材料、新设备或者转岗导致劳动者接触职业病危害因素变化的,应对劳动者重新进行职业卫生培训。用人单位将职业病危害作业整体外包或者使用劳务派遣工从事接触职业病危害作业的,应当将其纳入本单位统一管理,对其进行职业病防治知识、防护技能及岗位操作规程培训。用人单位接收在校学生实习的,应当对实习学生进行相应的职业卫生培训,提供必要的职业病防护用品。

四、逐步推进职业卫生培训与安全生产培训一体化

各地区要根据工作实际,推进安全培训与职业卫生培训一体化,提高培训效率,减轻用人单位负担。有条件的地区,可以在危险物品生产、经营、储存单位和矿山、金属冶炼、建筑施工、道路运输等行业领域实行安全与职业卫生统一培训、统一考核,并保证参加职业卫生培训的时间不少于总学时的30%,继续教育时职业卫生培训不少于20%。经考核合格后,在合格证中注明职业卫生培训内容和培训学时,不再单独进行职业卫生培训。其他行业领域应当按照本通知要求的内容和学时开展职业卫生培训。

五、突出重点,督促重点行业领域开展职业卫生培训工作

各级安全监管部门要督促矿山开采、金属冶炼、化工、建材等职业病危害严重的行业领域积极开展职业卫生培训工作。用人单位要突出存在矽尘、石棉粉尘、高毒物品以及放射性危害等职业病危害严重岗位上的劳动者,对其进行专门的职业卫生培训。要把从事接触职业病危害作业的农民工和派遣用工人员作为职业卫生培训的重点人群,针对其流动性大、文化程度偏低、职业病危害防护意识不强等特点,采取形式多样的培训,提高自我防护意识,并经考核合格后方可上岗。

各级煤矿安全监管部门要指导并监督检查煤矿主要负责人、职业卫生管理人员、职业病危害监测人员和劳动者的职业卫生培训工作。各级煤矿安全监察机构要把煤矿职业卫生培训工作纳入安全生产培训当中,提高培训效果。

六、因材施教,明确培训内容及培训时间

用人单位要根据行业和岗位特点,制定培训计划,确定培训内容和培训学时,确保培训取得实效。没有能力组织职业卫生培训的用人单位,可以委托培训机构开展职业卫生培训。

用人单位主要负责人主要培训内容:国家职业病防治法律、行政法规和规章,职业病危害防治基础知识,结合行业特点的职业卫生管理要求和措施等。初次培训不得少于16学时,继续教育不得少于8学时。

职业卫生管理人员主要培训内容：国家职业病防治法律、行政法规、规章以及标准，职业病危害防治知识，主要职业病危害因素及防控措施，职业病防护设施的维护与管理，职业卫生管理要求和措施等。初次培训不得少于 16 学时，继续教育不得少于 8 学时。职业病危害监测人员的培训，可以参照职业卫生管理人员的要求执行。

接触职业病危害的劳动者主要培训内容：国家职业病防治法规基本知识，本单位职业卫生管理制度和岗位操作规程，所从事岗位的主要职业病危害因素和防范措施，个人劳动防护用品的使用和维护，劳动者的职业卫生保护权利与义务等。初次培训时间不得少于 8 学时，继续教育不得少于 4 课时。煤矿接触职业病危害劳动者的职业卫生培训，按照有关规定执行。

以上三类人员继续教育的周期为一年。用人单位应用新工艺、新技术、新材料、新设备，或者转岗导致劳动者接触职业病危害因素发生变化时，要对劳动者重新进行职业卫生培训，视作继续教育。

七、切实提高职业卫生培训质量

用人单位要充分利用手机短信、微博、微信等方式宣传职业病防治知识，鼓励劳动者集中参加网络在线职业卫生培训学习，有关内容和学时可按规定纳入考核体系。鼓励用人单位按照"看得懂、记得住、用得上"原则，根据不同类别、不同层次、不同岗位人员需求，组织编写学习读本、知识手册等简易教材。要借鉴安全生产培训的有效做法，在职业病危害严重的用人单位推行交班前职业卫生培训，有针对性地讲述岗位存在的职业病危害因素、岗位操作规程和防护知识等，使交班前职业卫生培训成为职业病危害预防的第一道防线。

八、加强对用人单位职业卫生培训的监督检查

各级安全监管监察部门要加强对用人单位职业卫生培训工作的监督检查，指导用人单位依法开展职业卫生培训，帮助用人单位解决培训工作中的实际困难。要利用行政执法、重点帮扶等方式推动培训工作，把职业卫生培训工作开展情况纳入监督执法的重要内容，重点检查培训计划、培训内容、考核结果等，也可以现场检查劳动者的职业病危害防护技能，检验用人单位职业卫生培训的效果。

对用人单位未按规定组织劳动者进行职业卫生培训的，由安全监管监察部门给予警告，责令限期改正，逾期不改正的，依法予以处罚。对未经培训就上岗作业的劳动者，一律先离岗、培训合格后再上岗。对发生职业病危害事故的，要依法倒查用人单位职业卫生培训的落实情况，凡存在未经培训上岗的，严格依法予以处罚。

安全监管总局办公厅
2015 年 12 月 21 日

前　言

近年来,全国各地区认真贯彻落实《中华人民共和国职业病防治法》(以下简称《职业病防治法》)等法律法规,积极推进职业卫生培训工作,取得了一定效果。但是,当前用人单位职业卫生培训工作仍然存在着重视不够、责任不落实、投入不足、培训针对性和实效性不强、培训率偏低,劳动者特别是农民工不了解职业病危害对自身健康的损害、自我防护意识和防护能力差等问题,导致大量劳动者职业健康受到严重伤害。

职业安全健康工作的实践表明,进一步加强职业卫生培训工作,是坚守发展决不能以牺牲人的生命为代价这一安全红线的内在要求;是增强用人单位主要负责人和职业卫生管理人员的法律意识,提高用人单位职业病防治水平和劳动者自我防护能力的重要途径;是督促用人单位自觉履行职业病防治主体责任,预防和控制职业病危害,保障劳动者职业安全健康的源头性、基础性举措。用人单位要坚持以人为本、安全发展、绿色发展,牢固树立"培训不到位就是隐患"的观念,把职业卫生培训摆上更加重要的位置,切实把工作谋划好、部署好、落实好。

加强职业病危害防治工作,应当以"强化红线意识、促进职业健康"为工作主线,以贯彻落实《职业病防治法》为主要内容,实施分类培训,突出重点行业、重点岗位和重点人群,进一步明确职业卫生培训内容,改进培训方法,提升培训的针对性和实用性,提高用人单位主要负责人、职业卫生管理人员的法治意识和管理水平,提升劳动者的自我防护意识和能力,为防治职业病危害提供保障与支持。

为进一步加强职业卫生培训工作,增强用人单位主要负责人和职业卫生管理人员的法律意识,提高用人单位职业病防治水平和劳动者自我防护能力,我们编写了本书。本书包括职业病防治法律法规、煤矿粉尘危害防治、煤矿职业毒害防治、煤矿噪声和振动危害防治、煤矿高温危害防治、职业危害因素的检测与评价、职业危害项目申报、职业健康监护、个体防护和职业卫生档案管理等内容。

本书由周志阳、杨涛任主编,蒋兴法、黄烈光、李鹏、卢广银任副主编。本书初稿完成后,杨涛和周志阳在征求晋城煤业集团、神华集团、河南煤化集团、贵州省煤矿安监局等单位意见的基础上进行了修改和统稿。本书承蒙中国职业安全健康专家鲁锋等审阅,并提出了许多宝贵的修改意见,在此表示诚挚的感谢。

为了便于教学,我们为本书制作了配套的电子课件,免费赠送购买本教材单位的老师,联系邮箱 hnnygy@126.com.

作者

目　　录

第一章　煤矿职业病危害与职业病

第一节　煤矿职业病危害

一、职业病危害概述

职业病危害,是指对从事职业活动的劳动者可能导致职业病的各种危害。包括:职业活动中存在的各种有害的化学、物理、生物因素以及在作业过程中产生的其他职业有害因素。职业病危害是职业病产生的根源。

就我国煤矿目前情况而言,由于工业生产装备水平不高,工艺技术相对落后,加上作业环境较差,职业病危害非常严重。

二、煤矿常见职业病危害

在煤矿生产中,主要的职业病危害有粉尘、有毒有害气体、噪声和振动、不良气候条件等。

1. 粉尘

粉尘是煤矿的主要职业病危害。煤矿生产中,采煤、掘进、支护、提升运输、巷道维修等生产环节均会产生粉尘,这些粉尘可能引起矿工尘肺病。

2. 有毒有害气体

由于井下爆破、煤氧化、煤中放出等原因,矿井空气中含有瓦斯(CH_4)、一氧化碳(CO)、二氧化碳(CO_2)、二氧化氮(NO_2)、硫化氢(H_2S)、二氧化硫(SO_2)、氨气(NH_3)等有毒有害气体,这些有毒有害气体会导致职业中毒。

3. 噪声和振动

煤矿噪声和振动主要来源于井下机械化生产,其危害取决于生产过程、生产工艺和所使用的工具,如风钻和局部通风机的噪声和振动等。长期在噪声下工作,可能造成听力下降,甚至引起耳聋;长期接触振动,可能导致局部疼痛,甚至引起内脏器官损伤。

4. 不良气候条件

煤矿井下的不良气候条件有气温高、湿度大,不同地点风速大小不等和温差大等。这些都对矿工的身体有很大的影响,长期在潮湿环境下工作的工人易患风湿性关节炎等。

5. 放射性物质

煤矿井下的氡气浓度往往比地面高,对矿工的健康有一定的影响。

此外,劳动强度大、作业姿势不良也是煤矿井下工作的特点,易造成矿工腰腿疼和各种外伤。

根据煤矿生产的岗位和工艺流程特点,地下开采过程中可能存在的职业病危害如表 1-1 所示。

表 1-1   煤矿各岗位可能存在的职业病危害

岗　位	职业病危害
凿　岩	矽尘、噪声、振动
岩巷爆破	矽尘、氮氧化物、一氧化碳、二氧化碳、噪声
岩巷装载	矽尘、噪声、振动
出矸推车	矽尘
喷浆砌碹	矽尘、水泥尘、噪声
岩巷掘进	矽尘、噪声、振动
煤巷打眼	矽尘、煤尘、噪声、振动
煤巷爆破	矽尘、煤尘、氮氧化物、一氧化碳、噪声
煤巷加固	矽尘、煤尘、水泥尘
采煤打眼	煤尘、一氧化碳、噪声、振动
爆破采煤	煤尘、硫化氢、氮氧化物、甲烷
水力采煤	煤尘、一氧化碳、甲烷、噪声、高湿
机械采煤	煤尘、一氧化碳、硫化氢、甲烷、噪声
采煤装载	煤尘、一氧化碳、硫化氢、甲烷
采煤运输	矽尘、煤尘、噪声
采煤支护	煤尘、一氧化碳、硫化氢、甲烷
井下通风	矽尘、煤尘、一氧化碳、硫化氢、甲烷

第二节　煤矿常见职业病

一、职业病概述

职业病是指企业、事业单位和个体经济组织等用人单位的劳动者在职业活动中,因接触粉尘、放射性物质和其他有毒、有害因素而引起的疾病。

需要注意的是,职业病是由于职业活动而产生的疾病,但并不是所有工作中得的病都是职业病。要构成职业病,必须具备四个条件:

(1)患病主体是企业、事业单位或个体经济组织的劳动者。

(2)必须是在从事职业活动过程中产生的。

(3)必须是因接触粉尘、放射性物质和其他有毒、有害物质等职业病危害因素引起的。

(4)必须是国家公布的职业病分类和目录所列的职业病。

四个条件缺一不可。比如,长期接触噪声可引发高血压,但高血压不是职业病,而由噪声引起的耳聋是职业病。

二、职业病分类和目录

根据《职业病防治法》的规定,职业病的分类和目录由国务院卫生行政部门会同国务院安全生产监督管理部门、劳动保障行政部门制定、调整并公布。最新的《职业病目录》中规定的职业病有尘肺、职业性放射性疾病、职业中毒、物理因素所致职业病、生物因素所致职业病、职业性皮肤病、职业性眼病、职业性耳鼻喉及口腔疾病、职业性肿瘤和其他职业病共 10 类 115 种。

三、煤矿常见职业病

煤矿常见职业病主要有煤肺、矽肺、水泥肺等尘肺病,有毒有害气体引起的职业中毒,噪声引起的听力下降或耳聋,振动引起的疾病和高温引起的疾病等。

1. 尘肺病

尘肺病是指由于吸入生产性粉尘而引起的以肺组织纤维化为主的疾病。患者的肺部发生进行性、弥漫性纤维组织增生,逐渐影响呼吸功能及其他系统功能,是一种较严重的职业病。煤炭系统常见的尘肺有矽肺(吸入含游离二氧化硅的岩尘引起的)、煤工尘肺(吸入煤尘引起的)、水泥尘肺(吸入水泥尘引起的)等。

2. 职业中毒

在生产环境中,由于受职业中毒危害因素的作用,从而引起的病变,叫职业中毒。职业中毒可对人的神经系统、血液系统、呼吸系统和消化系统产生影响,严重时会导致死亡。

3. 噪声性耳聋

噪声性耳聋是由于长期处于强噪声环境中而引起的一种缓慢进行的耳聋。生产过程中的一切声音都是生产性噪声,包括机械噪声、流体动力噪声、电磁性噪声等。长期在上述强噪声的环境中工作,易引起听觉系统的损害,形成耳聋,同时还可能引起对人体其他系统的损害。

4. 振动病

振动病主要是由于局部肢体(主要是手)长期接触强烈振动而引起的。

5. 中暑

中暑是指由于高温环境引起的人体体温调节中枢的功能障碍,汗腺功能失调和水、电解质平衡紊乱所导致的疾病。

四、职业禁忌证

职业禁忌证,是指劳动者从事特定职业或者接触特定职业病危害因素时,比一般职业人群更易于遭受职业病危害和罹患职业病或者可能导致原有自身疾病病情加重,或者在从事作业过程中诱发可能导致对他人生命健康构成危险的疾病的个人特殊生理或者病理状态。

不同职业危害因素的职业禁忌证不尽相同,《煤矿安全规程》对煤矿职业禁忌证的规定如下。

(1)有下列病症之一的,不得从事接尘作业:

① 活动性肺结核病和肺外结核病。

② 严重的上呼吸道或支气管疾病。

③ 显著影响肺功能的肺脏或胸膜病变。

④ 心、血管器质性疾病。

⑤ 经医疗鉴定,不适于从事粉尘作业的其他疾病。

（2）有下列病症之一的,不得从事井下作业：

① （1）中所列病症之一的。

② 风湿病（反复活动）。

③ 严重的皮肤病。

④ 经医疗鉴定,不适于从事井下工作的其他疾病。

（3）有下列病症之一的,不得从事煤矿生产作业：

① 癫痫病。

② 精神分裂症。

（4）有下列病症之一的,不得从事高空作业：

① 高血压和心脏病。

② 深度近视。

③ 其他不适应高空（2 m 以上）作业者。

第三节 煤矿职业病防治的现状

一、煤矿职业病现状

根据国家卫生与计划生育委员会的通报,2014 年全国共报告职业病 29 972 例,其中职业性尘肺病 26 873 例,急性职业中毒 486 例,慢性职业中毒 795 例,其他职业病合计 1 818 例。

从行业分布看,煤炭开采和洗选业、有色金属矿采选业和开采辅助活动行业的职业病病例数较多,分别为 11 396 例、4 408 例和 2 935 例,共占全国报告职业病例数的 62.52%。

通报显示,2014 年共报告职业性尘肺病新病例 26 873 例,较 2013 年增加 3 721 例。其中,94.21% 的病例为煤工尘肺和矽肺,分别为 13 846 例和 11 471 例。

二、存在的主要问题

职业病防治事关劳动者的身体健康和生命安全,事关经济发展和社会稳定大局。党和政府高度重视职业病防治工作。《职业病防治法》实施以来,各地区、各有关部门加大工作力度,开展职业病危害源头治理和重点职业病专项整治,规范煤炭企业职业健康管理和劳动用工管理,严肃查处危害劳动者身体健康和生命安全的违法行为,国有大中型煤炭企业的职业卫生条件有了较大改善,职业病高发势头得到一定遏制。但是,当前煤炭行业职业病防治形势依然严峻,突出问题是：

（1）职业病病人数量大。

（2）尘肺病、职业中毒等职业病发病率居高不下。

（3）职业病危害范围广，几乎所有的煤炭企业都存在职业病危害，特别是许多中小企业工作场所劳动条件恶劣，劳动者缺乏必要的职业病防护措施。

（4）对劳动者健康损害严重，尘肺病等慢性职业病一旦发病往往难以治愈，伤残率高。

产生上述问题的原因如下：

（1）对职业病重视不够。职业病发病是一个缓慢的过程，不像重大工伤安全事故那样触目惊心，因而难以引起煤矿企业、政府部门及社会的普遍重视。有的地方政府擅自降低准入门槛和监管要求，使一些未经职业卫生审查的建设项目违法立项建设，并限制对用人单位职业病防治的监督检查。有些煤矿企业对职业病防治工作重视不够，对职业病危害给劳动者造成的健康危害认识不足。部分企业负责人只抓经济效益，而不注重加强职工劳动保护，甚至以牺牲劳动者身体健康为代价，换取企业的高额利润。

（2）职业病防治体制和机制不完善。职业病防治涉及煤矿企业、工会、卫生、安全监督、劳动保障等职能部门，各部门都承担有相应的责任和义务。在职业病防治各具体工作环节中存在互动和联合机制不够、职能分离等现象，如职业卫生现场监督、监测及急性职业中毒事故处置的部门职能界限不清、各自为政，职业病人的权益保障落实不到位等。煤矿企业在职业病防治工作上没有实行任务目标和责任管理制度，往往忽视治理职业病危害、保障劳动者健康权益等法定行为。

（3）防治工作基础比较薄弱。许多煤炭企业特别是中小企业生产工艺落后，设施、设备简陋，职业病防治管理水平低，投入不足。职业病防治相关法律法规和技术标准不够完善，信息网络不健全，职业病预防、控制技术落后，宣传教育培训力度不够，应急救援能力有待加强。

（4）职业健康检查率低。煤炭行业从业人员流动性大，文化素质较低，自我防护意识差等因素，增加了职业卫生管理的难度。在岗期间职业健康检查率偏低，农民工尤为明显。部分企业负责人误认为职工一般性健康体检等同于职业性健康检查，使接触危害因素的职工没能得到针对性的职业健康检查，部分企业注重企业经济效益，重生产、轻防护，忽略了职业病防治经费预算与投入，没有及时解决职工职业健康检查，使职业健康检查工作不能按法律规定开展。

（5）建设项目"三同时"审查形同虚设。职业病防治工作应坚持"预防为主，防治结合"的方针，从源头上控制引发职业病的危害因素，这是减少发病的关键所在。为此，《职业病防治法》明确规定，"对于新建、扩建、改建建设项目和技术改造、技术引进项目可能产生职业病危害的，建设单位在可行性论证阶段应当向卫生行政部门提交职业病危害预评价报告"，从生产工艺流程，能产生职业病危害因素的各个设计环节进行审查和改进，从源头上控制职业病危害因素。目前，职业病危害建设项目的卫生审查还未引起有关企业和有关审批部门的高度重视，各部门之间的信息交流不通畅，不能及时掌握新、改、扩建企业的情况，且部分煤矿企业对职业病防治工作重视不够，对治理职业危害的投入不足,特别是前期预防工作完全没有开展。其后果是给劳动者的健康状况造成伤害,并导致用人单位经济负担增加。

第四节　完善煤矿职业病防治的措施

煤炭行业是职业病发病的重灾区,职业病多发不仅严重影响了煤矿职工的健康,而且昂贵的诊治和康复费用,也给职工、煤矿企业和国家造成了严重的经济负担。党和政府历来都高度重视煤矿职工安全与健康工作,相继出台了一系列法律法规,采取了一系列加强职业病防治工作的举措,近年来,我国煤矿职业病防治工作总体上不断发展进步。加强煤矿职业病的防治,主要可以采取以下措施:

(1) 进一步完善立法。通过修订颁布职业病防治法律法规,如《职业病防治法》等,完善职业病防治机制,建立政府统一领导、部门协调配合、煤炭企业负责、行业规范管理、职工群众监督的职业病防治工作体制,显著提高综合防治能力,增强煤炭企业和劳动者防治意识,改善工作场所作业环境,基本遏制职业病高发势头,保障劳动者健康权益,使职业病防治工作有法可依。

(2) 政府加强监督管理。通过国家机关对职业卫生实施的监督管理,督促煤矿企业按照国家公布的法律法规建立健全防治责任制,认真落实预防、控制措施,加强职业卫生培训,做好职业健康管理和病人救治,依法参加工伤保险,落实有害作业岗位津贴和女职工、未成年工特殊保护政策,使职业病防治有法必依。

(3) 加强教育培训。强化对存在职业病危害的煤炭企业主要负责人、管理人员和劳动者的培训,积极推进作业场所健康教育。把职业病防治相关法律法规及防治措施纳入健康教育和职业教育的重要内容。

(4) 加强职业病防治能力建设。通过对尘肺病、职业中毒等重点职业病危害的监测,及时掌握职业病的发病特点和发病趋势,研究重大危险源分布情况,开展职业健康风险评估和预警。同时,加强职业病防治队伍建设,配备必要的设备,创造必要的工作条件,不断提高职业病防治的能力和水平。

(5) 开展科研及成果应用。鼓励和支持职业病防治技术的研究和推广应用,开展尘肺病、职业中毒等重点职业病防治的科技攻关,积极采用有利于职业病防治和保护劳动者健康的新技术、新工艺、新设备、新材料。

第二章　煤矿职业病危害防治法律法规

第一节　《职业病防治法》(2018 年版)解读

一、立法背景

职业病是威胁劳动者身体健康及其相关权益的突出问题,也是广大劳动者最关心、最直接、最现实的利益问题。职业病防治工作关系到劳动者的身体健康和生命安全,关系到劳动力资源和经济可持续发展,关系到社会的和谐与稳定。新中国成立以来,党和政府一直高度重视职业病防治工作和职业病防治制度建设。2001 年 10 月 27 日,九届全国人大常委会第二十四次会议通过了《中华人民共和国职业病防治法》,自 2002 年 5 月 1 日起施行。这是我国最高立法机关制定的第一部对职业病防治工作全面予以规范的法律,是预防、控制和消除职业病危害,防治职业病,保护劳动者健康及其相关权益的一部重要法律。

《职业病防治法》颁布实施以来,我国的职业病防治工作取得了很大的成绩,全社会职业病防治意识逐步增强,大中型企业职业卫生条件有了较大改善,职业病高发势头得到了一定的遏制。但是,随着我国经济的快速发展,目前我国职业病防治工作形势总体上还比较严峻。尤其是随着所有制与劳动用工形式的日益多元化,一些中小私营企业职业病防护措施不落实的问题较为突出,劳动者在职业活动中接触的职业病危害因素不断增多、面临的职业病危害风险日益突出,职业病在部分地方仍然是影响劳动者身体健康、侵害其合法权益的突出问题。各地陆续出现一些群发性职业病危害事件,在社会上产生了较大的影响。

实践中出现的问题,暴露出部分用人单位不履行法定的职业病防治义务,职业病诊断难,职业病待遇,主要是"老工伤"待遇落实难等问题还比较突出。关于用人单位不履行职业病防治义务问题,主要是由于法律执行不严格和不到位,应当通过加大执法力度、严格依法监管加以解决。同时,监管体制不顺也是原因之一。

因此,2011 年 12 月 31 日,十一届全国人大常委会第二十四次会议通过了《全国人民代表大会常务委员会关于修改〈中华人民共和国职业病防治法〉的规定》,修改决定自公布之日起施行。修订后的《职业病防治法》进一步理顺了职业卫生监督管理体制,强化了用人单位在职业病预防中的义务,进一步完善了职业病诊断、鉴定制度,并对用人单位的违法行为进一步加大了监督处罚力度。

为了深化行政审批制度改革,简政放权,国务院决定取消建设项目职业卫生"三同时"相关的行政审批许可证和强制中介服务事项,2016年7月2日第十二届全国人民代表大会常务委员会第二十一次会议通过了《中华人民共和国职业病防治法》的修改。

二、立法目的

《职业病防治法》的立法目的主要包括以下几个方面:

(1)预防、控制和消除职业病危害。职业病危害是职业病产生的根源。从我国目前的情况来看,由于我们正处于并将长期处于社会主义初级阶段,工业生产装备水平不高和工艺技术相对落后的状况将长期存在,导致在煤炭、冶金、化工等行业不同程度地存在职业病危害。因此,职业病防治立法的首要任务就是预防、控制和消除职业病危害。

(2)防治职业病。职业病的发生既与用人单位工作场所存在的职业病危害因素密切相关,又与用人单位采取的职业病防护管理措施紧密相连。职业病重在预防,因此,防治职业病,最重要的是要强化用人单位在职业病防治工作中的责任。为此,《职业病防治法》应当通过一系列的制度,督促用人单位落实职业病防治管理措施。同时,还要对职业病病人的治疗问题作出妥善规定,保障职业病病人依法享受国家规定的职业病待遇。

(3)保护劳动者健康及其相关权益。职业病对劳动者健康损害严重。尘肺病等慢性疾病一旦发病往往难以愈合,伤残率高,严重影响劳动者身体健康甚至危及生命安全。尤其是近年来群发性职业病事件时有发生,往往一次性超过几十人甚至上百人患病,已成为侵害劳动者合法权益和影响社会和谐稳定的突出问题。《职业病防治法》正是要通过预防、控制和消除职业病危害,防治职业病,达到保护劳动者健康及其相关权益的目的。

(4)促进经济社会发展。广大劳动者是社会财富的创造者,也是经济社会发展的推动者。做好职业病防治工作,不仅有利于维护劳动者的合法权益,也有利于激发劳动者的工作热情和工作积极性。目前,我国无论接触职业病危害人数、职业病患者累计病例、死亡人数和新发病例都居世界前列,每年因职业病造成的经济损失十分巨大。因此,依法预防、控制和消除职业危害,防治职业病,可以给国家、用人单位减少不必要的经济损失,减轻社会和用人单位的负担,依法保护劳动者的健康及其相关权益,为国家和社会创造出更多的财富,最终实现我国经济、社会全面健康可持续发展。

三、职业病防治方针

《职业病防治法》第三条规定:"职业病防治工作坚持预防为主、防治结合的方针"。可见,"预防为主、防治结合"是职业病防治工作的基本方针。

职业病重在预防,之所以要强调"预防为主",是因为职业病与其他疾病相比较,有很大的不同,一旦患职业病,就很难治愈。以我国当前职业病中最常见的尘肺病为例,一旦得病,随着肺组织纤维化程度的加重,有效呼吸面积不断减小,通气和血液比例失调,呼吸困难也逐渐加重。即一旦得病,便难以治愈,而只能通过医学手段维持或者适当减轻疾病带来的痛苦。所以,职业病防治工作必须从治病源头抓起,实行前期预防。

煤矿企业在职业病防治工作中,应时刻注意预防职业病危害事故的发生,在生产生活的各个环节,要严格遵守安全生产管理制度和安全技术操作规程,认真履行岗位安全职责,防微杜渐,防患于未然,发现职业病危害事故隐患要立即处理,自己不能处理的要及时上报,要积极主动地预防职业病危害事故的发生。

在"预防为主"的基础上,职业病防治工作还要坚持"防治结合"。职业病预防工作做得好,有助于减少可控职业病危害的发生,但是要真正做到消除职业病危害则有很大的难度。因此,在预防为主的基础上,出现职业病病人的,应当采取有效的措施给予医疗救治,并对职业病病人给予相应的保障,使预防和治理得以有效地结合,共同做好职业病防治工作。

四、《中华人民共和国职业病防治法》修订情况

《中华人民共和国职业病防治法》(以下简称《职业病防治法》)2001 年 10 月 7 日通过,2002 年 5 月 1 日起施行;该法第一次修订自 2011 年 12 月 31 日起施行;第二次修订自 2016 年 7 月 2 日起施行;第三次修订自 2017 年 11 月 5 日起施行。

1.《职业病防治法》2016 年修订情况

(1)将第十七条第一款修改为:"新建、扩建、改建建设项目和技术改造、技术引进项目(以下统称建设项目)可能产生职业病危害的,建设单位在可行性论证阶段应当进行职业病危害预评价。"

增加一款,作为第二款:"医疗机构建设项目可能产生放射性职业病危害的,建设单位应当向卫生行政部门提交放射性职业病危害预评价报告。卫生行政部门应当自收到预评价报告之日起三十日内,作出审核决定并书面通知建设单位。未提交预评价报告或者预评价报告未经卫生行政部门审核同意的,不得开工建设。"

(2)将第十八条第二款修改为:"建设项目的职业病防护设施设计应当符合国家职业卫生标准和卫生要求;其中,医疗机构放射性职业病危害严重的建设项目的防护设施设计,应当经卫生行政部门审查同意后,方可施工。"

第三款修改为:"建设项目在竣工验收前,建设单位应当进行职业病危害控制效果评价。"

增加一款,作为第四款:"医疗机构可能产生放射性职业病危害的建设项目竣工验收时,其放射性职业病防护设施经卫生行政部门验收合格后,方可投入使用;其他建设项目的职业病防护设施应当由建设单位负责依法组织验收,验收合格后,方可投入生产和使用。安全生产监督管理部门应当加强对建设单位组织的验收活动和验收结果的监督核查。"

(3)删去第十九条。

(4)第六十八条改为第六十七条,将其中的"安全生产监督管理部门"修改为"卫生行政部门、安全生产监督管理部门"。

(5)第七十条改为第六十九条,修改为:"建设单位违反本法规定,有下列行为之一的,由安全生产监督管理部门和卫生行政部门依据职责分工给予警告,责令限期改正;逾期不改正的,处十万元以上五十万元以下的罚款;情节严重的,责令停止产生职业病危害的作业,或者提请有关人民政府按照国务院规定的权限责令停建、关闭:

"（一）未按照规定进行职业病危害预评价的；

（二）医疗机构可能产生放射性职业病危害的建设项目未按照规定提交放射性职业病危害预评价报告，或者放射性职业病危害预评价报告未经卫生行政部门审核同意，开工建设的；

（三）建设项目的职业病防护设施未按照规定与主体工程同时设计、同时施工、同时投入生产和使用的；

（四）建设项目的职业病防护设施设计不符合国家职业卫生标准和卫生要求，或者医疗机构放射性职业病危害严重的建设项目的防护设施设计未经卫生行政部门审查同意擅自施工的；

（五）未按照规定对职业病防护设施进行职业病危害控制效果评价的；

（六）建设项目竣工投入生产和使用前，职业病防护设施未按照规定验收合格的。"

（6）删去第八十四条。

2.《职业病防治法》2017 年修订情况

（一）将第三十五条第三款修改为："职业健康检查应当由取得《医疗机构执业许可证》的医疗卫生机构承担。卫生行政部门应当加强对职业健康检查工作的规范管理，具体管理办法由国务院卫生行政部门制定。"

（二）删去第四十六条第三款。

第四款改为第三款，修改为："职业病诊断证明书应当由参与诊断的取得职业病诊断资格的执业医师签署，并经承担职业病诊断的医疗卫生机构审核盖章。"

（三）删去第七十九条、第八十条中的"职业健康检查"。

3.《职业病防治法》2018 年修订情况

（1）删去第二条第三款、第九条、第十五条、第二十九条第二款、第三十五条第一款、第六十七条、第八十二条中的"安全生产监督管理部门"，第十六条第三款中的"会同国务院安全生产监督管理部门"，第五十条中的"和安全生产监督管理部门"。

（2）将第十六条、第十七条第四款、第十八条第四款、第二十六条、第二十七条、第三十七条第一款、第四十七条、第四十八条、第六十三条、第六十四条、第七十条、第七十一条、第七十二条、第七十三条、第七十五条、第七十七条中的"安全生产监督管理部门"修改为"卫生行政部门"；将第六十一条第一款中的"民政部门"修改为"医疗保障、民政部门"；将第六十九条中的"安全生产监督管理部门和卫生行政部门依据职责分工"修改为"卫生行政部门"。

（3）将第四十三条第一款修改为："职业病诊断应当由取得《医疗机构执业许可证》的医疗卫生机构承担。卫生行政部门应当加强对职业病诊断工作的规范管理，具体管理办法由国务院卫生行政部门制定。"

第二款修改为：

"承担职业病诊断的医疗卫生机构还应当具备下列条件：

（一）具有与开展职业病诊断相适应的医疗卫生技术人员；

（二）具有与开展职业病诊断相适应的仪器、设备；

（三）具有健全的职业病诊断质量管理制度。"

（4）将第七十九条修改为：

"未取得职业卫生技术服务资质认可擅自从事职业卫生技术服务的，由卫生行政部门责令立即停止违法行为，没收违法所得；违法所得五千元以上的，并处违法所得二倍以上十倍以下的罚款；没有违法所得或者违法所得不足五千元的，并处五千元以上五万元以下的罚款；情节严重的，对直接负责的主管人员和其他直接责任人员，依法给予降级、撤职或者开除的处分。"

（5）将第八十条修改为：

"从事职业卫生技术服务的机构和承担职业病诊断的医疗卫生机构违反本法规定，有下列行为之一的，由卫生行政部门责令立即停止违法行为，给予警告，没收违法所得；违法所得五千元以上的，并处违法所得二倍以上五倍以下的罚款；没有违法所得或者违法所得不足五千元的，并处五千元以上二万元以下的罚款；情节严重的，由原认可或者登记机关取消其相应的资格；对直接负责的主管人员和其他直接责任人员，依法给予降级、撤职或者开除的处分；构成犯罪的，依法追究刑事责任：

（一）超出资质认可或者诊疗项目登记范围从事职业卫生技术服务或者职业病诊断的；

（二）不按照本法规定履行法定职责的；

（三）出具虚假证明文件的。"

五、《职业病防治法》2018 年修订内容解读

2018 年 12 月 29 日，第十三届全国人民代表大会常务委员会第七次会议通过了《关于修改〈中华人民共和国劳动法〉等七部法律的决定》，对《中华人民共和国职业病防治法》进行了第四次修改，现对相关情况提出以下解读：

1. 改变监督管理主体

将原来监督管理中的安全生产监督管理部门删除，改为卫生行政部门、劳动保障行政部门，统称职业卫生监管部门（见第九条）。卫生行政部门、劳动保障行政部门依据各自职责，负责职业病防治的监督管理工作。有关部门在各自的职责范围内负责职业病防治的有关监督管理工作。国家实行职业卫生监督制度。

2. 明确工会的职业病防治监督职能

工会组织依法对职业病防治工作进行监督，维护劳动者的合法权益。用人单位制定或者修改有关职业病防治规章制度，应当听取工会组织的意见（见第四条）。工会组织有权依法代表劳动者与用人单位签订劳动安全卫生专项集体合同（见第四十条）。

3. 强化用人单位职业病防治职责

建立用人单位负责、行政机关监管、行业自律、职工参与和社会监督的机制，实行分类管理、综合治理（见第三条）。用人单位的主要负责人对本单位的职业病防治工作全面负责。（见第六条）。

4.明确和取消相关技术支撑机构的资质认可

在取消了职业健康检查机构的资质认可后，又取消了职业病诊断机构的资质认可，明确职业病诊断应当由取得《医疗机构执业许可证》的医疗卫生机构承担,并提出了承担职业病诊断的医疗卫生机构应当具备的条件(见第四十三条)。新法只保留了职业卫生技术服务机构的资质认可,明确职业病危害因素检测、评价由依法设立的取得资质认可的职业卫生技术服务机构进行(第二十六条)。

5.明确劳动者的职业病诊断规定

(1)劳动者可在用人单位所在地、本人户籍所在地或者经常居住地依法承担职业病诊断的医疗卫生机构进行职业病诊断(见第四十四条)。

(2)明确由卫生行政部门监督检查和督促用人单位为申请职业病诊断、鉴定的劳动者提供职业史、职业病危害接触史、工作场所职业病危害因素检测结果等相关资料(见第四十七条)。

(3)在职业病诊断、鉴定过程中,用人单位不提供工作场所职业病危害因素检测结果等相关资料的,诊断、鉴定机构也可结合劳动者的临床表现、辅助检查结果和劳动者的职业史、职业病危害接触史并参考劳动者的自述及卫生行政部门提供的日常监督检查等信息作出职业病诊断、鉴定结论(见第四十八条)。

(4)劳动者对用人单位提供的工作场所职业病危害因素检测结果等资料有异议或因用人单位解散、破产无法提供相关资料的,诊断、鉴定机构可提请卫生行政部门进行调查(见第四十八条)。

(5)职业病诊断、鉴定过程中,在确认劳动者职业史、工种、工作岗位或在岗时间有争议的,可以向当地劳动人事争议仲裁机构申请仲裁,劳动人事争议仲裁委员会应当于受理之日起三十日内作出裁决,劳动者对仲裁不服的,还可依法向人民法院提起诉讼(见第四十九条)。

6.明确职业病病人保障规定

(1)职业病病人的诊疗、康复费用,伤残以及丧失劳动能力的职业病病人的社会保障,按照国家有关工伤保险的规定执行(见第五十七条)。

(2)劳动者被诊断患有职业病,但用人单位没有依法参加工伤保险的,其医疗和生活保障由该用人单位承担(见第五十九条)。

(3)用人单位已经不存在或者无法确认劳动关系的职业病病人,可以向地方人民政府医疗保障、民政部门申请医疗救助和生活等方面的救助(见第六十一条)。

六、劳动者享有职业健康保护的权利和义务

1.权利

《职业病防治法》第三十九条规定,劳动者享有下列职业卫生保护权利:

(1)接受职业卫生教育、培训。

劳动者为了掌握劳动技能,掌握职业病防治方面的知识与技能,有必要接受职业卫生教育和培训,这是劳动者享有的权利。通过职业卫生教育与培训,劳动者可以增强自我健康保护意识,提高保护健康的能力。

(2)获得职业健康检查、职业病诊疗、康复等职业病防治服务。

劳动者有权享受定期的职业健康检查,以能够经常性地了解自己的身体状况,及时发现职业病，并得到及时的治疗。

（3）了解工作场所产生或者可能产生的职业病危害因素、危害后果和应当采取的职业病防护措施。

此项权利即职业病危害的知情权。劳动者对于职业病危害的知情权，与劳动者的生命健康权息息相关，是保护劳动者生命健康的重要前提。劳动者职业病危害知情权，主要是通过在与用人单位签订劳动合同时来实现的。用人单位与劳动者签订劳动合同时，应当将工作过程中产生的职业病危害及其后果、职业病防护措施等如实告知劳动者，不得隐瞒或者欺骗。劳动者只有了解了工作场所产生或者可能产生的职业病危害因素、危害后果以及应当采取的职业病防护措施，才能真正保护自身的健康。

（4）要求用人单位提供符合防治职业病要求的职业病防护设施和个人使用的职业病防护用品，改善工作条件。

由于劳动者从事接触职业病危害因素的作业，因而，应当得到适当的保护，这是保护劳动者身体健康的重要措施。用人单位必须采取有效的职业病防护设施，并为劳动者提供个人使用的符合防治职业病要求的职业病防护用品。

（5）对违反职业病防治法律、法规以及危及生命健康的行为提出批评、检举和控告的权利。

如果劳动者发现用人单位有违反职业病防治法律、法规以及危及生命健康的行为，有权对用人单位提出批评，并有权向有关部门进行检举和控告。检举可以署名，也可以不署名；可以用书面形式，也可以用口头形式。但是，劳动者在行使这一权利时，应注意检举和控告的情况必须真实，要实事求是，不能道听途说，更不能凭空捏造，无中生有。

（6）拒绝违章指挥和强令冒险没有防护措施进行作业的权利。

这里讲的违章指挥，主要是指用人单位的负责人、生产管理人员和工程技术人员违反规章制度，不顾劳动者的生命健康，指挥劳动者进行生产活动的行为。进行没有防护措施的作业，是指用人单位没有采取适当的职业病防护措施，不顾劳动者的生命健康，强迫、命令劳动者进行作业。这些都是对劳动者生命健康的极大威胁。为了保护自己的生命健康，对于用人单位的这种行为，劳动者有权加以拒绝。

（7）参与用人单位职业卫生工作的民主管理，对职业病防治工作提出意见和建议的权利。

劳动者有权参与用人单位的民主管理，通过参与用人单位的民主管理，可以充分调动劳动者的积极性与主动性，可以充分发挥劳动者的聪明才智，为用人单位献计献策，对职业病防治工作提出意见和建议，共同做好用人单位的职业病防治工作。

劳动者享有的上述职业卫生保护权利，是法律赋予劳动者的权利，用人单位应当保障劳动者行使，任何人不得侵犯劳动者依法享有的权利。如果用人单位因为劳动者依法行使法律规定的权利，比如，当劳动者发现用人单位有违反职业病防治法规、法规行为，对用人单位提出批评、检举和控告时，用人单位便对该劳动者通过降低其工资、福利待遇等方式，对其进行报复，或者因此解除、终止劳动合同的，这些行为都是对劳动者依法行使正当权利的一种侵犯,因此其行为是无效的。

2．义务

《职业病防治法》第三十四条规定,劳动者应当履行下列职业卫生保护义务:

(1)劳动者应当学习和掌握相关的职业卫生知识,增强职业病防范意识。

(2)遵守职业病防治法律、法规、规章和操作规程。

(3)正确使用、维护职业病防护设备和个人使用的职业病防护用品。

(4)发现职业病危害事故隐患应当及时报告。

实践中,有些劳动者对于用人单位提供的职业病防护用品和职业病防护设备,不能正确使用;有的对于提供的职业病防护用品重视不够,甚至根本就不采用,比如,有的劳动者因为天热就不戴防尘口罩。这样做,对劳动者本人身体健康的危害是很大的。

劳动者不履行上述规定义务的,用人单位应当对其进行教育,严重的要进行批评,帮助其改正。应使每一位劳动者认识到,履行法律规定的义务,不仅是保护劳动者个人身体健康的需要,同时也是保护其他劳动者身体健康的需要。

七、用人单位保障劳动者获得职业健康保护的义务

《职业病防治法》对用人单位在用人过程中,保护劳动者健康的法律义务和责任规定较多,概括起来主要包括以下几个方面。

1．加强前期预防

(1)采取措施,为劳动者创造工作环境和工作条件,保证工作场所符合职业卫生标准和卫生要求。如对产生职业病危害因素的工作场所配备防护设施,治理职业病危害;对作业场所的危害进行评价、控制与管理;配套更衣间、洗浴间、孕妇休息间等卫生设施等。

(2)参加工伤保险,为本单位全部职工缴纳工伤保险费。参加工伤保险的目的在于保障因工作遭受事故伤害或者患职业病的职工获得医疗救治和经济补偿,促进工伤预防和职业康复,分散用人单位的工伤风险。职业病是工伤的一种,通过工伤保险制度解决职业病病人的待遇问题,不仅有利于加强职业病病人的社会保障,而且有利于减轻用人单位的负担。

劳动保障行政部门应当加强对工伤保险的监督管理,督促用人单位依法参加工伤保险,同时对工伤保险的支付情况进行检查,确保劳动者依法享受工伤保险待遇。

2．加强劳动过程中的防护与管理保护

(1)制定职业病防治计划、实施方案和应急预案,设置职业病防治机构,配备专职或者兼职的职业卫生管理人员,全面负责本单位的职业病防治工作。

(2)加强作业管理或者劳动过程的管理。针对劳动者所从事的岗位、接触职业病危害因素不同,制定相应的作业管理规章制度、操作规程等,配备必要的防护设施和用品,督促、指导劳动者正确使用和维护各种防护设施等。

(3)履行危害告知义务。在与劳动者订立劳动合同时,应当依法告知劳动者工作过程中可能产生的职业病危害后果、防护措施和有关待遇,在工作场所公布职业病防治的有关规章制度、危害检测结果以及防护措施;对劳动者进行岗前、岗中定期职业病防治知识培训,危害防护教育,普及职业卫生知识。

（4）对产生严重职业病危害的作业岗位,应当在其醒目位置,设置警示标志和警示说明。警示说明应当载明产生职业病危害的种类、后果、预防以及应急救治措施等内容。

（5）实施对劳动者的健康监护。包括劳动者上岗前、在岗中以及离岗时的动态、连续的职业健康检查;发生或者可能发生职业健康危害事故时的应急健康检查。为劳动者建立职业健康监护档案。

（6）履行对未成年工、女工等特殊劳动者人群的特殊保护义务,即不得安排未成年工从事接触职业病危害的作业;不得安排孕妇、哺乳期的女职工从事对本人和胎儿、婴儿有危害的作业。

3．完善职业病诊断和职业病人保障

（1）用人单位应当及时安排对疑似职业病病人进行诊断;在疑似职业病病人诊断或者医学观察期间,不得解除或者终止与其订立的劳动合同。疑似职业病病人在诊断、医学观察期间的费用,由用人单位承担。

（2）用人单位应当按照国家有关规定,安排职业病病人进行治疗、康复和定期检查。

（3）用人单位对不适宜继续从事原工作的职业病病人,应当调离原岗位,并妥善安置。

（4）用人单位对从事接触职业病危害作业的劳动者,应当给予适当的岗位津贴。

八、工会组织在劳动者职业健康保护中的权利和义务

《职业病防治法》对工会组织在劳动者职业健康保护中的权利和义务主要有以下规定:

（1）工会组织依法对职业病防治工作进行监督,维护劳动者的合法权益。用人单位制定或者修改有关职业病防治的规章制度,应当听取工会组织的意见。

（2）工会组织应当督促并协助用人单位开展职业卫生宣传教育和培训,有权对用人单位的职业病防治工作提出意见和建议,依法代表劳动者与用人单位签订劳动安全卫生专项集体合同,与用人单位就劳动者反映的有关职业病防治的问题进行协调并督促解决。

（3）工会组织对用人单位违反职业病防治法律、法规,侵犯劳动者合法权益的行为,有权要求纠正;产生严重职业病危害时,有权要求采取防护措施,或者向政府有关部门建议采取强制性措施;发生职业病危害事故时,有权参与事故调查处理;发现危及劳动者生命健康的情形时,有权向用人单位建议组织劳动者撤离危险现场,用人单位应当立即作出处理。

第二节　《煤矿安全规程》(2016 年版) 职业病危害防治部分解读

一、《煤矿安全规程》2016 版修订情况

2016 年 2 月 25 日,国家安全生产监督管理总局局长杨焕宁签署第 87 号总局令,颁布新修订的《煤矿安全规程》,自 2016 年 10 月 1 日起施行。

1. 修订的背景和重要意义

现行《煤矿安全规程》系 2001 年版本,已实施 15 年,对规范煤矿安全生产、提升安全保障水平起到了重要作用。虽历经几次局部的、个别的技术条文修订,但随着中国特色社会主义市场经济的推进,煤炭科技的进步,特别是随着煤矿安全保障能力、现代企业管理水平、管理模式的提升和完善,以及国民经济社会发展的要求,亟须对《煤矿安全规程》进行全面系统修订。

一是强化红线意识、体现安全发展理念。这十几年间,我国经济总量已经跃居世界第二位,科技创新能力增强,技术进步速度加快,管理水平大幅度提升,特别是科学发展观和安全发展理念的确立,"以人为本""生命至上"的意识得到坚决的贯彻和践行。习近平总书记强调,人命关天,发展决不能以牺牲人的生命为代价,这必须作为一条不可逾越的红线。2020 年,我国全面建成小康社会,安全生产形势也必须实现根本好转。煤矿死亡人数大幅度下降,重特大事故得到有效遏制,职业危害得到控制,百万吨死亡率达到中等发达国家水平是煤矿安全生产根本好转的重要标志。

二是贯彻落实依法治安、强化企业主体责任。十几年来,我国煤矿安全生产法律法规体系建设逐步完善。1992 年颁布《矿山安全法》、2000 年国务院颁布《煤矿安全监察条例》;2002 年颁布实施了《安全生产法》并于 2014 年进行了重新修订;2002 年颁布实施了《职业病防治法》并于 2011 年进行了修订。这些法律法规在煤矿安全生产中的执行和落实,都是通过《煤矿安全规程》加以体现。与此同时,随着煤炭行业管理体制、机制的改革,顺应行政许可简化的要求,政府和企业的相关职能产生了新的变化,《煤矿安全规程》需要适时做以调整。

三是做好与专业规章、标准的衔接。2009 年,国家安全生产监督管理总局颁布了《防治煤与瓦斯突出规定》和《煤矿防治水规定》,都属于专业规章。随着煤炭工业十余年的发展和安全管理水平的提高,还新制定和修订了 200 多部煤炭行业标准,这些规章、标准有的与《煤矿安全规程》不尽一致,甚至出现一些矛盾、"打架"现象,导致企业和执法人员无所适从。

四是推进新工艺、新技术、新装备、新材料的应用。一方面,近年来,随着煤炭工业的高速发展,生产工艺的进步、科技装备创新提高、安全管理水平的提升、"四新"的大量采用,很多高效的、成熟的且被实践证明行之有效和业内广泛认可的工艺和技术极大地提升了煤矿的生产能力和安全保障能力,解放了煤矿生产力(如井下无人值守、矿井辅助运输技术、露天矿抛掷爆破等),这些都需要《煤矿安全规程》修订加以规范,体现科技进步。另一方面,一批不符合煤矿安全生产要求的技术、工艺、装备需要借《煤矿安全规程》修订的时机加以严格限制、逐步淘汰。

五是总结事故教训、体现预防为主。修订《煤矿安全规程》是在吸取事故教训,总结一个时期以来工作经验的基础上完成的。一些煤矿事故尤其是重特大事故调查处理过程中暴露出在安全生产和技术管理方面的漏洞和不合理因素,如瓦斯防治措施不落实、致灾因素普查治理不到位、非正规开采、多井筒出煤等。查找影响煤矿安全生产的危险因素和事故隐患,应做出相应的修改和规定。

伴随煤炭产业结构调整,新修订的《煤矿安全规程》,以更加全面、科学、实用的面貌颁布实施,从而更好地反映煤矿安全生产的客观规律,体现煤炭行业科技进步,更加有利于促进煤炭工业持续健康发展。

2.修订原则

《煤矿安全规程》修订主要坚持以下基本原则。

一是突出依法依规、预防为主原则。遵循国家安全生产和煤炭行业颁布的方针政策和法律法规,认真总结吸取近十几年来的煤矿事故教训,坚持"安全第一、预防为主、综合治理"的方针,体现经济社会发展要求和科学技术进步水平,落实煤矿企业主体责任,为实现煤炭行业健康快速发展提供有力保障。

二是提高保安性和可操作性原则。《煤矿安全规程》既要充分体现保障安全生产的基本要求,即"红线"不能突破,又要符合当前经济社会发展要求和煤矿生产力发展水平,具有可操作性特点。所有条款都坚持基于在煤矿企业能实现、可执行、用得上。《煤矿安全规程》框架以外具体的技术方法、指标等可参考各专业的相关标准、规定执行。

三是体现科学性和合理性原则。即画线指标要科学,符合市场经济和煤炭科技进步的客观规律。所有规定条款包括安全系数、气体浓度指标、设备检修频率等,既要体现科学性、求实性,又要考虑到区域地质状况和开采技术水平发展的不平衡性。

四是保持权威性和稳定性原则。《煤矿安全规程》修订并非推倒重来,重点在完善、提升、查缺补漏上下工夫,这就要求科技术语、法定计量单位、技术标准、体例格式等与国家相关要求保持一致,辞令严谨,经得起推敲和实践检验。

五是体现科技进步,鼓励新工艺、新技术、新材料、新装备的原则。随着信息化管控水平的提高,在井下某些地点甚至是重要地点推广无人值守、减人提效技术已经成为很多人的共识,即实现井下"无人则安"。《煤矿安全规程》修订确保体现先进生产力的发展方向,不迁就保护落后。

3.修订的主要变化

《煤矿安全规程》修订后由原来的四编增加到六编;原《煤矿安全规程》共751条,本次修改后变为721条,减少30条,字数由11.2万字变为11.3万字。修改的主要内容涉及以下七个方面。

一是突出了《煤矿安全规程》在煤矿安全及煤炭行业的主体地位,注重妥善处理《煤矿安全规程》与法律法规、部门规章、标准相衔接。对照并满足《安全生产法》《职业病防治法》对煤矿企业的安全生产责任制、安全管理制度、安全投入、从业人员权利与义务、教育培训以及职业病危害等要求,增加了应急救援等内容。

二是强化了红线意识和底线思维,依法办矿、依法管矿与依法监察并重,提高安全生产准入门槛。严格限制各类矿井的采深、同时生产水平数、矿井通风方式、突出矿井和冲击地压矿井开采,严禁非正规开采,提高了矿井通风、提升、运输、排水、压风、供电、监控、通讯等系统的要求,严格机电设备选型和安全防护等要求;进一步明确了矿井安全避险系统、人员位置监测系统和井下应急广播系统的建设要求；在修订过程中，要求每一条款尽量明确、具体，删除了"可靠的""确保""保证"等表述，进一步增强了《煤矿安全规程》的可操作性、可执行性和可监察性。

三是调整了《煤矿安全规程》的框架结构，由四编扩增为六编，结构更趋合理。将煤矿救护拓展为应急救援，单独作为一编，从法规层面进一步要求企业强化应急处置能力，加强救援队伍、装备的建设和配备；增加了地质保障一编，注重强化煤矿灾害地质因素探测，从预防事故出发，在煤矿建设、生产活动的全过程提供基础保障。

四是突出以人为本，完善职业病危害防治。明确当瓦斯超限达到断电浓度时或发现突出预兆时，班组长、瓦斯检查工、矿调度员有权责令现场作业人员停止作业，停电撤人。完善了职业病危害防治内容，突出做好防降尘和职业健康保护工作，提高了采掘设备内外喷雾工作压力，增加了井下热害防治、作业场所噪音和有害气体监测和防护的要求，增加了职业健康监护和管理内容。注重与相关规定的一致性。

五是删除了国家明令禁止和淘汰的设备、材料和工艺技术，以及在生产过程中存在隐患的工艺技术及装备等。如吊罐式凿井法、木垛盘支护、非正规开采、单体支柱放顶煤开采、专用排瓦斯巷、使用震动爆破揭穿突出煤层、采煤工作面金属摩擦支柱、油浸式电气设备、地面临时火药库、硝酸甘油类炸药、井下辅助通风机等。

六是增加了法律法规、标准文件规定的新内容，删除了非行政许可的审批、备案、评估等要求。增加了（鉴定、检测、检验）机构对其做出的结果负责、煤矿闭坑报告、安全生产许可制度、"三同时"、突出矿井先抽后建、煤矿停工停产期间的安全措施；删除了对煤矿瓦斯等级鉴定、煤尘爆炸性鉴定、煤的自燃倾向性鉴定、放顶煤开采审批（或备案）等要求。

七是规范了适用新技术、新装备的安全要求。增加了建井期间的反井钻机、伞钻、抓岩机、挖掘机、模板台车等要求，以及机械化充填采煤、连续采煤机采煤的安全规定；增加了井下连续采煤机、综掘机、无轨胶轮车、单轨吊、无极绳牵引车、连续运输机、卡轨车等装备的安全要求，以及运煤车、铲车、梭车、履带式行走支架、锚杆钻车、给料破碎机、连续运输系统或桥式转载机等掘进机后配套设备的相关规定；增加了提升机、架空乘人装置等的安全保护要求；对无人值守做出规定，新增自动化运行的主要通风机、箕斗提升机、水泵房，可不配备专职司机，但应当定时巡检，实现地面集中监控并有视频监视的变电硐室可不设专人值班等规定；增加使用高分子材料进行安全性和环保性评估，并建立安全监测制度的要求；增加了煤矿井下电池电源和许用数码电雷管的规定。

二、《煤矿安全规程》(2016版)职业病危害防治部分专家解读

第六百三十七条　煤矿企业必须建立健全职业卫生档案，定期报告职业病危害因素。

【解读】　本条是关于煤矿企业建立职业卫生档案和报告职业危害因素的规定。

职业卫生档案是指职业卫生监督执法、职业卫生技术服务、职业卫生防治、管理以及职业卫生科学研究活动中形成的，具有保存价值的文字、材料、图纸、照片、报表、录音带、录像、影视、计算机数据等文件材料。用人单位应当建立、健全职业卫生档案和劳动者健康监护档案。用人单位在实施职业病防治工作中应当做好记录和归档,接受安监部门的监督检查。职业卫生档案在职业病诊断、鉴定方面具有循证性法律作用。用人单位应当按照国务院安全生产监督管理部门的规定,定期对工作场所进行职业病危害因素检测、评价。检测、评价结果存入用人单位职业卫生档案,定期向所在地安全生产监督管理部门报告并向劳动者公布。

职业病危害因素是职业病产生的根源。就我国煤矿目前情况而言,由于工业生产装备水平不高,工艺技术相对落后,加上作业环境较差,职业病危害非常严重。在煤矿生产中,主要的职业病危害因素有粉尘、有毒有害气体、噪声和振动、不良气候条件等。

第六百三十八条　煤矿企业应当开展职业病危害因素日常监测,配备监测人员和设备。

煤矿企业应当每年进行一次作业场所职业病危害因素检测,每 3 年进行一次职业病危害现状评价。检测、评价结果存入煤矿企业职业卫生档案,定期向从业人员公布。

【解读】　本条是关于对煤矿企业生产性毒物、有害物理因素进行监测的规定。

煤矿应当配备专职或者兼职的职业病危害因素监测人员,装备相应的监测仪器设备。监测人员应当经培训合格;未经培训合格的,不得上岗作业。煤矿应当以矿井为单位开展职业病危害因素日常监测,并委托具有资质的职业卫生技术服务机构,每年进行一次作业场所职业病危害因素检测,每 3 年进行一次职业病危害现状评价。根据监测、检测、评价结果,落实整改措施,同时将日常监测、检测、评价、落实整改情况存入本单位职业卫生档案。检测、评价结果向所在地安全生产监督管理部门和驻地煤矿安全监察机构报告,并向劳动者公布。

第六百三十九条　煤矿企业应当为接触职业病危害因素的从业人员提供符合要求的个体防护用品,并指导和督促其正确使用。

作业人员必须正确使用防尘或者防毒等个体防护用品。

【解读】　本条是关于煤矿企业为接触职业病危害因素的从业人员提供个体防护用品的规定。

煤矿生产,无论是矿井采掘,还是露天采剥,由于受工作环境的影响,防尘措施主要以湿式降尘为主,一切根本围绕着"水"。由于防尘技术单一,尤其近年来,生产技术发展很快,防尘技术明显落后于生产发展速度。如机械采煤割煤机高速旋转时,产尘量大,尽管采用了内、外喷雾器和其他防尘措施,仍达不到国家职业卫生标准;因工作地点变化较大、距供水源较远的零散、临时、应急特殊工程,一时供水系统难以设置,以及对一些投资过大,暂无更好解决办法的作业环境,一时又不能治理。对这些作业点的工人必须采取个人防护措施,用密封、过滤、隔离等方式,制造无尘、无毒的小环境代替高粉尘、高毒物作业区的大环境,减少危害物质对工人身体的直接损害,保证工人身心健康。个体防护用品是防护措施中的最后一道屏障。

第六百四十条　作业场所空气中粉尘(总粉尘、呼吸性粉尘)浓度应当符合表 25 的要求。不符合要求的,应当采取有效措施。

表 25　　　　　　　　　　作业场所空气中粉尘浓度要求

粉尘种类	游离 SiO₂ 含量/%	时间加权平均容许浓度/(mg·m⁻³)	
		总尘	呼尘
煤尘	<10	4	2.5
矽尘	10~50	1	0.7
	50~80	0.7	0.3
	≥80	0.5	0.2
水泥尘	<10	4	1.5

注:时间加权平均容许浓度是以时间加权数规定的 8 h 工作日、40 h 工作周的平均容许接触浓度。

【解读】　本条是关于作业场所空气中粉尘浓度的规定。

煤矿粉尘是煤矿生产过程中随着煤、岩石被破碎而产生的煤、岩石和其他物质细微颗粒的总称。煤矿粉尘根据粉尘来源分为煤尘、岩尘和水泥尘。煤尘是煤炭破碎产生的粉尘,主要成分是煤炭。煤尘主要产生于采煤、运煤等作业工序,还有一部分是在煤层尚未开采前已存在于煤层裂隙的原生煤尘。岩尘是粉碎的岩石颗粒,主要产生于岩石或者半岩石掘进工作面。水泥尘是锚喷作业时喷射水泥砂浆或者混凝土时产生的水泥和沙粒粉尘。

粉尘中游离二氧化硅的含量,是设计除尘装置和检查作业环境的重要依据。煤矿生产过程中产生含有游离二氧化硅的微细粉尘(粒径在 5 μm 以下)对操作人员危害极大,是引发矽肺病的主要原因,因此在设计除尘装置时,必须取得粉尘中游离二氧化硅的含量。

总粉尘是指可进入整个呼吸道(鼻、咽、喉、胸腔支气管、细支气管和肺泡)的粉尘,简称总尘,技术上系用总粉尘采样器按标准方法在呼吸带测得的所有粉尘。呼吸性粉尘指粒径在 5 μm 以下的能进入人体肺泡区的颗粒物。呼吸性粉尘能沉积于肺泡,对人体危害很大,是引起尘肺的病因。

我国现采用的粉尘浓度衡量标准是国际通用的职业接触限值。职业接触限值是职业性有害因素的接触限制量值,指劳动者在职业活动过程中长期反复接触对机体不引起急性或慢性有害健康影响的容许接触水平。化学因素的职业接触限值可分为时间加权平均容许浓度、最高容许浓度和短时间接触容许浓度三类。时间加权平均容许浓度指以时间为权数规定的 8 h 工作日的平均容许接触水平。目前,我国执行《工作场所有害因素职业接触限值》(GBZ 2—2007),采用的是时间加权平均容许浓度和短时间接触容许浓度两种,共规定了 47 种粉尘的 140 个浓度卫生标准。

第六百四十一条　粉尘监测应当采用定点监测、个体监测方法。

【解读】　本条是关于作业场所粉尘监测方法的规定。

作业场所粉尘监测采用定点监测和个体监测两种方法进行,推广实时在线监测系统。定点采样指将空气收集器放置在选定的采样点、劳动者的呼吸带进行采样。个体采样指将空气收集器佩戴在采样对象的前胸上部,其进气口尽量接近呼吸带所进行的采样。

第六百四十二条　煤矿必须对生产性粉尘进行监测,并遵守下列规定:

(一)总粉尘浓度,井工煤矿每月测定 2 次;露天煤矿每月测定 1 次。粉尘分散度每 6 个月测定 1 次。

(二)呼吸性粉尘浓度每月测定 1 次。

(三)粉尘中游离 SiO_2 含量每 6 个月测定 1 次,在变更工作面时也必须测定 1 次。

(四)开采深度大于 200 m 的露天煤矿,在气压较低的季节应当适当增加测定次数。

【解读】　本条是关于煤矿生产性粉尘监测周期的规定。

为有针对性地采取防尘、治理粉尘措施,煤矿企业必须高度重视对煤矿粉尘的监测。总粉尘浓度可用来评价生产作业场所空气中受粉尘污染的程度、除尘设施的效果,也为单项和综合防尘选择治理方法和除尘方式提供可靠的科学依据。定点呼吸性粉尘浓度和工班呼吸性粉尘浓度较真实、客观地反映了生产作业场所空气中呼吸性粉尘对作业人员身体健康致病作用的大小,尤其是工班呼吸性粉尘是模拟产业工人肺泡呼吸速度和粉尘在肺泡的沉积量、滞留量,以便进一步观察机体与粉尘发病的剂量关系。

总粉尘浓度测定方法执行《工作场所空气中粉尘测定　第 1 部分:总粉尘浓度》(GBZ/T 192.1—2007);呼吸性粉尘浓度测定方法执行《工作场所空气中粉尘测定第 2 部分:呼吸性粉尘浓度》(GBZ/T 192.2—2007);工班个体呼吸性粉尘浓度测定方法执行《矿山个体呼吸性粉尘测定方法》(AQ 4205—2008);粉尘分散度测定方法执行《工作场所空气中粉尘测定　第 3 部分:粉尘分散度》(GBZ/T 192.3—2007)或《煤矿粉尘粒度分布测定方法》(GB/T 20966—2007);游离二氧化硅浓度测定方法执行《工作场所空气中粉尘测定　第 4 部分:游离二氧化硅含量》(GBZ/T 192.4—2007)。总粉尘中粉尘分散度测定方法选用滤膜溶解涂片法,粉尘粒径为几何投影定径;总粉尘游离二氧化硅含量测定方法选用焦磷酸重量法,呼吸性粉尘游离二氧化硅含量测定方法选用X线衍射法。由于规范了粉尘采样中的仪器、方法,所测定的数据才具有科学性、代表性、真实性、准确性和可比性。

第六百四十三条　粉尘监测采样点布置应当符合表 26 的要求。

表 26　　　　　　　　　　　　　　**粉尘监测采样点布置**

类别	生产工艺	测尘点布置
采煤工作面	司机操作采煤机、打眼、人工落煤及攉煤	工人作业地点
	多工序同时作业	回风巷距工作面 10~15 m 处
掘进工作面	司机操作掘进机、打眼、装岩(煤)、锚喷支护	工人作业地点
	多工序同时作业(爆破作业除外)	距掘进头 10~15 m 回风侧
其他场所	翻罐笼作业、巷道维修、转载点	工人作业地点
露天煤矿	穿孔机作业、挖掘机作业	下风侧 3~5 m 处
	司机操作穿孔机、司机操作挖掘机、汽车运输	操作室内
地面作业场所	地面煤仓、储煤场、输送机运输等处进行生产作业	作业人员活动范围内

【解读】 本条是关于粉尘监测采样点布置要求的规定。

定点采样采样点的选择原则为：① 选择有代表性的工作地点，其中应包括空气中有害物质浓度最高、劳动者接触时间最长的工作地点。② 在不影响劳动者工作的情况下，采样点尽可能靠近劳动者；空气收集器应尽量接近劳动者工作时的呼吸带。③ 在评价工作场所防护设备或措施的防护效果时，应根据设备的情况选定采样点，在工作地点劳动者工作时的呼吸带进行采样。④ 采样点应设在工作地点的下风向，应远离排气口和可能产生涡流的地点。

采样点数目的确定：① 工作场所按产品的生产工艺流程，凡逸散或存在有害物质的工作地点，至少应设置 1 个采样点。② 一个有代表性的工作场所内有多台同类生产设备时，1～3 台设置 1 个采样点；4～10 台设置 2 个采样点；10 台以上，至少设置 3 个采样点。③ 一个有代表性的工作场所内，有 2 台以上不同类型的生产设备，逸散同一种有害物质时，采样点应设置在逸散有害物质浓度大的设备附近的工作地点；逸散不同种有害物质时，将采样点设置在逸散待测有害物质设备的工作地点，采样点的数目参照②确定。④ 劳动者在多个工作地点工作时，在每个工作地点设置 1 个采样点。⑤ 劳动者工作是流动的时，在流动的范围内，一般每 10 m 设置 1 个采样点。⑥ 仪表控制室和劳动者休息室，至少设置 1 个采样点。

第六百四十四条 矿井必须建立消防防尘供水系统，并遵守下列规定：

（一）应当在地面建永久性消防防尘储水池，储水池必须经常保持不少于 200 m^3 的水量。备用水池贮水量不得小于储水池的一半。

（二）防尘用水水质悬浮物的含量不得超过 30 mg/L，粒径不大于 0.3 mm，水的 pH 值在 6～9 范围内，水的碳酸盐硬度不超过 3 mmol/L。

（三）没有防尘供水管路的采掘工作面不得生产。主要运输巷、带式输送机斜井与平巷、上山与下山、采区运输巷与回风巷、采煤工作面运输巷与回风巷、掘进巷道、煤仓放煤口、溜煤眼放煤口、卸载点等地点必须敷设防尘供水管路，并安设支管和阀门。防尘用水应当过滤。水采矿井不受此限。

【解读】 本条是关于矿井防尘供水系统的规定。

煤尘不仅会爆炸，还可能引起尘肺病。为了消除或减轻煤矿粉尘的危害，就必须对各种尘源，特别是对主要尘源，即采掘工作面尘源加强治理。而目前治理粉尘的基本手段仍然是依靠水。采掘工作面防尘用水和采掘机械冷却用水，一是从地面靠静压力供给，二是由井下泵站动压供给，通过管路输送到采掘工作面。采掘工作面没有防尘供水管路，就不能实施对尘源治理的措施，就不能消除粉尘危害，对于这样的采掘工作面自然是不能允许生产的。因此，矿井必须建立完善的防尘供水系统，并接设到防尘、消尘的用水地点。

矿井防尘供水系统应符合以下要求：

（1）矿井防尘用水的水源可采用地面水源或井下水源。使用井下水源时，应设置过滤池或过滤装置。如果井下的水源属于严重的酸性水，则必须设立中性化的处理设施。

（2）防尘供水方式应优先采用静压供水，采用动压供水时，必须有备用水泵。

（3）地面建有的永久性静水池，应符合下列要求：静水池的容量不得小于 200 m^3，并设有备用水池；能满足井下防尘洒水系统连续 2 h 以上的用水量；北方寒冷地区，地面水池必须设有防冻设施。

（4）防尘用水的水质应符合下列要求：悬浮物含量不得超过 30 mg/L；悬浮物的粒子直径不得大于 0.3 mm。

（5）防尘供水系统的敷设，应遵守下列规定：防尘供水管路必须接到本规程本条规定的所有地点；供水管路的管径与强度，应能满足该区段负载的水压和水量；在井下所有主要运输巷、主要回风巷、上下山、采区运输巷和回风巷、采煤工作面上下平巷、掘进巷道等敷设的防尘供水管路中，每隔 50～60 m 都应安设支管和阀门，以供冲洗巷道等使用。

第六百四十五条 井工煤矿采煤工作面应当采取煤层注水防尘措施，有下列情况之一的除外：

（一）围岩有严重吸水膨胀性质，注水后易造成顶板垮塌或者底板变形；地质情况复杂、顶板破坏严重，注水后影响采煤安全的煤层。

（二）注水后会影响采煤安全或者造成劳动条件恶化的薄煤层。

（三）原有自然水分或者防灭火灌浆后水分大于 4% 的煤层。

（四）孔隙率小于 4% 的煤层。

（五）煤层松软、破碎，打钻孔时易塌孔、难成孔的煤层。

（六）采用下行垮落法开采近距离煤层群或者分层开采厚煤层，上层或者上分层的采空区采取灌水防尘措施时的下一层或者下一分层。

【解读】 本条是关于采煤工作面可不采取煤层注水来防尘的规定。

煤层注水的作用及降尘效果。将压力水注入煤层裂隙和孔隙之中，起到湿润煤体的作用，使其强度和脆性减弱，塑性增加，开采时减少煤尘的发生量。同时，存在于煤体孔隙和裂隙内的水，在开采过程中，还可以使 5 μm 以下的煤尘结团为较大的尘粒而失去悬浮能力，从而减少浮尘的发生量。据测定，由于煤层的性质和注水条件的不同，煤层注水的降尘效果大致在 50%～90% 之间。对于煤层水分＞4% 的煤层进行注水后的效果不太明显，降尘率 10% 左右，所以原有自然水分或防灭火灌浆后水分大于 4% 的煤层，可不再实施注水措施。

第六百四十六条 井工煤矿炮采工作面应当采用湿式钻眼、冲洗煤壁、水炮泥、出煤洒水等综合防尘措施。

【解读】 本条是关于炮采工作面实施综合防尘措施的规定。

炮采工作面若采用干式打眼，在打眼过程中，从钻孔内排出很多煤尘，尤其是打眼深度到位后要向外拉动钻杆，以带出孔内存留的大量煤尘，这些煤尘经风流吹扬而弥漫于作业区和下风侧的工作面内，直接危害着打眼和其他作业人员。

爆破落煤的时间虽短，但产生的煤尘量却很大，瞬时的煤尘浓度极高。为了降低爆破落煤的产尘量，国内外都广泛采用了水炮泥，即将装有水的塑料袋填入炮眼内，用它代替部分黏土炮泥。当炸药爆炸时，产生的高温、高压将水压入煤体裂隙，部分水因汽化而形成雾滴，与煤尘碰撞，从而可实现抑制煤尘的产生、减弱煤尘飞扬能力和增加爆破安全性的目的。

第六百四十七条 采煤机必须安装内、外喷雾装置。割煤时必须喷雾降尘，内喷雾工作压力不得小于 2 MPa,外喷雾工作压力不得小于 4 MPa,喷雾流量应当与机型相匹配。无水或者喷雾装置不能正常使用时必须停机;液压支架和放顶煤工作面的放煤口,必须安装喷雾装置,降柱、移架或者放煤时同步喷雾。破碎机必须安装防尘罩和喷雾装置或者除尘器。

【解读】 本条是关于采煤机、液压支架、放顶煤工作面和破碎机安装喷雾或除尘装置的规定。

工作面采煤机割煤是最主要的粉尘来源,所以,割煤时必须采取降尘措施。采取内外喷雾比单一外喷雾和单一内喷雾的效果提高 25%～35%,大大改善采煤工作面的劳动条件,所以要求采煤机必须安装内外喷雾装置。采煤机喷雾除降尘外,还可降低电动机和油液的温度,减少机械磨损,避免滚筒截割时产生火花等。因滚筒转速较高,瞬时产尘量较大,要求喷雾压力必须达到规定。

综采液压支架移动或放煤时,会产生大量的粉尘,因通风断面小、风速大,来自采空区的尘量大增。为了有效地抑制移架或放煤时的产尘,液压支架应有自动喷雾降尘系统。

第六百四十八条 井工煤矿采煤工作面回风巷应当安设风流净化水幕。

【解读】 本条是关于采煤工作面回风巷应安设风流净化水幕的规定。

采煤工作面,特别是综采和综采放顶煤工作面所产生的大量煤尘,不仅严重污染了整个工作面,而且还随着风流弥漫于整个回风巷,并降落在巷道两帮和顶、底板上。这些浮游煤尘不仅危害工人的身体健康,也增加了沉积煤尘参与爆炸的危险。在采煤工作面回风巷安设水幕就是为了把采煤工作面回风巷中的浮游煤尘在尽可能短的距离内捕捉下来,使风流得到净化,这样就缩小了浮游煤尘的飘移距离和煤尘的沉积区域,以此减轻回风巷的煤尘危害和隐患。

第六百四十九条 井工煤矿掘进井巷和硐室时,必须采取湿式钻眼、冲洗井壁巷帮、水炮泥、爆破喷雾、装岩(煤)洒水和净化风流等综合防尘措施。

【解读】 本条是关于井工煤矿掘进井巷和硐室时采取综合防尘措施的规定。

矿尘污染生产劳动环境,危害人体健康,加速机械磨损,减少机械和仪表的使用寿命并降低其精度,能产生爆炸或火灾事故,所以煤矿井下必须采取措施控制粉尘的浓度。开掘井巷和硐室时,在打眼、爆破、装载、支护和运输、提升的过程中,由于矿井通风的作用,会产生并输运大量的矿尘(矿井生产过程中产生的粉尘,主要有岩尘、煤尘和水泥粉尘等)。为了消除岩尘和煤尘的危害,只靠单一的防尘方法和措施难以奏效,应该采用"不让尘产生→产生后尘源点捕尘→起尘后落尘→防止二次扬尘"的治理思路,将粉尘防治关口尽量前移。具体施工过程必须采取合适的钻具、湿式钻眼、冲洗井壁巷帮、水炮泥、爆破喷雾、装岩(煤)洒水和净化风流等综合防尘措施,才能收到良好的效果。

第六百五十条 井工煤矿掘进机作业时,应当采用内、外喷雾及通风除尘等综合措施。掘进机无水或者喷雾装置不能正常使用时,必须停机。

【解读】 本条是关于掘进机作业时综合防尘的规定。

随着煤矿机械化程度的不断提高,开采强度不断加大,煤矿井下机掘工作面的粉尘浓度越来越大。据统计,国内机掘工作面在未采取措施时粉尘浓度一般为 1 000～

3 000 mg/m³,个别情况更高达 3 000 mg/m³ 以上。为此,《煤矿井下粉尘综合防治技术规范》规定:掘进工作面应采取粉尘综合治理措施,高瓦斯、突出矿井的掘进机司机工作地点和机组后回风侧总粉尘降尘效率应大于或等于85%,呼吸性粉尘降尘效率应大于或等于70%;其他矿井的掘进机司机工作地点和机组后回风侧总粉尘降尘效率应大于或等于90%,呼吸性粉尘降尘效率应大于或等于75%。为达到以上防尘要求,根据机掘工作面具有产尘浓度高、尘源点移动、弥漫整个作业场所等特点,采用单一的防尘措施很难解决问题,必须采用综合防尘措施。机掘工作面的粉尘来源按工作工序划分,主要有截割头截割产尘和装运产尘两大类,其中截割产尘占整个工作面产尘量的80%~95%。因此,机掘工作面粉尘的防治重点是掘进机截割产尘源。

第六百五十一条　井工煤矿在煤、岩层中钻孔作业时,应当采取湿式降尘等措施。

在冻结法凿井和在遇水膨胀的岩层中不能采用湿式钻眼(孔)、突出煤层或者松软煤层中施工瓦斯抽采钻孔难以采取湿式钻孔作业时,可以采取干式钻孔(眼),并采取除尘器除尘等措施。

【解读】　本条是关于在煤、岩层中钻孔作业时采取降尘措施的规定。

在煤、岩层中钻孔,应采取湿式作业。在煤(岩)与瓦斯突出煤层或松软煤层中施工瓦斯抽采钻孔难以采取湿式钻孔时,可采取干式钻孔,但必须采取捕尘、降尘措施,其降尘效率不得低于95%,并确保捕尘、降尘装置能在瓦斯浓度高于1%的条件下安全运行。

第六百五十二条　井下煤仓(溜煤眼)放煤口、输送机转载点和卸载点,以及地面筛分厂、破碎车间、带式输送机走廊、转载点等地点,必须安设喷雾装置或者除尘器,作业时进行喷雾降尘或者用除尘器除尘。

【解读】　本条是关于井下煤仓(溜煤眼)放煤口、输送机转载点和卸载点,以及地面筛分厂、破碎车间、带式输送机走廊、转载点等地点安设喷雾装置或除尘器的规定。

井下煤仓及溜煤眼的放煤口、输送机转载点和卸载点,作业时都会产生大量煤尘,巷道内也会沉积大量煤尘。特别是煤仓及溜煤眼放煤装车时,瞬间就能形成达到或超过爆炸下限浓度的煤尘云。这些地点一旦出现电火花,就会发生煤尘爆炸。治理这类尘源一般都是采用喷雾降尘方法,既简单,又有效。许多矿井还采用了自动喷雾控制技术:煤仓放煤、输送机有煤转载或卸载时才喷雾;不放煤、无煤转载或卸载时就停止喷雾。这种喷雾方法既能保证作业时及时喷雾,又不浪费水,煤的水分也不会太高。

地面破碎车间、带式输送机走廊是煤尘浓度很高的场所,对其尘源(包括转载点)必须治理,否则就不能消除煤尘危害,就不能保障安全生产和环境卫生。治理这类尘源,一般都是采取喷雾降尘方法,有条件的可采用除尘器除尘。

第六百五十三条　喷射混凝土时,应当采用潮喷或者湿喷工艺,并配备除尘装置对上料口、余气口除尘。距离喷浆作业点下风流100 m内,应当设置风流净化水幕。

【解读】　本条是关于混凝土喷射工艺的规定。

喷浆或喷射混凝土时,若采取干拌料、干喷工艺,干拌料通过喷射机,以压风作动力沿着管路压到喷嘴处与水短暂混合后,以较高的速度喷射到岩面上,将产生大量的水泥灰尘,使作业环境恶化,工作面能见度降低,给施工安全带来严重威胁,也对人体造成很大损害。在实际的操作中可采取以下措施降低粉尘浓度,抑制粉尘的产生:

(1)在井下设专门料场,定点卸料、拌料。料场设专用回风道,用除尘器净化含尘空气,作业时佩戴个体防护用品,以降低卸料、拌料、上料时的粉尘浓度。

(2)潮拌料。搅拌砂、石前先洒水预湿,经滤水后其含水量在 6%～7% 时才加水泥搅拌,可使拌料过程的粉尘浓度降低。

(3)使用湿式过滤除尘器,以除去喷射机上料口、余气口和结合板上产生的粉尘。

(4)加强喷射的密封,防止漏风泄尘。

(5)用双水环预加水,以延长水泥湿润的时间和距离。

(6)采用小粒径、低风压、近距离的喷射工艺。石子粒径小于 13 mm,喷嘴出口风压小于 0.12 MPa,喷嘴口距喷射面的距离小于 0.6 m。

(7)防止堵管事故的发生,以免处理堵管时粉尘飞扬。

(8)戴防尘口罩进行个体防护。

(9)使用湿喷机,进行湿喷。

(10)距离喷浆作业点下风流 100 m 内,应设置风流净化水幕。

第六百五十四条　露天煤矿的防尘工作应当符合下列要求:

(一)设置加水站(池)。

(二)穿孔作业采取捕尘或者除尘器除尘等措施。

(三)运输道路采取洒水等降尘措施。

(四)破碎站、转载点等采用喷雾降尘或者除尘器除尘。

【解读】　本条是关于露天煤矿防尘工作的规定。

露天煤矿应设置加水站(池),加水站的供水要稳定可靠,满足洒水除尘所需水的供应。露天矿道路灰尘过大不但影响工人身体健康,还影响行车安全,为防止出现煤尘飞扬影响生产的情况,露天煤矿企业必须制定切实可行的洒水降尘方案,明确生产现场洒水路线及重点区域,指派专人全力做好厂区洒水降尘工作,适时增加洒水降尘频次,提升洒水降尘现场管理水平,确保洒水降尘的质量。洒水车和道路养护设备互相协作,严格控制浮尘,保证生产现场环境质量。穿孔作业时,钻机施行湿式打眼、安设捕尘器都可有效减少粉尘。破碎站、转载点等由于煤炭、矸石的破碎、转运都会有大量粉尘产生,喷雾除尘和除尘器除尘都能达到良好的除尘效果。

四、热害防治

第六百五十五条　当采掘工作面空气温度超过 26 ℃、机电设备硐室超过 30 ℃ 时,必须缩短超温地点工作人员的工作时间,并给予高温保健待遇。

当采掘工作面的空气温度超过 30 ℃、机电设备硐室超过 34 ℃ 时,必须停止作业。

新建、改扩建矿井设计时,必须进行矿井风温预测计算,超温地点必须有降温设施。

【解读】　本条是关于采掘工作面和机电设备硐室空气温度的规定。

规定采掘工作面和机电设备硐室空气温度主要是为了维护矿工的身体健康和劳动

安全。人体散热主要是通过人体皮肤表面与外界的对流、辐射和汗液蒸发这三种基本形式进行的。空气温度对人体散热起着主要作用。当气温低于体温时,对流和辐射是人体的主要散热方式,温差越大,对流散热量越多;当气温等于体温时,对流散热完全停止,蒸发成了人体的主要散热方式;当气温高于体温时,人体依靠对流不仅不能散热,反而要从外界吸热,这时蒸发几乎成为人体唯一的散热方式。人处在气温高、湿度大、风速小的高温潮湿环境中工作,对流、辐射和蒸发的散热效果都很差,这时由于人体散热太慢,体内产热量得不到及时散发,就会使人出现体温升高、心率加快、身体不舒服等症状,严重时可导致中暑甚至死亡。由于采掘工作面人员的劳动强度比机电硐室内工作人员劳动强度大,所以本条规定,采掘工作面气温超过 30 ℃、机电设备硐室内气温超过 34 ℃时,必须停止工作。

第六百五十六条 有热害的井工煤矿应当采取通风等非机械制冷降温措施,无法达到环境温度要求时,应当采用机械制冷降温措施。

【解读】 本条是关于有热害的井工煤矿采取降温措施的规定。

矿井热害的防治技术措施主要包括通风降温、矿内冰冷降温和矿内空调的应用等。

(1)通风降温。《煤矿作业场所职业病危害防治规定》规定:井工煤矿应当采取通风降温、采用分区式开拓方式缩短入风线路长度等措施,降低 工作面的温度;当采用上述措施仍然无法达到作业环境标准温度的,应当采用制冷等降温措施。

① 合理的通风方式。按照矿井地质条件、开拓方式等选择进风路线最短的通风系统,可减少风流温升。在一般情况下,对角式通风系统的降温效果要比中央式的好。

② 改善通风条件。增加风量,提高风速,可以使巷道壁对空气的对流散热量增加,风流带走的热量随之增加,而单位体积的空气吸收的热量随之减少,使气温下降。在可能的条件下,可以采用采煤工作面下行风流,使工作面运煤方向和风流方向相同以及缩短工作面的进风路线等措施。

③ 其他通风降温措施。采用下行风对降低采煤工作面的气温有比较明显的作用。对于发热量较大的机电硐室,应有独立的回风路线,以便把机电设备产生的热量直接导入采区的回风流中。在局部地点使用水力引射器或压缩空气引射器,或使用小型局部通风机,以增加该点风速,也可起到降温的作用。向风流喷洒低于空气湿球温度的冷水也可降低气温。

(2)矿内冰冷降温。矿井降温系统一般分为冰冷降温系统和空调制冷降温系统,其中,空调制冷降温系统为水冷却系统。所谓冰冷降温系统,就是利用地面制冰厂制取的粒状冰或泥状冰,通过风力或水力输送至井下的融冰装置,在融冰装置内,冰与井下空调回水直接换热,使空调回水的温度降低。

(3)矿内空调的应用。局部热害严重的工作面应采用移动式制冷机组进行局部降温;非空调措施无法达到作业环境标准温度的,应采用空调降温。

第六百五十七条 作业人员每天连续接触噪声时间达到或者超过 8 h 的,噪声声级限值为 85 dB(A)。每天接触噪声时间不足 8 h 的,可以根据实际接触噪声的时间,按照接触噪声时间减半、噪声声级限值增加 3 dB(A)的原则确定其声级限值。

【解读】 本条是关于作业人员噪声强度限值的规定。

井下噪声的特点是强度大、声级高、声源多、干扰时间长、反射能力强、衰减慢等。如风动凿岩机噪声强度可达 105～117 dB(A)，气动凿岩机可达 120 dB(A) 以上，刮板输送机可达 92～95 dB(A)。按作业点分，掘进作业点的噪声强度最大，一般都在 100 dB(A) 以上，远高于国家卫生标准即 85 dB(A)，采煤和其他作业点噪声强度稍低些。

为保护强噪声环境中作业人员的听力，防止职业性耳聋，国家规定了噪声强度卫生限值是 85 dB(A)；对在噪声作业环境下作业的工人等效连续 A 声级超过 85 dB 时，必须要进行减声治理，并加强工人的个人防护，如佩戴消声耳塞、耳罩等。

第六百五十八条 每半年至少监测 1 次噪声。

井工煤矿噪声监测点应当布置在主要通风机、空气压缩机、局部通风机、采煤机、掘进机、风动凿岩机、破碎机、主水泵等设备使用地点。

露天煤矿噪声监测点应当布置在钻机、挖掘机、破碎机等设备使用地点。

【解读】 本条是关于噪声监测周期和地点的规定。

煤矿应当配备 2 台以上噪声测定仪器，并对作业场所噪声每 6 个月监测 1 次。煤矿作业场所噪声的监测地点主要包括：① 井工煤矿的主要通风机、提升机、空气压缩机、局部通风机、采煤机、掘进机、风动凿岩机、风钻、乳化液泵、水泵等地点；② 露天煤矿的挖掘机、穿孔机、矿用汽车、输送机、排土机和爆破作业等地点；③ 选煤厂破碎机、筛分机、空压机等地点。煤矿进行监测时，应当在每个监测地点选择 3 个测点，监测结果以 3 个监测点的平均值为准。

第六百五十九条 应当优先选用低噪声设备，采取隔声、消声、吸声、减振、减少接触时间等措施降低噪声危害。

【解读】 本条是关于采取降低噪声危害措施的规定。

降低噪声危害要从控制噪声源、控制噪声传播和个体防护三方面采取措施。

（1）消除、控制噪声源。消除、控制噪声源是噪声危害控制最积极、最彻底、最有效的根本措施。在设备采购上，要考虑设备的低噪声、低振动。在巷道掘进中应使用液动凿岩机或凿岩台车，在采煤工作面应使用双边链条刮板输送机等措施控制噪声。

（2）控制噪声的传播。在噪声传播过程中，采用吸声、隔声、消声、减振的材料和装置，阻断和屏蔽噪声的传播，或使声波传播的能量随距离而衰减。井工矿在通风机房室内墙壁、屋面敷设吸声体；在压风机房设备进气口安装消声器，室内表面做吸声处理；对主井绞车房内表面进行吸声处理，局部设置隔声屏。

（3）个体防护。应对工人进行个体防护，这是防护噪声的最后一道防线，如采用降声棉耳塞、防声耳塞或佩戴耳罩、头盔等防噪用品。有时也可在噪声强烈的工作场所内建立一个局部安静环境——隔声间，供工人休息或控制仪表。另外，可轮换作业，限制工人在高噪声环境工作的时间。

第六百六十条 监测有害气体时应当选择有代表性的作业地点，其中包括空气中有害物质浓度最高、作业人员接触时间最长的地点。应当在正常生产状态下采样。

【解读】 本条是关于煤矿有害气体监测地点的规定。

　　对于有害气体监测地点,应执行国家职业卫生标准的规定。对于煤矿企业日常监测可采用采样方式进行地面分析,也可以使用一氧化碳传感器、二氧化碳传感器、二氧化硫传感器、硫化氢传感器等进行在线监测。在煤矿井下,有些地点容易积存超过允许浓度的有害气体,如采空区、废置的硐室、打了栅栏的盲硐及悬挂禁止进入标志的地点等。这些地点不能随便进入,在进入前一定要先检查有毒有害气体的浓度。

　　第六百六十一条　氧化氮、一氧化碳、氨、二氧化硫至少每3个月监测1次,硫化氢至少每月监测1次。

　　【解读】　本条是对煤矿井下有害气体日常监测周期的规定。

　　硫化氢是一种刺激性、窒息性气体,毒性极强。重度硫化氢中毒时,出现意识模糊、躁动、昏迷、大小便失禁、肺水肿、全身肌肉痉挛或强直,最后可因呼吸麻痹而死亡。高浓度吸入时可使患者立即昏迷,甚至在数秒钟内猝死。故硫化氢的监测周期小于氧化氮、一氧化碳、氨、二氧化硫,前者至少每月监测1次,后者至少每3个月监测1次。

　　第六百六十二条　煤矿作业场所存在硫化氢、二氧化硫等有害气体时,应当加强通风降低有害气体的浓度。在采用通风措施无法达到作业环境标准时,应当采用集中抽取净化、化学吸收等措施降低硫化氢、二氧化硫等有害气体的浓度。

　　【解读】　本条是关于降低井下空气中有害气体浓度的规定。

　　地面空气进入井下以后,由于井下有机物的腐烂、煤炭氧化、爆破作业以及煤层不断释放瓦斯和各种气体等因素的影响,井下空气在化学成分和物理状态上发生了一系列变化,与地面空气比较,在质量和数量上均有较大差异。为了保证煤矿工人的身体健康,提供适宜的生产环境与条件,提高工作效率,必须采取措施降低井下空气中的二氧化硫和硫化氢的浓度。

　　加强通风,向井下连续输送新鲜空气,可以有效稀释并排出硫化氢、二氧化硫等有害气体,调节矿内小气候,创造良好的工作环境,保证矿工安全与健康,提高劳动生产率。在采用通风措施无法达到作业环境标准时,应采用集中抽取净化、化学吸收等措施降低硫化氢、二氧化硫的浓度。吸收法包含物理吸收和化学吸收法。物理吸收法通常情况下是选用有机溶剂作为硫化氢、二氧化硫的吸收剂。有机溶剂有两大优点:能够有选择性地吸收硫化氢、二氧化硫;加压吸收后只需降压即可解吸。物理吸收法流程简单,通常情况下只需吸收塔、常压闪蒸罐和循环泵,不需外加蒸汽和外加其他热源。化学吸收法是将被吸收的气体导入吸收剂中,使被吸收的气体中的一个或多个组分在吸收剂中发生化学反应的吸收进程。

　　第六百六十三条　煤矿企业必须按照国家有关规定,对从业人员上岗前、在岗期间和离岗时进行职业健康检查,建立职业健康档案,并将检查结果书面告知从业人员。

　　【解读】　本条是关于煤矿企业对从业人员进行职业健康检查和告知检查结果的规定。

　　职业健康检查包括上岗前、在岗期间和离岗时健康检查。职业健康检查应当由省级以上人民政府卫生行政部门批准的医疗卫生机构,根据所接触的职业危害因素类别,按《职业健康检查项目及周期》的规定确定检查项目和检查周期。

（1）上岗前健康检查。上岗前健康检查的目的是掌握劳动者的健康状况、发现职业禁忌、分清责任。其内容是新录用、变更工作岗位或工作内容的劳动者在上岗前，根据劳动者拟从事工种和工作岗位，分析该工种和岗位存在的职业病危害因素及其对人体健康的影响，即靶器官、靶组织和生物敏感指标，确定特定的健康检查项目，根据检查结果，评价劳动者是否适合从事该工种作业，为劳动者的岗位安排提供依据。

（2）在岗期间的定期健康检查。在岗期间的定期健康检查的主要目的是及时发现健康损害和健康影响，对劳动者进行动态健康观察。其内容是根据劳动者所在工种和工作岗位存在的职业病危害因素及其对人体健康的影响规律，对靶器官、靶组织的危害性和生物敏感指标等，确定特定的健康检查项目，对该工种或岗位的劳动者按国务院卫生行政部门规定的时间周期进行职业健康检查，记录其健康变化，评价劳动者的健康变化是否与职业病危害因素有关，判断劳动者是否适合继续从事该工种作业。

（3）离岗健康检查。离岗健康检查的目的是了解劳动者离岗时的健康状况，分清健康损害责任。其内容是根据劳动者所从事工种和工作岗位存在的职业病危害因素及其对人体健康的影响规律，对靶器官、靶组织的危害性和生物敏感指标等，确定特定的健康检查项目，根据检查结果，评价劳动者的健康状况、健康变化是否与职业病危害因素有关。另外，有些职业危害因素的健康危害效应是远期的，这类职业危害因素对人体的损害是缓慢的，人体的病理进程也是缓慢的，其健康损害后果出现较晚，甚至在劳动者离开该作业环境的10～30年以后才出现，如粉尘作业与尘肺，放射工作人员与白血病、肿瘤，苯与再生障碍性贫血、肿瘤，因此，还需要对接触这些危害因素的劳动者进行离岗后的医学观察。

（4）告知职业健康检查结果。为充分保障劳动者的知情权，用人单位应当将职业健康检查结果告知劳动者。同时，为保障劳动者的合法权益，职业健康检查经费由用人单位承担，以保障职业健康监护措施的落实。

第六百六十四条　接触职业病危害从业人员的职业健康检查周期按下列规定执行：

（一）接触粉尘以煤尘为主的在岗人员，每2年1次。

（二）接触粉尘以矽尘为主的在岗人员，每年1次。

（三）经诊断的观察对象和尘肺患者，每年1次。

（四）接触噪声、高温、毒物、放射线的在岗人员，每年1次。

接触职业病危害作业的退休人员，按有关规定执行。

【解读】　本条是关于接触职业病危害从业人员的职业健康检查周期的规定。

在岗员工职业性健康体检周期，是根据员工所接触职业危害的性质、种类、毒性对身体损害的大小及劳动强度，拟定在该作业场所能够引起工人身体健康出现病理改变的最低时限，本规程所规定的体检周期是原来国家规定的标准。职业健康检查的项目、周期按照《职业健康监护技术规范》（GBZ 188）执行，放射工作人员职业健康检查按照《放射工作人员职业健康监护技术规范》（GBZ 235）等规定执行。定期健康检查的周期根据不同职业病危害因素的性质、工作场所有害因素的浓度或强度、目标疾病的潜伏期和防护措施等因素决定。

接触职业病危害作业的退休人员的职业健康检查称为离岗后医学随访检查。接触的职业病危害因素具有慢性健康影响,或发病有较长的潜伏期,在脱离接触后仍有可能发生职业病,需进行医学随访检查。尘肺病患者在离岗后需进行医学随访检查。随访时间的长短应根据有害因素致病的流行病学及临床特点、劳动者从事该作业的时间长短、工作场所有害因素的浓度等因素综合考虑确定。

第六百六十五条　对检查出有职业禁忌证和职业相关健康损害的从业人员,必须调离接害岗位,妥善安置;对已确诊的职业病人,应当及时给予治疗、康复和定期检查,并做好职业病报告工作。

【解读】　本条是关于疑似职业病和确诊职业病病人的有关规定。

对检查出有职业禁忌证和职业相关健康损害的从业人员,如果继续从事原工作,可能会加剧病情,不利于劳动者的健康保护。对于这些从业人员,用人单位要将其调离原工作岗位,防止其继续遭受危害,同时应给予妥善安置,包括调换工种和岗位、医学观察、诊断、治疗和疗养等一系列措施。

用人单位应当保障职业病病人依法享受国家规定的职业病待遇。用人单位应当按照国家有关规定,安排职业病病人进行治疗、康复和定期检查。由于相当一部分职业病的治疗需要较长的过程,许多职业病还具有不可逆性,其后续的治疗和康复涉及的费用等问题,需要由用人单位予以承担。职业病康复是从体能上、心理上启发并训练患病者对工作与就业岗位的积极心态和正确的自我价值认识,康复包括医学康复、教育康复、职业康复。医学康复是从医学的角度,运用医学的手段对病患者进行诊断、评定和治疗等,促使病患者在躯体上的功能恢复。教育康复包括对智力、能力、听力、语言残疾者所进行的特殊教育。职业康复指提供职业服务,如职业指导、职业训练,和有选择地安置工作,使精神或躯体残疾者能够有适当职业。

用人单位对从事接触职业病危害的作业的劳动者,应当给予适当岗位津贴。职业病病人的诊疗、康复费用,伤残以及丧失劳动能力的职业病病人的社会保障,按照国家有关工伤保险的规定执行。

第六百六十六条　有下列病症之一的,不得从事接尘作业:

(一)活动性肺结核病及肺外结核病。

(二)严重的上呼吸道或者支气管疾病。

(三)显著影响肺功能的肺脏或者胸膜病变。

(四)心、血管器质性疾病。

(五)经医疗鉴定,不适于从事粉尘作业的其他疾病。

【解读】　本条是对不能从事接触粉尘作业的病症的规定。

井下从业人员有本条所列的病证时,比一般职业人群更易于遭受职业危害和罹患职业病,或者可能导致原有自身疾病病情加重,严重的上呼吸道或支气管疾病主要指中度以上支气管炎、支气管哮喘、支气管扩张、萎缩性鼻炎、鼻腔肿瘤等。显著影响肺功能的胸廓病或胸膜病主要指肺硬化、肺气肿、严重胸膜肥厚与粘连或由其他病因引起的肺功能中度损伤等。心血管疾病主要指冠心病、风湿性心脏病、肺源性心脏病、先天性心脏病、心肌炎、高血压病等。

第六百六十七条 有下列病症之一的,不得从事井下工作:

(一)本规程第六百六十六条所列病症之一的。

(二)风湿病(反复活动)。

(三)严重的皮肤病。

(四)经医疗鉴定,不适于从事井下工作的其他疾病。

【解读】 本条是对不能从事井下作业的病症的规定。

风湿病是一种侵犯关节、骨骼、肌肉、血管及有关软组织或结缔组织为主的疾病,其中多数为自身免疫性疾病,发病多较隐蔽而缓慢,病程较长,且大多具有遗传倾向,诊断及治疗均有一定难度。皮肤病是严重影响人健康的常见病、多发病之一,如麻风、疥疮、真菌病、皮肤细菌感染等。皮肤病的发病率很高,多比较轻,常不影响健康,但少数较重甚至可以危及生命。

由于井下的特殊作业环境,患有风湿病、皮肤病等病种的人员在井下作业会加重自身疾病的发展,不仅有损工人身体健康,还增加企业医疗经费负担。

第六百六十八条 癫痫病和精神分裂症患者严禁从事煤矿生产工作。

【解读】 本条是关于癫痫病和精神分裂症为井下作业禁忌证的规定。

癫痫病即俗称的"羊角风"或"羊痫风",是大脑神经元突发性异常放电,导致短暂的大脑功能障碍的一种慢性疾病。其临床特点为发作性精神丧失及全身抽搐或不伴神志丧失的躯体局部抽搐。

精神分裂症是由于各种原因引起的大脑功能失调而导致的行为、知觉、思维、情感及智能等方面异常的疾病。精神分裂症是一种常见的精神病,多起病于青壮年,表现为感知、思维、情感、意志、行为等多方面障碍,精神活动与周围环境和内心体验不协调,脱离现实。

井下是一个特殊、艰苦的作业环境,要求作业人员应保持高度安全意识和敏捷行动能力,而这两种疾病在发病时,不仅自己无自主、无自觉的意识能力,还可能因思维狂乱引起自身安全事故或诱发矿井不可预测的事故。一般说来,在生产人群中,精神分裂症和癫痫病在发病时是易发现的,但在安定时间内是少有症状的,这就要求医疗机构和用人单位严格把关,一旦发现,应立即报告人事部门予以调离。

第六百六十九条 患有高血压、心脏病、高度近视等病症以及其他不适应高空(2 m以上)作业者,不得从事高空作业。

【解读】 本条是关于从事高空作业的工种禁忌证的规定。

高空作业的职业术语称高处作业,它是指工人凡在坠落高度基准面2 m以上(含2 m)有可能坠落的高处进行作业。高处作业分为一般高处作业和特殊高处作业两种。特殊高处作业还因作业时工作条件、外界气象环境不同可分为:在阵风风力六级(风速10.8 m/s)以上的情况下进行高处作业时,称为强风高处作业;在高温(WBGT指数≥25 ℃)或低温(WBGT指数<5 ℃)环境下进行高处作业,称为异常温度高处作业;降雪时进行的高处作业,称为雪天高处作业;降雨时进行的高处作业,称为雨天高处作业;室外完全采用人工照明

时的高空作业,称为夜间高处作业;接近或接触带电条件下进行的高处作业,称为带电高处作业;在无站立点或无牢靠立足点的条件下进行的高处作业,统称为悬空高处作业;对突然发生的各种灾害事故进行抢救的高处作业,称为抢救高处作业。

在煤矿中高处作业主要分布在立井井筒、露天煤矿、地面建筑、通信架线等作业,作业环境多是在室外露天情况下,所以特殊高空作业所占比重很大。由于高处作业的特殊性和较地面作业相对难度大的原因,国家对高处作业按特殊工种管理,并规定了工种禁忌证。对没有经过高处作业培训的人员,有的会因生理恐惧不敢在高处环境站立、瞭望,而对患有心血管疾病的病人更会因精神因素,激发血压增高、心肌供血不足加剧原有病症,甚至恶化,同时也极易发生安全事故。

第六百七十条　从业人员需要进行职业病诊断、鉴定的,煤矿企业应当如实提供职业病诊断、鉴定所需的从业人员职业史和职业病危害接触史、工作场所职业病危害因素检测结果等资料。

【解读】　本条是关于从业人员需要进行职业病诊断和鉴定时用人单位应提供有关资料的规定。

从业人员需要进行职业病诊断、鉴定的,用人单位应当如实提供职业病诊断、鉴定所需的劳动者职业史和职业病危害接触史、工作场所职业病危害因素检测结果等资料;安全生产监督管理部门应当监督检查和督促用人单位提供上述资料;劳动者和有关机构也应当提供与职业病诊断、鉴定有关的资料。

职业病诊断、鉴定过程中,用人单位不提供工作场所职业病危害因素检测结果等资料的,诊断、鉴定机构应当结合劳动者的临床表现、辅助检查结果和劳动者的职业史、职业病危害接触史,并参考劳动者的自述、安全生产监督管理部门提供的日常监督检查信息等,作出职业病诊断、鉴定结论。

劳动者对用人单位提供的工作场所职业病危害因素检测结果等资料有异议,或者因劳动者的用人单位解散、破产,无用人单位提供上述资料的,诊断、鉴定机构应当提请安全生产监督管理部门进行调查,安全生产监督管理部门应当自接到申请之日起30 d内对存在异议的资料或者工作场所职业病危害因素情况作出判定,有关部门应当配合。

第六百七十一条　煤矿企业应当为从业人员建立职业健康监护档案,并按照规定的期限妥善保存。

从业人员离开煤矿企业时,有权索取本人职业健康监护档案复印件,煤矿企业必须如实、无偿提供,并在所提供的复印件上签章。

【解读】　本条是关于从业人员职业健康监护档案的规定。

职业健康监护档案是职业病诊断鉴定的重要依据之一,也是区分健康损害责任和进行职业病诊断鉴定的重要证据,因此,规范职业健康监护档案的内容、保存期限、保存责任人意义十分重大。

(1)职业健康监护档案应包括以下内容:① 劳动者职业史、既往史和职业病危害接触史;② 相应作业场所职业病危害因素监测结果;③ 职业健康检查结果及处理情况;④ 职业病诊疗等劳动者健康资料。

职业史是指劳动者工作经历,记录劳动者既往工作过的用人单位的起始时间和用人单位名称及从事工种、岗位。职业病危害接触史是指劳动者从事职业病危害作业的工种、岗位及其变动情况、接触工龄、接触职业病危害因素种类、强度或浓度等。

(2)劳动者有权查阅本人职业健康监护档案。劳动者离开用人单位时,有权索取本人职业健康监护档案复印件,用人单位应当如实、无偿提供,并在所提供的复印件上签章。这是对用人单位提供职业健康监护档案义务的规定。用人单位为劳动者提供职业健康监护档案复印件时,不得刁难,不得弄虚作假,不得向劳动者收取任何费用(包括成本费)等,这就为劳动者进行健康损害鉴定、追究健康损害责任提供了证据保证。

第三节 《关于加强农民工尘肺病防治工作的意见》解读

关于印发加强农民工尘肺病
防治工作的意见的通知

国卫疾控发〔2016〕2号

各省、自治区、直辖市卫生计生委、发展改革委、科技厅(委、局)、工业和信息化主管部门、民政厅(局)、财政厅(局)、人力资源社会保障厅(局)、国资委、安全生产监督管理局、总工会,新疆生产建设兵团卫生局、发展改革委、科技局、工业和信息化主管部门、民政局、财务局、人力资源社会保障局、国资委、安全生产监督管理局、工会:

为贯彻落实《职业病防治法》,切实保障劳动者健康权益,根据农民工尘肺病防治工作需要,国家卫生计生委、国家发展改革委、科技部、工业和信息化部、民政部、财政部、人力资源社会保障部、国务院国资委、安全监管总局和全国总工会联合制定了《关于加强农民工尘肺病防治工作的意见》。经国务院同意,现印发给你们,请认真贯彻落实。

国家卫生计生委

国家发展改革委

科技部

工业和信息化部

民政部

财政部

人力资源社会保障部

国务院国资委

安全监管总局

全国总工会

2016年1月8日

关于加强农民工尘肺病防治工作的意见

农民工已成为我国产业工人的主体,截至 2014 年底,我国农民工人数达 2.74 亿,是推动国家现代化建设的重要力量,为经济社会发展作出了巨大贡献。党中央、国务院高度重视农民工的职业健康。近年来,我国先后公布了《职业病防治法》等一系列法律法规、规划和职业卫生标准,监管力度逐步加大,职业病防治能力和服务体系持续加强,诊断服务的可及性和诊断水平不断提高。但是,由于一些用人单位不履行防治主体责任,健康监护不到位,加上部分农民工缺乏职业防护和维权意识,农民工罹患尘肺病的势头并没有得到有效控制,病后得不到及时诊断、救治和赔偿的问题也没有得到有效解决。为进一步深入贯彻党的十八大和十八届三中、四中、五中全会精神,落实《国务院关于进一步做好为农民工服务工作的意见》(国发〔2014〕40 号)有关要求,预防、控制和消除尘肺病危害,切实保护农民工职业健康和相关权益,提出以下意见:

一、着力加强农民工尘肺病源头治理

用人单位要建立健全粉尘防治规章制度和责任制,落实粉尘防治主体责任。要建立健全粉尘防治管理机构,配备专职管理人员,负责粉尘防治日常管理工作。严格执行建设项目防尘设施"三同时",确保新建设项目粉尘防护设施齐全有效。按照要求开展工作场所粉尘日常监测和定期检测,加强防尘设施设备维护管理,配备合格有效的个人粉尘防护用品。强化职业病危害告知和职业卫生宣教培训,提高农民工的粉尘防范能力和自我防护意识。各地要抓住国家经济转型和产业结构调整契机,强化新技术、新工艺、新设备和新材料的推广应用,淘汰粉尘危害严重的落后产能,主动关闭粉尘危害严重、不具备防治条件的小矿山、小水泥、小冶金、小陶瓷、小石材加工等企业。各级安全监管部门要会同能源等行业管理部门,深入开展矿山开采、建材生产等粉尘危害严重行业领域的专项治理。加大对用人单位粉尘防治工作的监督检查力度,依法查处违法违规行为,对工艺落后、粉尘危害严重且整改无望的企业,要提请地方政府依法予以关闭。要建立粉尘危害企业黑名单制度,对违法违规企业坚决予以曝光。加大尘肺病事件的查处力度,对出现群体性尘肺病的用人单位,依法从严从重查处并追究相关责任人的责任。

二、大力推进农民工职业健康检查工作

用人单位要为农民工建立个人职业健康监护档案,依法对农民工进行上岗前、在岗期间和离岗时职业健康检查,书面告知检查结果,并为离开本单位的农民工提供档案复印件。不得安排未经上岗前职业健康检查或有职业禁忌的农民工从事粉尘作业,在岗期间职业健康检查发现有职业健康禁忌的,应当调离有健康损害的工作岗位。对疑似尘肺病农民工应当及时安排进行诊断,离岗前未进行职业健康检查的农民工不得与其解除或终止劳动合同。地方各级卫生计生行政部门要根据工作需要,统一规划、科学布局、合理设置职业健康检查机构。职业健康检查机构要优化检查流程,加强质量控制,为用人单位和农民工提供方便高效的服务,并可根据需要,在登记机关管辖区域范围内开展外出职业健康检查。发现疑似尘肺病和职业禁忌的应当及时书面告知农民工和用人单位,并将疑似尘肺病报告用人单位所在地的卫生计生行政部门和安全监管部门。

三、认真做好尘肺病诊断鉴定和医疗救治工作

劳动者有粉尘接触史且临床表现以及辅助检查结果符合尘肺病特征的,医疗机构应当及时作出尘肺病相关临床诊断。符合职业性尘肺病相关诊断标准的,职业病诊断机构应当加强有关部门协调,提高效率,尽快作出职业性尘肺病诊断。没有证据否定职业病危害因素与病人临床表现之间的必然联系的,应当诊断为职业性尘肺病。各级卫生计生、人力资源社会保障、安全监管等部门和工会组织要针对当前农民工尘肺病诊断过程中存在的实际问题,研究制订具体办法,简化诊断程序,缩短诊断时间,切实解决农民工尘肺病诊断的实际困难。对诊断有争议的,按照有关规定进行鉴定。要按照"方便治疗、疗效可靠、价格合理、服务周到"的原则,优化尘肺病定点医疗机构设置。有关科技行政部门要将尘肺病防治技术和产品的研发列入有关科研计划,组织产学研医等方面的优势力量,加大科研攻关力度。各级人力资源社会保障和卫生计生行政部门要及时按规定将疗效可靠的尘肺病治疗药品列入各类基本医疗保险药品目录。各级卫生计生行政部门要加强医务人员培训,规范尘肺病救治工作,提高尘肺病治疗技术水平。

四、有效保障符合条件的尘肺病农民工工伤保险待遇

要大力推进《劳动合同法》和《工伤保险条例》的贯彻落实,规范用人单位劳动用工管理,督促其依法与农民工签订劳动合同,按时足额为农民工缴纳工伤保险费。对于不依法签订劳动合同、不按规定缴纳工伤保险费的,各级人力资源社会保障行政部门要及时查处。各级人力资源社会保障行政部门要按规定及时进行工伤认定和劳动能力鉴定,依法落实其各项工伤保险待遇。对于未参保尘肺病农民工,由用人单位依法支付其各项工伤保险待遇。用人单位不支付的,工伤保险基金按规定先行支付,并由社会保险经办机构依法向用人单位追偿。

五、切实解决特困尘肺病农民工医疗和生活问题

未参加工伤保险,且用人单位已经不存在或无法确认劳动关系的尘肺病病人,参加基本医疗保险的,按规定享受基本医疗保险相应待遇,并可向地方人民政府民政部门申请医疗救助和生活等方面的救助。各地要落实大病保险和医疗救助制度,及时将符合条件的尘肺病农民工纳入大病保险和城乡医疗救助体系。上述保障制度仍不能解决医疗救治问题的,要采取多种措施,使其获得医疗救治。各级民政部门要将符合条件的尘肺病农民工纳入最低生活保障、临时救助等社会救助范围。对尘肺病农民工遭受突发性、紧迫性、临时性基本生活困难的,应当按规定给予临时救助。各地要出台优惠政策,鼓励企业、社会团体和个人弘扬中华民族"扶危济困"的传统美德,为尘肺病农民工献爱心、送温暖,逐步形成政府救助与社会关爱相结合的工作格局,共同解决尘肺病农民工的生活困难。

六、全力维护尘肺病农民工职业健康权益

各级工会组织要加强基层组织建设，努力把农民工组织到工会中，依法对农民工尘肺病防治工作进行监督。通过政府与工会联席会议、协调劳动关系三方机制、集体协商、职代会等途径，反映农民工尘肺病防治诉求，推动解决农民工尘肺病防治突出问题。加强平等协商和签订劳动安全卫生专项集体合同工作，督促用人单位保障农民工职业卫生保护权利，对用人单位尘肺病防治工作提出意见和建议。在农民工相对聚集的行业企业，深入开展群众性职业危害隐患排查活动。

七、全面强化政府落实责任

各地要高度重视农民工尘肺病防治工作，将其纳入本地国民经济和社会发展计划以及职业病防治规划，纳入本地健康城市的创建工作，加强领导协调，研究落实解决农民工尘肺病防治的重大问题，加强尘肺病防治能力建设，保证尘肺病防治工作的经费。各级卫生计生、安全监管、发展改革、科技、工业和信息化、民政、财政、人力资源社会保障、国资、能源等有关部门和工会组织按照职责分工，密切配合，落实防治监管、医疗服务、经费保障等责任，确保各项防治措施落实到位。

《关于加强农民工尘肺病防治工作的意见》解读

一、为什么要出台《意见》？

《职业病防治法》规定,劳动者依法享有职业卫生保护的权利。用人单位应当为劳动者创造符合国家职业卫生标准和卫生要求的工作环境和条件,并采取措施保障劳动者获得职业卫生保护。工会组织依法对职业病防治工作进行监督,维护劳动者的合法权益。劳动保障行政部门应当加强对工伤保险的监督管理,确保劳动者依法享受工伤保险待遇。《劳动合同法》规定,完善劳动合同制度,明确劳动合同双方当事人的权利和义务。用人单位自用工之日起即与劳动者建立劳动关系,用人单位招用劳动者时,应当如实告知劳动者工作内容、工作条件、职业危害等情况。《工伤保险条例》规定,企业、事业单位等组织和有雇工的个体工商户应当依照规定参加工伤保险,为本单位全部职工或者雇工缴纳工伤保险费。《中华人民共和国工会法》规定,工会组织依法维护职工健康相关权益。

尘肺病是由于在生产活动中长期吸入生产性粉尘、并在肺内沉积而引起的以肺组织弥漫性纤维化为主的全身性疾病,不可治愈且病情逐年加重。2014年全国共报告职业病29 972例,其中职业性尘肺病26 873例,占89.66%,是最主要的职业病,且呈现地区性、行业聚集性等特点。近年来,尘肺病整体发病呈持续高发、逐年上升,且发病工龄缩短的趋势。存在尘肺病危害的企业数量大,以东部经济发达地区小型企业为主,且有向中西部地区转移的趋势,主要分布在矿山、建材、有色金属、冶金等行业。尘肺病具有隐匿性和潜伏期长的特点,专家估计在今后一段时间内,我国尘肺病仍将呈持续高发态势。

农民工已成为我国产业工人的主体,截至2014年底,我国农民工人数达2.74亿,是推动国家现代化建设的重要力量,为经济社会发展作出了巨大贡献。但是,由于一些用人单位不履行职业病防治主体责任,职业健康监护不到位,加上部分农民工缺乏职业防护和维权意识,农民工罹患尘肺病后往往得不到及时诊断、救治和赔偿。出台本《意见》,旨在提升对农民工尘肺病问题的关注,共同维护农民工的健康权益。

二、参与《意见》起草的有哪些部门？

党中央、国务院高度重视职业病防治工作,特别是尘肺病农民工医疗保障和生活救助等问题。本《意见》由国家卫生计生委、国家发展改革委、科技部、工业和信息化部、民政部、财政部、人力资源社会保障部、国资委、安全监管总局和全国总工会等10部门联合制定。

三、当前农民工尘肺病防治存在的主要问题有哪些？

一是部分用人单位未落实主体责任,没有按照《职业病防治法》的有关要求投入必要的资金改善生产环境,不提供必要的或有效的个人防护用品,不按规定组织职业健康检查并建立职业健康监护档案。二是农民工尘肺病诊断难度较大。职业病危害接触史是尘肺病诊断的基础,由于这些资料的提供、判定难度大,特别是农民工流动性强,提供相关资料比较困难,跨地区收集材料时间更长、难度更大。三是已出现尘肺病健康损害,但由于缺乏必要诊断资料不能诊断为职业性尘肺病的农民工医疗和生活保障差。由于部分农民工的用人单位已不存在或无法确认劳动关系,因此无法诊断为尘肺病,无法享受相应的工伤保险待遇和救助。

四、《意见》依据的原则和思路是什么?

针对农民工尘肺病防治工作中存在的现实问题,本《意见》的原则和思路是强化源头治理、保障合法权益、突出主体责任、加强部门监管、加强制度创新、注重政策衔接。

五、《意见》提出哪些工作要求和政策完善建议?

(一)强调尘肺病源头治理和用人单位主体责任的落实。

进一步明确了用人单位粉尘监测、评价、劳动者告知、职业防护、职业健康检查等方面的主体责任,以及安全生产监管等行业管理部门的监管责任,加大对用人单位粉尘防治工作的监督检查力度,依法查处违法违规行为。

针对职业健康检查率低的问题,强化用人单位为接触粉尘危害的农民工提供上岗前、在岗期间和离岗时职业健康检查,并妥善保存职业健康监护档案的责任。要求职业健康检查机构采取优化流程,加强质控,上门服务等方式,为用人单位和农民工提供方便高效的服务,努力做到"应检尽检"。

(二)认真做好尘肺病诊断鉴定和医疗救治工作。

针对当前农民工尘肺病诊断过程中存在的实际问题,研究制订具体办法,进一步简化程序,缩短时间,做到方便农民工尘肺病诊断,做到"应诊尽诊"。加大科研攻关力度,组织产学研医等方面的优势力量,将尘肺病防治技术和产品的研发列入有关科研计划。及时按规定将疗效可靠的尘肺病治疗药品列入各类基本医疗保险药品目录。

(三)解决尘肺病农民工医疗和生活问题。

明确了用人单位无法落实相关保障费用的尘肺病农民工,工伤保险要先行支付。规定未参加工伤保险,且用人单位已经不存在或无法确认劳动关系的尘肺病病人,参加基本医疗保险的,按规定享受基本医疗保险相应待遇,并可向地方人民政府民政部门申请医疗救助和生活等方面的救助。考虑到尘肺病农民工因病丧失劳动能力,往往家庭生活困难,结合近年来社会保障和救助制度的发展,要求各地落实大病保险和医疗救助制度,及时将符合条件的尘肺病农民工纳入大病保险和城乡医疗救助体系,使尘肺病农民工能享受深化医药卫生体制改革的成果。要求各地出台优惠政策,鼓励企业、社会团体和个人弘扬中华民族"扶危济困"的传统美德,为尘肺病农民工献爱心、送温暖,逐步形成政府救助与社会关爱相结合的工作格局,共同解决尘肺病农民工的生活困难。

(四)全力维护尘肺病农民工职业健康权益。

针对农民工维权难的问题,发挥工会组织督促、协调、维权等方面的特殊作用。强调将接触尘肺病危害的农民工纳入工会组织,依法对农民工尘肺病防治工作进行监督,代表农民工对用人单位尘肺病防治工作提出意见和建议。

（五）全面强化政府落实责任。

要求各地将农民工尘肺病防治工作纳入本地国民经济和社会发展计划以及职业病防治规划,纳入健康城市的创建工作中,研究落实解决农民工尘肺病防治的重大问题,加强尘肺病防治机构能力建设,保证尘肺病防治工作的经费。要求卫生计生、安全监管、发展改革、科技、工业和信息化、民政、财政、人力资源社会保障、国资、能源和工会等有关部门和工会组织按照职责分工,密切配合,落实防治监管、医疗服务、经费保障等责任,确保各项防治措施落实到位。

第四节 《职业健康检查管理办法》(2019年版)解读

1. 修订《职业健康检查管理办法》的目的

2017年11月4日修改的《职业病防治法》取消了卫生行政部门对职业健康检查机构的审批权,同时提出了加强职业健康检查工作规范管理的要求。因此,作为《职业病防治法》配套的部门规章,有必要依法对《职业健康检查管理办法》(国家卫生计生委令第5号)有关内容进行修订完善,进一步强化用人单位和职业健康检查机构的主体责任,优化管理方式,加强事中事后监督管理措施。

2. 主要修订内容

《职业健康检查管理办法》(国家卫生健康委令第2号)主要进行了以下四个方面的修订:

（1）将医疗卫生机构开展职业健康检查由审批制修改为备案制,并明确了备案条件;

（2）进一步完善了职业健康检查机构的职责,增加了职业卫生生物监测能力的要求和按规定报告职业健康检查信息的要求;

（3）增加了质量控制管理的有关规定,省级卫生健康主管部门指定机构负责本辖区内的职业健康检查机构的质量控制管理工作,明确职业健康检查质量控制规范将依据本管理办法另行制定;

（4）明确了地方卫生健康主管部门的事中事后管理职责,增加了对职业健康检查机构违法行为的相关罚则。

3. 职业健康检查的医疗卫生机构的备案时间

《职业健康检查管理办法》规定:"医疗卫生机构开展职业健康检查,应当在开展之日起15个工作日内向省级卫生健康主管部门备案。"

4. 职业健康检查机构应当具备的条件

《职业健康检查管理办法》要求,职业健康检查机构应当具备以下条件:

（1）持有《医疗机构执业许可证》,涉及放射检查项目的还应当持有《放射诊疗许可证》。

（2）具有相应的职业健康检查场所、候检场所和检验室,建筑总面积不少于400平方米,每个独立的检查室使用面积不少于6平方米。

（3）具有与备案开展的职业健康检查类别和项目相适应的执业医师、护士等医疗卫生技术人员。

（4）至少具有 1 名取得职业病诊断资格的执业医师。

（5）具有与备案开展的职业健康检查类别和项目相适应的仪器、设备，具有相应职业卫生生物监测能力；开展外出职业健康检查，应当具有相应的职业健康检查仪器、设备、专用车辆等条件。

（6）建立职业健康检查质量管理制度。

（7）具有与职业健康检查信息报告相应的条件。

医疗卫生机构进行职业健康检查备案时，应当提交证明其符合以上条件的有关资料。

5. 职业健康检查质量控制管理工作的要求

依据《职业病防治法》第三十五条"卫生行政部门应当加强对职业健康检查工作的规范管理，具体办法由国务院卫生行政部门制定"，《职业健康检查管理办法》第五条在承担职业健康检查的医疗卫生机构应当具备的条件中明确了"（六）建立职业健康检查质量管理制度"。《职业健康检查管理办法》第十条明确要求省级卫生健康主管部门应当指定机构负责本辖区内职业健康检查机构的质量控制管理工作，组织开展实验室间比对和职业健康检查质量考核。《职业健康检查管理办法》第二十二条规定县级以上地方卫生健康主管部门对职业健康检查机构监督检查的主要内容包括"（四）职业健康检查质量控制情况"。《职业健康检查管理办法》第二十八条规定"职业健康检查机构未按规定参加实验室比对或者职业健康检查质量考核工作，或者参加质量考核不合格未按要求整改仍开展职业健康检查工作的，由县级以上地方卫生健康主管部门给予警告，责令限期改正；逾期不改的，处以三万元以下罚款"。

6. 职业健康检查机构的职责和用人单位承担的责任

《职业健康检查管理办法》中职业健康检查机构的职责包括：

（1）在备案开展的职业健康检查类别和项目范围内，依法开展职业健康检查工作，并出具职业健康检查报告；（2）履行疑似职业病的告知和报告义务；（3）报告职业健康检查信息；（4）定期向卫生健康主管部门报告职业健康检查工作情况，包括外出职业健康检查工作情况；（5）开展职业病防治知识宣传教育；（6）承担卫生健康主管部门交办的其他工作。

《职业健康检查管理办法》中用人单位承担的主要责任包括：（1）与职业健康检查机构签订委托协议书，按照要求组织劳动者进行职业健康检查；（2）如实提供职业健康检查所需相关材料，包括用人单位的基本情况、工作场所职业病危害因素种类及其接触人员名册、岗位（或工种）、接触时间、工作场所职业病危害因素定期检测等相关资料，并承担检查费用。（3）将劳动者个人职业健康检查结果及职业健康检查机构的建议等情况书面告知劳动者。

7. 职业健康检查机构的违规行为

职业健康检查机构无《医疗机构执业许可证》擅自开展职业健康检查的；未按规定备案开展职业健康检查的；未按规定告知疑似职业病的；出具虚假证明文件的；未按规

定报告疑似职业病的;未指定主检医师或者指定的主检医师未取得职业病诊断资格的;未按要求建立职业健康检查档案的;未履行职业健康检查信息报告义务的,未按照相关职业健康监护技术规范规定开展工作的,未按规定参加实验室比对或者职业健康检查质量考核工作,参加质量考核不合格未按要求整改仍开展职业健康检查工作的;违反本《职业健康检查管理办法》其他有关规定的行为,县级以上地方卫生健康主管部门可依照相关罚则进行处罚。

8. 职业健康检查主要目的

《职业病防治法》要求,对从事接触职业病危害作业的劳动者,用人单位应当按照国务院卫生行政部门的规定组织上岗前、在岗期间和离岗时的职业健康检查。上岗前的职业健康检查目的在于掌握劳动者的健康状况,发现职业禁忌;在岗期间的职业健康检查目的在于及时发现劳动者的健康损害;离岗时的职业健康检查是为了解劳动者离开工作岗位时的健康状况,以便分清健康损害的责任。

9. 职业健康检查与一般健康体检的区别

一般健康体检是指通过医学手段和方法对受检者进行身体检查,了解受检者健康状况、早期发现疾病线索和健康隐患的诊疗行为。一般健康体检在工作场所健康促进、健康管理方面起着重要的作用。

职业健康检查的适用对象是用人单位从事接触职业病危害因素作业的劳动者,主要目的在于发现职业病、疑似职业病及职业禁忌,两者具有本质的区别。

获得职业健康检查是《职业病防治法》赋予从事接触职业病危害作业的劳动者的一项职业健康权益,用人单位不得用一般健康体检替代职业健康检查。

10. 职业健康检查费用的承担

医疗卫生机构开展职业健康检查应当与用人单位签订委托协议书,由用人单位统一组织劳动者进行职业健康检查;也可以由劳动者持单位介绍信进行职业健康检查。职业健康检查费用由用人单位承担。

11. 职业健康检查的分类、检查项目和周期

职业健康检查按照作业人员接触的职业病危害因素分为接触粉尘类、接触化学因素类、接触物理因素类、接触生物因素类、接触放射因素类及特殊作业等六类。

职业健康检查的项目、周期按照《职业健康监护技术规范》(GBZ 188)执行,放射工作人员职业健康检查按照《放射工作人员职业健康监护技术规范》(GBZ 235)等规定执行。

12. 职业健康监护与职业健康检查的区别和联系

职业健康监护是根据劳动者的职业接触史,通过定期或不定期的医学健康检查和健康相关资料的收集,连续监测劳动者健康状况的一种职业健康管理行为。职业健康监护的主要内容包括职业健康检查、应急健康检查和职业健康监护档案管理等。

职业健康检查是医疗卫生机构通过医学手段和方法,对劳动者接触职业病危害因素可能产生的健康影响和健康损害进行临床医学检查的医疗行为。职业健康检查内容包括上岗前、在岗期间、离岗时的健康检查。

职业健康检查是职业健康监护的重要内容和主要资料来源。对从事接触职业病危害作业的劳动者,用人单位应当按照《职业病防治法》第三十五条和第三十六条的要求,组织职业健康检查,并建立职业健康监护档案。

13. 职业健康检查机构对职业健康检查结果的处理

职业健康检查机构应当在职业健康检查结束之日起30个工作日内将职业健康检查结果,包括劳动者个人职业健康检查报告和用人单位职业健康检查总结报告,书面告知用人单位,由用人单位将劳动者个人职业健康检查结果及职业健康检查机构的建议等情况以书面形式如实告知劳动者。

职业健康检查机构发现疑似职业病病人时,应当告知劳动者本人并及时通知用人单位,同时向所在地卫生健康主管部门报告。发现职业禁忌的,应当及时告知用人单位和劳动者。

职业健康检查管理办法

(2015 年 3 月 26 日原国家卫生和计划生育委员会令第 5 号公布,根据 2019 年 2 月 28 日《国家卫生健康委关于修改〈职业健康检查管理办法〉等 4 件部门规章的决定》第一次修订。)

第一章　总　　则

第一条　为加强职业健康检查工作,规范职业健康检查机构管理,保护劳动者健康权益,根据《中华人民共和国职业病防治法》(以下简称《职业病防治法》),制定本办法。

第二条　本办法所称职业健康检查是指医疗卫生机构按照国家有关规定,对从事接触职业病危害作业的劳动者进行的上岗前、在岗期间、离岗时的健康检查。

第三条　国家卫生健康委负责全国范围内职业健康检查工作的监督管理。

县级以上地方卫生健康主管部门负责本辖区职业健康检查工作的监督管理;结合职业病防治工作实际需要,充分利用现有资源,统一规划、合理布局;加强职业健康检查机构能力建设,并提供必要的保障条件。

第二章　职业健康检查机构

第四条　医疗卫生机构开展职业健康检查,应当在开展之日起 15 个工作日内向省级卫生健康主管部门备案。备案的具体办法由省级卫生健康主管部门依据本办法制定,并向社会公布。

省级卫生健康主管部门应当及时向社会公布备案的医疗卫生机构名单、地址、检查类别和项目等相关信息,并告知核发其《医疗机构执业许可证》的卫生健康主管部门。核发其《医疗机构执业许可证》的卫生健康主管部门应当在该机构的《医疗机构执业许可证》副本备注栏注明检查类别和项目等信息。

第五条　承担职业健康检查的医疗卫生机构(以下简称职业健康检查机构)应当具

备以下条件：

（一）持有《医疗机构执业许可证》，涉及放射检查项目的还应当持有《放射诊疗许可证》；

（二）具有相应的职业健康检查场所、候检场所和检验室，建筑总面积不少于400平方米，每个独立的检查室使用面积不少于6平方米；

（三）具有与备案开展的职业健康检查类别和项目相适应的执业医师、护士等医疗卫生技术人员；

（四）至少具有1名取得职业病诊断资格的执业医师；

（五）具有与备案开展的职业健康检查类别和项目相适应的仪器、设备，具有相应职业卫生生物监测能力；开展外出职业健康检查，应当具有相应的职业健康检查仪器、设备、专用车辆等条件；

（六）建立职业健康检查质量管理制度；

（七）具有与职业健康检查信息报告相应的条件。

医疗卫生机构进行职业健康检查备案时，应当提交证明其符合以上条件的有关资料。

第六条　开展职业健康检查工作的医疗卫生机构对备案的职业健康检查信息的真实性、准确性、合法性承担全部法律责任。

当备案信息发生变化时，职业健康检查机构应当自信息发生变化之日起10个工作日内提交变更信息。

第七条　职业健康检查机构具有以下职责：

（一）在备案开展的职业健康检查类别和项目范围内，依法开展职业健康检查工作，并出具职业健康检查报告；

（二）履行疑似职业病的告知和报告义务；

（三）报告职业健康检查信息；

（四）定期向卫生健康主管部门报告职业健康检查工作情况，包括外出职业健康检查工作情况；

（五）开展职业病防治知识宣传教育；

（六）承担卫生健康主管部门交办的其他工作。

第八条　职业健康检查机构应当指定主检医师。主检医师应当具备以下条件：

（一）具有执业医师证书；

（二）具有中级以上专业技术职务任职资格；

（三）具有职业病诊断资格；

（四）从事职业健康检查相关工作三年以上，熟悉职业卫生和职业病诊断相关标准。

主检医师负责确定职业健康检查项目和周期，对职业健康检查过程进行质量控制，审核职业健康检查报告。

职业健康检查质量控制规范由中国疾病预防控制中心制定。

第九条　职业健康检查机构及其工作人员应当关心、爱护劳动者,尊重和保护劳动者的知情权及个人隐私。

第十条　省级卫生健康主管部门应当指定机构负责本辖区内职业健康检查机构的质量控制管理工作,组织开展实验室间比对和职业健康检查质量考核。

职业健康检查质量控制规范由中国疾病预防控制中心制定。

第三章　职业健康检查规范

第十一条　按照劳动者接触的职业病危害因素,职业健康检查分为以下六类:

(一)接触粉尘类;

(二)接触化学因素类;

(三)接触物理因素类;

(四)接触生物因素类;

(五)接触放射因素类;

(六)其他类(特殊作业等)。

以上每类中包含不同检查项目。职业健康检查机构应当在备案的检查类别和项目范围内开展相应的职业健康检查。

第十二条　职业健康检查机构开展职业健康检查应当与用人单位签订委托协议书,由用人单位统一组织劳动者进行职业健康检查;也可以由劳动者持单位介绍信进行职业健康检查。

第十三条　职业健康检查机构应当依据相关技术规范,结合用人单位提交的资料,明确用人单位应当检查的项目和周期。

第十四条　在职业健康检查中,用人单位应当如实提供以下职业健康检查所需的相关资料,并承担检查费用:

(一)用人单位的基本情况;

(二)工作场所职业病危害因素种类及其接触人员名册、岗位(或工种)、接触时间;

(三)工作场所职业病危害因素定期检测等相关资料。

第十五条　职业健康检查的项目、周期按照《职业健康监护技术规范》(GBZ 188)执行,放射工作人员职业健康检查按照《放射工作人员职业健康监护技术规范》(GBZ 235)等规定执行。

第十六条　职业健康检查机构可以在执业登记机关管辖区域内或者省级卫生健康主管部门指定区域内开展外出职业健康检查。外出职业健康检查进行医学影像学检查和实验室检测,必须保证检查质量并满足放射防护和生物安全的管理要求。

第十七条　职业健康检查机构应当在职业健康检查结束之日起 30 个工作日内将职业健康检查结果,包括劳动者个人职业健康检查报告和用人单位职业健康检查总结报告,书面告知用人单位,用人单位应当将劳动者个人职业健康检查结果及职业健康检查机构的建议等情况书面告知劳动者。

第十八条　职业健康检查机构发现疑似职业病病人时,应当告知劳动者本人并及时通知用人单位,同时向所在地卫生健康主管部门报告。发现职业禁忌的,应当及时告知用人单位和劳动者。

第十九条　职业健康检查机构要依托现有的信息平台,加强职业健康检查的统计报告工作,逐步实现信息的互联互通和共享。

第二十条　职业健康检查机构应当建立职业健康检查档案。职业健康检查档案保存时间应当自劳动者最后一次职业健康检查结束之日起不少于15年。

职业健康检查档案应当包括下列材料:

(一)职业健康检查委托协议书;

(二)用人单位提供的相关资料;

(三)出具的职业健康检查结果总结报告和告知材料;

(四)其他有关材料。

第四章　监督管理

第二十一条　县级以上地方卫生健康主管部门应当加强对本辖区职业健康检查机构的监督管理。按照属地化管理原则,制定年度监督检查计划,做好职业健康检查机构的监督检查工作。监督检查主要内容包括:

(一)相关法律法规、标准的执行情况;

(二)按照备案的类别和项目开展职业健康检查工作的情况;

(三)外出职业健康检查工作情况;

(四)职业健康检查质量控制情况;

(五)职业健康检查结果、疑似职业病的报告与告知以及职业健康检查信息报告情况;

(六)职业健康检查档案管理情况等。

第二十二条　省级卫生健康主管部门应当对本辖区内的职业健康检查机构进行定期或者不定期抽查;设区的市级卫生健康主管部门每年应当至少组织一次对本辖区内职业健康检查机构的监督检查;县级卫生健康主管部门负责日常监督检查。

第二十三条　县级以上地方卫生健康主管部门监督检查时,有权查阅或者复制有关资料,职业健康检查机构应当予以配合。

第五章　法　律　责　任

第二十四条　无《医疗机构执业许可证》擅自开展职业健康检查的,由县级以上地方卫生健康主管部门依据《医疗机构管理条例》第四十四条的规定进行处理。

第二十五条　职业健康检查机构有下列行为之一的,由县级以上地方卫生健康主管部门责令改正,给予警告,可以并处3万元以下罚款:

(一)未按规定备案开展职业健康检查的;

(二)未按规定告知疑似职业病的;

(三)出具虚假证明文件的。

第二十六条 职业健康检查机构未按照规定报告疑似职业病的,由县级以上地方卫生健康主管部门依据《职业病防治法》第七十四条的规定进行处理。

第二十七条 职业健康检查机构有下列行为之一的,由县级以上地方卫生健康主管部门给予警告,责令限期改正;逾期不改的,处以三万元以下罚款:

(一)未指定主检医师或者指定的主检医师未取得职业病诊断资格的;

(二)未按要求建立职业健康检查档案的;

(三)未履行职业健康检查信息报告义务的;

(四)未按照相关职业健康监护技术规范规定开展工作的;

(五)违反本办法其他有关规定的。

第二十八条 职业健康检查机构未按规定参加实验室比对或者职业健康检查质量考核工作,或者参加质量考核不合格未按要求整改仍开展职业健康检查工作的,由县级以上地方卫生健康主管部门给予警告,责令限期改正;逾期不改的,处以三万元以下罚款。

第六章 附 则

第二十九条 本办法自 2015 年 5 月 1 日起施行。2002 年 3 月 28 日原卫生部公布的《职业健康监护管理办法》同时废止。

第五节 煤矿职业病危害防治相关法律法规

一、《宪法》

《宪法》是我国职业病防治法律的立法基础。《宪法》中不仅有职业病防治法律规范,而且《宪法》在所有法律形式中居于最高地位,是根本大法,具有最高的法律效力。所有其他职业病防治法律都要依据《宪法》确定的基本原则来确定,不可与之相抵触。

《宪法》第四十二条规定:"中华人民共和国公民有劳动的权利和义务。国家通过各种途径,创造劳动就业条件,加强劳动保护,改善劳动条件,并在发展生产的基础上,提高劳动报酬和福利待遇。"《宪法》中这一规定对加强劳动保护、改善劳动条件作了原则性规定。

二、《劳动法》

《劳动法》对劳动者职业健康保护主要有如下规定:

(1)用人单位必须为劳动者提供符合国家规定的劳动安全卫生条件和必要的劳动防护用品,对从事有职业危害作业的劳动者应当定期进行健康检查。

(2)从事特种作业的劳动者必须经过专门培训并取得特种作业资格。

(3)劳动者在劳动过程中必须严格遵守安全操作规程。劳动者对用人单位管理人员违章指挥、强令冒险作业,有权拒绝执行;对危害生命安全和身体健康的行为,有权提出批评、检举和控告。

(4)用人单位应当建立职业培训制度,按照国家规定提取和使用职业培训经费,根据本单位实际,有计划地对劳动者进行职业培训。从事技术工种的劳动者,上岗前必须经过培训。

(5)禁止安排女职工从事矿山井下、国家规定的第四级体力劳动强度的劳动和其他禁忌从事的劳动。

(6)不得安排女职工在经期从事高处、低温、冷水作业和国家规定的第三级体力劳动强度的劳动。

(7)不得安排女职工在怀孕期间从事国家规定的第三级体力劳动强度的劳动和孕期禁忌从事的劳动。对怀孕七个月以上的女职工,不得安排其延长工作时间和夜班劳动。

(8)不得安排女职工在哺乳未满一周岁的婴儿期间从事国家规定的第三级体力劳动强度的劳动和哺乳期禁忌从事的其他劳动,不得安排其延长工作时间和夜班劳动。

(9)不得安排未成年工从事矿山井下、有毒有害、国家规定的第四级体力劳动强度的劳动和其他禁忌从事的劳动。

(10)用人单位应当对未成年工定期进行健康检查。

三、《安全生产法》

《安全生产法》对劳动者职业健康保护主要有如下规定:

(1)生产经营单位应当对从业人员进行安全生产教育和培训,保证从业人员具备必要的安全生产知识,熟悉有关的安全生产规章制度和安全操作规程,掌握本岗位的安全操作技能。未经安全生产教育和培训合格的从业人员,不得上岗作业。

(2)生产经营单位新建、改建、扩建工程项目(以下统称建设项目)的安全设施,必须与主体工程同时设计、同时施工、同时投入生产和使用。安全设施投资应当纳入建设项目概算。

(3)生产经营单位与从业人员订立的劳动合同,应当载明有关保障从业人员劳动安全、防止职业危害的事项,以及依法为从业人员办理工伤社会保险的事项。

(4)生产经营单位的从业人员有权了解其作业场所和工作岗位存在的危险因素、防范措施及事故应急措施,有权对本单位的安全生产工作提出建议。

(5)从业人员有权对本单位安全生产工作中存在的问题提出批评、检举、控告;有权拒绝违章指挥和强令冒险作业。生产经营单位不得因从业人员对本单位安全生产工作提出批评、检举、控告或者拒绝违章指挥、强令冒险作业而降低其工资、福利等待遇或者解除与其订立的劳动合同。

(6)从业人员发现直接危及人身安全的紧急情况时,有权停止作业或者在采取可能的应急措施后撤离作业场所。生产经营单位不得因从业人员在前款紧急情况下停止作业或者采取紧急撤离措施而降低其工资、福利等待遇或者解除与其订立的劳动合同。

(7)因生产安全事故受到损害的从业人员,除依法享有工伤社会保险外,依照有关民事法律尚有获得赔偿的权利的,有权向本单位提出赔偿要求。

(8)从业人员在作业过程中,应当严格遵守本单位的安全生产规章制度和操作规程，服从管理，正确佩戴和使用劳动防护用品。

四、煤炭法

《煤炭法》对劳动者职业健康保护主要有如下规定：

（1）煤矿企业必须坚持安全第一、预防为主的安全生产方针，建立健全安全生产的责任制度和群防群治制度。

（2）各级人民政府及其有关部门和煤矿企业必须采取措施加强劳动保护，保障煤矿职工的安全和健康。国家对煤矿井下作业的职工采取特殊保护措施。

（3）煤矿企业应当对职工进行安全生产教育、培训；未经安全生产教育、培训的，不得上岗作业。煤矿企业职工必须遵守有关安全生产的法律、法规、煤炭行业规章、规程和企业规章制度。

（4）在煤矿井下作业中，出现危及职工生命安全并无法排除的紧急情况时，作业现场负责人或者安全管理人员应当立即组织职工撤离危险现场，并及时报告有关方面负责人。

（5）煤矿企业必须为职工提供保障安全生产所需的劳动保护用品。

（6）煤矿企业必须为煤矿井下作业职工办理意外伤害保险，支付保险费。

五、《工伤保险条例》

《工伤保险条例》对劳动者职业健康保护主要有如下规定：

（1）用人单位应当将参加工伤保险的有关情况在本单位内公示。用人单位和职工应当遵守有关安全生产和职业病防治的法律法规，执行安全卫生规程和标准，预防工伤事故发生，避免和减少职业病危害。职工发生工伤时，用人单位应当采取措施使工伤职工得到及时救治。

（2）用人单位应当按时缴纳工伤保险费。职工个人不缴纳工伤保险费。

（3）职工有下列情形之一的，应当认定为工伤：

① 在工作时间和工作场所内，因工作原因受到事故伤害的；

② 工作时间前后在工作场所内，从事与工作有关的预备性或者收尾性工作受到事故伤害的；

③ 在工作时间和工作场所内，因履行工作职责受到暴力等意外伤害的；

④ 患职业病的；

⑤ 因工外出期间，由于工作原因受到伤害或者发生事故下落不明的；

⑥ 在上下班途中，受到非本人主要责任的交通事故或者城市轨道交通、客运轮渡、火车事故伤害的；

⑦ 法律、行政法规规定应当认定为工伤的其他情形。

（4）职工有下列情形之一的，视同工伤：

① 在工作时间和工作岗位，突发疾病死亡或者在 48 小时之内经抢救无效死亡的；

② 在抢险救灾等维护国家利益、公共利益活动中受到伤害的；

③ 职工原在军队服役，因战、因公负伤致残，已取得革命伤残军人证，到用人单位后旧伤复发的。

职工有前款第①项、第②项情形的,按照本条例的有关规定享受工伤保险待遇;职工有前款第③项情形的,按照本条例的有关规定享受除一次性伤残补助金以外的工伤保险待遇。

(5)职工因工作遭受事故伤害或者患职业病进行治疗,享受工伤医疗待遇。

(6)职工因工作遭受事故伤害或者患职业病需要暂停工作接受工伤医疗的,在停工留薪期内,原工资福利待遇不变,由所在单位按月支付。

六、《煤矿作业场所职业病危害防治规定》

1.概述

为加强煤矿作业场所职业病危害防治工作,强化煤矿企业职业病防治主体责任,预防、控制职业病危害,保护煤矿劳动者健康,国家安全生产监督管理总局和国家煤矿安全监察局于2015年1月16日颁布了《煤矿作业场所职业病危害防治规定》(以下简称《防治规定》),自2015年4月1日起施行。

本规定对煤矿粉尘(煤尘、岩尘、水泥尘等)、化学物质(氮氧化物、碳氧化物、硫化氢等)、物理因素(噪声、高温等)等职业危害因素的防治作了具体规定,同时明确了煤矿职业危害防治监察体系和煤矿职业危害防治管理措施。

2.煤矿职业危害防治监察体系

《防治规定》规定:煤矿职业危害防治实行国家监察、地方监管、企业负责的制度,按照源头治理、科学防治、严格管理、依法监督的要求开展工作。煤矿安全监察机构依法负责煤矿职业危害防治的监察工作,地方各级人民政府煤矿安全生产监督管理部门负责煤矿职业危害防治的日常监督管理工作,煤矿企业是煤矿职业危害防治的责任主体。

3.煤矿职业危害防治管理措施

《防治规定》对煤矿企业在职业危害管理中的责任主要有如下规定:

(1)煤矿企业应建立健全职业危害防治领导机构,建立职业危害防治院所,配备专职管理人员,从组织机构设置、技术服务支撑到日常管理工作多个方面,全面加强职业病危害防治管理。

(2)煤矿企业应建立健全下列职业危害防治制度:

① 职业危害防治责任制度;

② 职业危害防治计划和实施方案;

③ 职业危害告知制度;

④ 职业危害防治宣传教育培训制度;

⑤ 职业危害防护设施管理制度;

⑥ 从业人员防护用品配备发放和使用管理制度;

⑦ 职业危害日常监测管理制度;

⑧ 职业健康监护管理制度;

⑨ 职业危害申报制度;

⑩ 职业病诊断鉴定及治疗康复制度;

⑪ 职业危害防治经费保障及使用管理制度;

⑫ 职业卫生档案与职业健康监护档案管理制度;

⑬ 职业危害事故应急救援预案;

⑭ 法律、法规、规章规定的其他职业危害防治制度。

（3）煤矿企业应指定专职或兼职职业危害因素监测人员,配备足够的监测仪器设备,按照有关规定对作业场所职业危害因素进行日常监测。监测人员按特种作业人员管理,持特种作业操作资格证上岗。

（4）煤矿企业要积极依靠科技进步,应用有利于职业危害防治和保护从业人员健康的新技术、新工艺、新材料、新产品,坚决限制、逐步淘汰职业危害严重的技术、工艺、材料和产品。

（5）煤矿企业要通过优化生产布局和工艺流程,使有害作业和无害作业分开,尽可能减少接触职业危害的人数和接触时间。

（6）煤矿企业应按照《煤矿职业安全卫生个体防护用品配备标准》（AQ 1051—2008）规定,为接触职业危害的从业人员提供符合要求的个体防护用品,并指导和督促其正确使用。

（7）煤矿企业应在醒目位置设置公告栏,公布职业危害防治的规章制度、操作规程和作业场所职业危害因素检测结果;对产生严重职业危害的作业岗位,应在醒目位置设置警示标识和说明。

（8）煤矿企业应对从业人员进行上岗前、在岗期间的职业危害防治知识培训,上岗前培训时间不少于 4 学时,在岗期间培训时间每年不少于 2 学时。

七、《尘肺病防治条例》

《尘肺病防治条例》对劳动者职业健康保护主要有如下规定:

（1）凡有粉尘作业的企业、事业单位应采取综合防尘措施和无尘或低尘的新技术、新工艺、新设备,使作业场所的粉尘浓度不超过国家卫生标准。

（2）职工使用的防止粉尘危害的防护用品,必须符合国家的有关标准。企业、事业单位应当建立严格的管理制度,并教育职工按规定和要求使用。对初次从事粉尘作业的职工,由其所在单位进行防尘知识教育和考核,考试合格后方可从事粉尘作业。不满 18 周岁的未成年人,禁止从事粉尘作业。

（3）新建、改建、扩建、续建有粉尘作业的工程项目,防尘设施必须与主体工程同时设计、同时施工、同时投产。

（4）作业场所的粉尘浓度超过国家卫生标准,又未积极治理,严重影响职工安全健康时,职工有权拒绝操作。

（5）凡有粉尘作业的企业、事业单位,必须定期测定作业场所的粉尘浓度。测尘结果必须向主管部门和当地卫生行政部门、劳动部门和工会组织报告,并定期向职工公布。从事粉尘作业的单位必须建立测尘资料档案。

（6）各企业、事业单位对新从事粉尘作业的职工,必须进行健康检查。对在职和离职的从事粉尘作业的职工,必须定期进行健康检查。

（7）各企业、事业单位对已确诊为尘肺病的职工，必须调离粉尘作业岗位，并给予治疗或疗养。

八、其他法规与规范

除上述法规与规范外，与煤矿职业病防治相关的法规与规范还有：

（1）《国家职业病防治规划（2009～2015）》。主要规划了 2009 年至 2015 年我国职业病防治的目标，通过落实职业病防治责任、加强职业病防治能力建设、加强培训和宣传教育及完善工伤保险制度，全面提高职业病预防和治疗的水平。

（2）《职业健康监护管理办法》。主要规定了企业应加强劳动者上岗前、上岗中和离岗时的职业健康检查，为劳动者建立职业健康档案。

（3）《职业病危害因素分类目录》。详细列举了职业病所对应的危害因素，为企业的建设项目职业病危害评价、申报、健康监护提供了依据。

（4）《职业病危害事故调查处理办法》。按急性职业病事故发病人数、死亡人数等危害后果程度，把职业病危害事故划分为一般、重大和特大事故三类，具体规定了职业病危害事故调查的主要内容，用人单位、国家行政部门、医疗机构、工会等组织的职责，职业病危害事故报告规定，职业病事故调查处理程序，职业病危害事故结案和法律责任。

（5）《工作场所有害因素职业接触限值》。主要规定了工作场所中物理和化学有害因素的接触限值，为工作场所卫生状况、劳动条件、劳动者接触有害因素的程度、生产装置泄露、防护措施效果的监测、评价、管理，以及工业企业卫生设计及职业卫生监督检查等提供依据。

（6）《作业场所职业危害项目申报管理办法》。

第三章　职业危害防治管理

随着我国社会主义市场经济体制的建立、经济的快速发展,以及企业经营机制的转换和所有制的变革,职业健康工作也面临前所未有的发展机遇和挑战。一方面是经济发展使人民生活得到改善,文化水平不断提高,安全意识和自我保护能力正在加强;另一方面是由于经济发展水平的差异,一些地方和企业还存在着严重的职业危害,威胁着劳动者的生命安全和身心健康,阻碍着经济的又好又快发展。做好职业危害防治管理工作关系到广大劳动者的安全健康,关系到国民经济的全面、协调、可持续发展,关系到贯彻落实科学发展观和构建社会主义和谐社会目标的实现。

第一节　制度建设

一、企业领导层工作制度

职业健康工作是一项长期工作,必须要有近期计划和远期规划,将防治职业病的阶段目标和总体设想纳入到计划中去,要列入企业领导班子重要议事日程,股东(代表)大会、董事会、经理(厂长)办公会议等企业高层重要会议也要研究职业病防治工作情况和存在的问题,作出决策。董事会向股东(代表)大会、经理(厂长)向董事会和监事会、经理(厂长)向职工代表大会的工作报告应该有职业危害治理和职业病防治工作内容,企业的职业健康规划计划、职业危害防治措施等应提交大会审议。股东(代表)大会、董事会、监事会和职工代表大会要对企业的职业健康规划计划、职业危害防治措施进行审议并表决批准。

企业要将职业健康工作纳入企业年度经营计划和责任考核,要制定责任制考核标准并严格考核奖惩。要从法定责任人或最高决策者开始,将责任层层分解落实到各级、各管理部门和相关人员,使各级部门和人员都有相应的职责和任务目标,形成纵向到底、横向到边的职业健康责任制体系。

企业要制订职业健康工作计划、职业危害治理和职业病防治实施方案。职业健康工作计划要有目的、目标、措施、保障条件等内容,制订计划必须对职业病危害情况进行全面的调查和评估,全面了解职业危害因素的种类、分布、浓度(强度)及危害后果,了解有关防护设施的运行和效能,了解劳动者健康状况。职业危害治理和职业病防治实施方案要规定完成时间进度、实施步骤、技术要求、验收方法等内容,应着重开发应用新技术、新工艺、新材料,限制使用或淘汰职业病危害严重的技术、工艺、材料,要明确规定经费投入和实施时间,以预防、消除和控制职业病危害。这些计划、方案及完成情况报告要经过股东(代表)大会、董事会、监事会和职工代表大会审议,表决批准。

当前在职业健康方面存在的普遍性的问题如下:一些单位将上级下达的硬性职业健康指标作为职业健康目标,只看职业健康管理结果或后果,没有从"预防为主"出发,从消除或预防风险的角度制定目标;一些单位的目标千篇一律,没有针对性,职业健康目标可有可无;一些单位没有围绕目标制定管理方案,结合企业技术进步和管理水平提高改进目标等。

二、管理制度

1. 建立健全职业危害防治管理制度

职业危害防治管理制度应涵盖职业危害申报、建设项目职业病危害的评价、作业管理、防护设施管理、个体防护用品的发放和管理、职业健康监护管理、职业卫生培训、职业危害告知等方面,形成规章制度体系。每个制度都应包括机构、职责、内容、保障和评价等要素,要对管理责任人、组织机构及其职责、人员配备、经费保障、生产技术和劳动用工等与职业健康工作有关的各个方面作出明确规定。

2. 生产技术规程

生产技术规程是企业生产过程的根本性文件,规定了使用的原材料、工艺流程及相应操作,生产过程中的中间产品、副产品和目标产品。操作规程是各生产岗位的操作准则,对工艺指标、设备设施、操作工具、操作方法、操作人员行动方式作出规定并严格执行,这些指标必须符合国家标准的要求。

3. 劳动安全卫生规章制度和规程

劳动安全卫生规章和规程是规定给劳动者提供劳动条件的文件,主要有事故隐患和职业危害源点监控监测指标(应有翔实准确的量化指标)和周期,事故隐患和职业危害源点整治,为保护劳动者安全健康所提供的设备设施和劳动保护用品,生产事故和职业危害的应急救援预案,劳动安全卫生教育培训,以及职业健康监护等事项,这些规定指标必须符合国家标准的要求。

4. 设备设施管理制度

设备设施管理制度是对生产设备设施、辅助设备设施和劳动安全卫生防护设备设施的建设、投用、检修、大修和报废更新等事项管理及相关标准作出规定的文件。主要内容有各种设备设施的设计指标、型号、能力、数量等配备要求,设施设备的建设、施工、竣工、投产、运行等环节的验收标准,设备设施的维护、检修、大修、更新、报废的周期等内容。

5. 劳动用工制度

劳动用工制度是确定劳动关系、规定纪律、维护企业和劳动者双方权益的文件。主要有发布的劳动纪律规定、劳动合同管理、履行职业危害告知、工伤保险投保、职业病患者工伤劳保待遇等法定责任义务等内容,保障劳动者合法权益。

6. 职业卫生档案和劳动者健康监护档案管理制度

(1)企业职业卫生档案的主要内容。

① 国家有关职业病防治工作的法律、法规、规范、标准清单及有关文本。

② 职业卫生管理的方针、计划、目标和职业卫生管理制度。

③ 职业卫生专(兼)职组织、职能及人员分工。

④ 职业卫生管理方案、程序、作业指导书和其他内部文件。

⑤ 建设项目职业病危害管理档案,包括:建设项目计划任务书及批准文件等;建设项目初步设计书;工程改建、扩建及维修、使用中变更的图纸及有关材料;全套竣工图纸、验收报告、竣工总结;职业病危害预评价委托书与预评价报告;职业病危害控制效果评价委托书与效果评价报告;政府主管部门审查意见书及政府主管部门验收意见书。

⑥ 建设项目职业病危害因素申报资料,包括职业病危害因素(种类、存在岗位、来源、预防策略)清单。

⑦ 工作场所职业病危害因素检测与评价资料,包括职业病危害因素检测与评价委托书,职业病危害因素检测记录与评价报告。

⑧ 职业病防护设施防护及维修档案,包括设备的操作规程、合格证书,安装、调试、验收记录,运行使用记录,维修记录(维修责任人、维修原因、维修日期、维修人等)。

⑨ 职业病防护用品档案,包括工种清单,应配备清单、实配备清单,使用情况等。

⑩ 职业健康监护资料,包括:职业健康监护委托书、职业健康检查工种及人员名单,职业健康检查结果与分析报告,职业禁忌证名单及调离情况,个人职业健康监护档案,职业病检出名单。

⑪ 职业卫生培训教育有计划、培训内容、授课记录及考核成绩。

⑫ 职业病(含工种有关疾病)发生情况及职业病患者处理情况记录。

⑬ 用人单位职业病预防控制措施技术档案。

⑭ 职业病诊断、鉴定资料。

⑮ 各种监督文书。

⑯ 各种设备、化学品说明书。

此外,应记录职业危害源点和防护设施档案,记载职业危害源点情况、防护设施情况和整改情况,要有定期进行职业危害因索检测、评价结果和安全检查记录,危害源点登记台账和分级档案,治理计划和整改验收档案。

(2)劳动者职业健康监护档案。

劳动者职业健康监护档案是劳动者从事有职业危害工作的记录,也是其身体健康情况变化的记录,是判断其受到职业危害程度和确诊职业病的必备依据之一。法律规定企业应当为劳动者建立职业健康监护档案,并按照规定的期限妥善保存。劳动者健康监护档案主要有劳动者的工作经历,岗位职业危害因素监测数据和职业健康体检记录。法律规定:职业病诊断、鉴定需要有关职业卫生和健康监护等资料时,企业应当如实提供。劳动者离开企业时,有权索取本人的职业健康监护档案复印件,企业应当如实、无偿提供,并在提供的复印件上签章。

第二节　机构建设与人员配备

按照《职业病防治法》的要求,存在职业危害的用人单位应设置或指定职业卫生管理机构或者组织,配备专职或兼职的职业卫生专业人员,负责本单位的职业病防治工作。

在这些用人单位,法定责任人或最高决策者对执行国家有关职业病防治的法律、法规、政策、标准、规范,做好职业病防治工作负全责,是职业健康的第一责任人;分管领导负责组织贯彻实施国家有关职业病防治的法律、法规、政策、标准、规范,管理职业病防治工作,是职业健康的直接责任人;用人单位应建立职业健康目标,要将职业健康工作目标规划纳入法定责任人的目标管理责任制。

用人单位还应设置职业病防治领导机构,综合协调各有关方面贯彻实施职业健康决策。在管理机构设置上,用人单位要根据企业规模和职业危害严重程度设置管理科(处)室,负责职业健康日常管理。职业危害严重的企业还应配备具有相应资质的专职或兼职职业卫生医护人员(但必须符合法律对个人资质要求的规定,即要具有职业卫生专业知识背景、工作经历和执业医师资格)负责日常医疗护理和应急救治工作。在车间、班组应该有专职或兼职劳动安全卫生人员,将管理触角深入生产一线。

企业还应当明确人事及劳动工资、企业管理、财务、生产调度、工程技术等部门在职业危害防治管理方面的职责和要求。

工会要建立健全群众性劳动安全卫生监督检查网络体系,组织劳动者开展群众监督工作,履行维护劳动者安全健康权益的职责。

第三节　设备与经费保障

《职业病防治法》第四条规定,劳动者依法享有职业卫生保护的权利。用人单位应当为劳动者创造符合国家职业卫生标准和卫生要求的工作环境和条件,并采取措施保障劳动者获得职业卫生保护。

《职业病防治法》第二十二条规定,用人单位必须采用有效的职业病防护设施,并为劳动者提供个人使用的职业病防护用品。用人单位为劳动者个人提供的职业病防护用品必须符合防治职业病的要求;不符合要求的,不得使用。

企业在有关职业健康的生产、技术、工艺、材料和设备的管理上应优先考虑的是实现本质安全。在无法完全避免职业危害的情况下,采用危害程度较低的生产技术、工艺设备、原材辅料,并采取建设有效的劳动安全卫生防护设施设备等措施保护劳动者。在劳动安全卫生防护设施设备不能完全保护劳动者的情况下,给劳动者发放劳动安全卫生防护用品进行防护。采用职业健康防护措施的原则是优先考虑本质安全,然后考虑采取工程建设防护设施设备,最后考虑使用个体防护用品。

职业病防护设施设备要纳入企业设备管理,建立台账、档案和检修计划,经常进行维修检查并有责任人进行维护,严格按照计划进行检修和大修,使之经常处于良好状态,必须保持正常运行,严禁带病运转。

企业为劳动者提供的个体防护用品要符合国家标准,不但用品本身应符合要求,而且要按照规定要求提供符合更换标准的备品备件,如防尘口罩滤芯和滤毒罐等备品备件。无论是防护用品本身还是备品备件,不符合要求的不得使用,以保证防护性能。个体防护用品要配发齐全,企业要根据国家有关规定和本企业职业危害实际情况对个体防护用品使用进行评估,制定劳动安全防护用品发放标准、使用规定和备品备件更换周期(即按规定数量定期为从事职业病危害作业的劳动者配发个体防护用品和备品备件,及时更换损坏或失效的个体防护用品),并严格执行。企业要对劳动者进行教育培训,指导劳动者正确使用个体防护用品,并严格监督个体防护用品使用,不使用个体防护用品不得上岗操作。

对职业病危害防护设备设施、应急救援设备设施和个体防护用品,企业应当进行经常性的维护、检修,定期检测其性能和效果,确保其处于正常状态,不能擅自拆除或者停止使用。

企业的财务制度要保证职业健康经费,优先安排资金。

第四节　用工管理

一、《中华人民共和国劳动法》

《中华人民共和国劳动法》是调节劳动关系的基础法律。

第三条　劳动者享有平等就业和选择职业的权利、取得劳动报酬的权利、休息休假的权利、获得劳动安全卫生保护的权利、接受职业技能培训的权利、享受社会保险和福利的权利、提请劳动争议处理的权利以及法律规定的其他劳动权利。

劳动者应当完成劳动任务,提高职业技能,执行劳动安全卫生规程,遵守劳动纪律和职业道德。

第四条　用人单位应当依法建立和完善规章制度,保障劳动者享有劳动权利和履行劳动义务。

二、《中华人民共和国劳动合同法》

《中华人民共和国劳动合同法》是调节劳动合同的专门法律。

第三条　订立劳动合同,应当遵循合法、公平、平等自愿、协商一致、诚实信用的原则。

依法订立的劳动合同具有约束力,用人单位与劳动者应当履行劳动合同约定的义务。

第四条　用人单位应当依法建立和完善劳动规章制度,保障劳动者享有劳动权利、履行劳动义务。

用人单位在制定、修改或者决定有关劳动报酬、工作时间、休息休假、劳动安全卫生、保险福利、职工培训、劳动纪律以及劳动定额管理等直接涉及劳动者切身利益的规章制度或者重大事项时,应当经职工代表大会或者全体职工讨论,提出方案和意见,与工会或者职工代表平等协商确定。

在规章制度和重大事项决定实施过程中,工会或者职工认为不适当的,有权向用人单位提出,通过协商予以修改完善。

用人单位应当将直接涉及劳动者切身利益的规章制度和重大事项决定公示,或者告知劳动者。

第七条 用人单位自用工之日起即与劳动者建立劳动关系。用人单位应当建立职工名册备查。

第八条 用人单位招用劳动者时,应当如实告知劳动者工作内容、工作条件、工作地点、职业危害、安全生产状况、劳动报酬,以及劳动者要求了解的其他情况;用人单位有权了解劳动者与劳动合同直接相关的基本情况,劳动者应当如实说明。

第十条 建立劳动关系,应当订立书面劳动合同。

第十七条 劳动合同应当具备以下条款:

(一)用人单位的名称、住所和法定代表人或者主要负责人;

(二)劳动者的姓名、住址和居民身份证或者其他有效身份证件号码;

(三)劳动合同期限;

(四)工作内容和工作地点;

(五)工作时间和休息休假;

(六)劳动报酬;

(七)社会保险;

(八)劳动保护、劳动条件和职业危害防护;

(九)法律、法规规定应当纳入劳动合同的其他事项。

第二十六条 下列劳动合同无效或者部分无效:

(一)以欺诈、胁迫的手段或者乘人之危,使对方在违背真实意思的情况下订立或者变更劳动合同的;

(二)用人单位免除自己的法定责任、排除劳动者权利的;

(三)违反法律、行政法规强制性规定的。

第三十二条 劳动者拒绝用人单位管理人员违章指挥、强令冒险作业的,不视为违反劳动合同。

劳动者对危害生命安全和身体健康的劳动条件,有权对用人单位提出批评、检举和控告。

第四十二条 劳动者有下列情形之一的,用人单位不得依照本法第四十条、第四十一条的规定解除劳动合同:

(一)从事接触职业病危害作业的劳动者未进行离岗前职业健康检查,或者疑似职业病病人在诊断或者医学观察期间的;

(二)在本单位患职业病或者因工负伤并被确认丧失或者部分丧失劳动能力的;

(三)患病或者非因工负伤,在规定的医疗期内的;

（四）女职工在孕期、产期、哺乳期的；

（五）在本单位连续工作满十五年，且距法定退休年龄不足五年的；

（六）法律、行政法规规定的其他情形。

三、《中华人民共和国职业病防治法》

《中华人民共和国职业病防治法》对劳动者权利义务做了相应的规定。

1. 劳动者的职业卫生教育、培训的权利和义务

第三十四条　用人单位的主要负责人和职业卫生管理人员应当接受职业卫生培训，遵守职业病防治法律、法规，依法组织本单位的职业病防治工作。

用人单位应当对劳动者进行上岗前的职业卫生培训和在岗期间的定期职业卫生培训，普及职业卫生知识，督促劳动者遵守职业病防治法律、法规、规章和操作规程，指导劳动者正确使用职业病防护设备和个人使用的职业病防护用品。

按照法律要求，企业要制定职业健康教育培训计划，针对新老员工、特种作业人员和岗位职业危害因素的不同，组织开展不同形式、层次和内容的职业健康教育培训，提高劳动者的职业健康法律知识和防护技能，做到遵守职业病防治法律、法规、规章和操作规程，正确使用、维护职业病防护设备和个人使用的职业病防护用品。企业的教育培训计划、教学计划、课程教案、个人考试测试试卷和成绩要建档保存。

劳动者有参加企业和各有关方面组织的劳动安全卫生教育培训的义务，应当学习和掌握相关的职业卫生知识，增强职业病防范意识，遵守职业病防治法律、法规、规章和操作规程，正确使用、维护职业病防护设备和个人使用的职业病防护用品，发现职业病危害事故隐患应当及时报告。

劳动者不履行规定参加职业卫生教育义务的，用人单位应当对其进行教育。

2. 劳动者的职业健康检查、职业病诊疗、康复等防治服务权利

（1）职业健康检查。

依照法律规定，企业在安排劳动者从事接触职业危害岗位作业之前要组织其进行职业健康体检，以发现劳动者是否已受到职业伤害或者有职业禁忌证。体检费用由企业承担并将检查结果如实告知劳动者。企业不得安排未经上岗前职业健康检查的劳动者从事接触职业危害的作业，不得安排有职业禁忌证的劳动者从事其所禁忌的作业。

企业要依法组织从事接触职业危害岗位作业的劳动者，按照所接触职业危害因素种类不同要求的体检周期进行职业健康检查，以检查劳动者健康状况和是否受到职业危害。在岗期间的职业健康检查应当严格按规定周期进行，不得抽查瞒检，企业承担体检费用并要将检查结果如实告知劳动者。企业对在职业健康检查中发现受到与职业相关因素健康损害的劳动者，应当调离原工作岗位，安排其他适宜的工作，不得因此解除或终止劳动合同。

劳动者被确诊为职业病后，用人单位在劳动者经医治或康复疗养后确认不宜继续从事原有害作业或工作的，应将其调离原工作岗位，另行安排工作，不得解除或终止劳动合同。

当劳动者要离开企业或者调离职业危害岗位时,企业要终止离岗健康检查,以确定劳动者健康状况和是否受到职业伤害。体检费用由企业承担并将检查结果如实告知劳动者。对于检出受到职业危害的、在本企业患职业病并被确认丧失或者部分丧失劳动能力的和未进行离岗前职业健康检查的劳动者,企业不得解除或者终止劳动合同。

要特别注意前述法定的岗前、岗中和离岗健康检查的人员范围是该企业内所有接触职业危害因素的劳动者,包括正式工、农民工、临时工。进行职业健康检查视同正常出勤,费用由用人单位承担。

(2)职业病诊疗和康复治疗等服务。

依照《职业病防治法》规定,劳动者可以在用人单位所在地或者本人居住地的、经省级以上人民政府卫生行政部门批准的医疗卫生机构进行职业病诊断。具有资质的职业病诊断机构综合分析病人的职业史、职业病危害接触史和现场职业危害调查与评价、临床表现及辅助检查结果等情况作出是否患有职业病诊断。没有证据否定职业病危害因素与病人临床表现之间的必然联系的,在排除其他致病因素后,应当诊断为职业病。

依法如实提供职业病诊断、鉴定需要的有关职业卫生和健康监护等资料是企业的法定义务,劳动者和有关机构也应当提供有关资料。用人单位应积极安排劳动者进行职业病诊断和伤残度鉴定,并承担费用。用人单位应该依法按时足额交纳工伤保险。

《工伤保险条例》(国务院令第 586 号)第六十二条规定,用人单位依照本条例规定应当参加工伤保险而未参加的,由社会保险行政部门责令限期参加,补缴应当缴纳的工伤保险费,并自欠缴之日起,按日加收万分之五的滞纳金;逾期仍不缴纳的,处欠缴数额 1 倍以上 3 倍以下的罚款。

依照本条例规定应当参加工伤保险而未参加工伤保险的用人单位职工发生工伤的,由该用人单位按照本条例规定的工伤保险待遇项目和标准支付费用。

用人单位参加工伤保险并补缴应当缴纳的工伤保险费、滞纳金后,由工伤保险基金和用人单位依照本条例的规定支付新发生的费用。

第二十六条规定,申请鉴定的单位或者个人对设区的市级劳动能力鉴定委员会作出的鉴定结论不服的,可以在收到该鉴定结论之日起 15 日内向省、自治区、直辖市劳动能力鉴定委员会提出再次鉴定申请。省、自治区、直辖市劳动能力鉴定委员会作出的劳动能力鉴定结论为最终结论。

第四章　煤矿粉尘危害防治

第一节　煤矿粉尘的种类和来源

一、煤矿粉尘的种类

煤矿粉尘（简称矿尘）是煤矿生产过程中随着煤、岩石被破碎而产生的煤、岩石和其他物质细微颗粒的总称。

煤矿粉尘根据粉尘来源分为煤尘、矿尘和水泥尘。

（1）煤尘

煤炭破碎产生的粉尘，主要成分是煤炭。煤尘主要产生于采煤、运煤等作业工序，还有一部分是在煤层尚未开采前已存在于煤层裂隙的原生煤尘。

（2）岩尘

岩尘是粉碎的岩石颗粒，主要产生于岩石或者半岩石掘进工作面。

（3）水泥尘

锚喷作业时喷射水泥砂浆或者混凝土时产生的水泥和沙粒粉尘。

二、煤矿粉尘的来源

井下产尘较多的地点有：采煤和掘进工作面、自溜运输巷道、刮板输送机和带式输送机的转载点、煤仓和溜煤眼的上下口以及井口的卸载点等。

（1）煤尘的主要来源

采煤机落煤、爆破、钻眼、装煤、运煤、工作面放顶及支护、运输转载、人工撬煤和放煤口放煤等作业环节都会产生煤尘。机械化程度高的采煤工作面，如不采取有效的防尘措施，煤尘的产生量更大、更集中。

（2）岩尘的主要来源

岩尘主要产生于岩石或半岩石掘进工作面，岩巷中风钻打眼、爆破将岩石粉碎成极细颗粒，形成高浓度的浮游呼吸性粉尘。在采煤工作面放顶或干式充填采空区时也会产生大量岩尘。岩尘含二氧化硅成分较多，对人体危害大，因此掘进工人的尘肺病发病率比采煤工人高。

（3）水泥尘的主要来源

煤矿水泥尘主要来源于掘进工作面的锚喷支护作业。喷射水泥砂浆或者混凝土时会产生大量的水泥和沙粒粉尘，它已成为掘进工作面的主要粉尘来源之一。

第二节　粉尘对健康的危害

虽然人体对粉尘的进入具有防御功能,但是长期吸入煤矿粉尘会破坏人体防御功能,使清除功能受损,而过量的煤矿粉尘沉积,将导致人体损伤,引发各种疾病。

一、呼吸系统疾病

1. 尘肺

浮游在空气中的矿尘,细小的颗粒能进入人体肺部,引起尘肺病。

尘肺是工人在生产过程中因长期吸入高浓度的粉尘而导致的以肺组织纤维化为主的一种疾病,具有不可逆转性,目前尚无有效的根治方法。煤矿粉尘中,以含二氧化硅的粉尘危害最大,因此应重点防护。

尘肺病还会大大增加病人伴发肺结核感染的机会,从而加速病情进展,加重症状,增加治疗难度,使死亡率增大。

2. 慢性阻塞性肺病

长期吸入煤矿粉尘,还会引起慢性阻塞性肺病,包括慢性支气管炎、支气管哮喘及肺气肿。在临床上,慢性阻塞性肺病可以不伴随尘肺而独立存在,其发病机理不清,可能与吸烟、呼吸道感染等有关。

3. 上呼吸道炎症

粉尘对人体呼吸道的侵害首先是侵入上呼吸道黏膜,早期引起其机能亢进,黏膜下血管扩张、充血,黏膜腺分泌物增加,最后造成萎缩病变,如萎缩性鼻炎等。

4. 肺癌

岩尘中所含有的二氧化硅是致癌物质。统计数据表明,尘肺病人的癌症发病危险性远高于非尘肺患者。

二、局部作用

粉尘附着于皮肤可能阻塞皮脂腺,容易继发感染而引起暴露性皮炎、毛囊炎等,进入眼内的粉尘颗粒,可引起结膜炎等。

粉尘可促使外耳道形成"耳垢栓塞",侵入鼻咽部的粉尘又能引起中耳炎、鼓膜炎和耳咽管炎等。

粉尘刺激鼻黏膜会引起肥大性鼻炎和萎缩性鼻炎。

煤、硅、锌及其他粉尘进入消化道后,可使消化腺分泌机能破坏,引起消化不良和胃炎。调查发现,接触 TNT、煤、二氧化硅粉尘和铝粉的工人中,患胃肠系统疾病者占 $25\% \sim 60\%$。

第三节　煤矿尘肺病

一、尘肺病的分类

尘肺是我国最主要的职业病,2006～2010 年,各类尘肺病约占职业病总数的

80％。我国现行的职业病名单中有 12 种尘肺,即:矽肺、煤工尘肺、石墨尘肺、炭黑尘肺、石棉肺、滑石尘肺、水泥尘肺、云母尘肺、陶工尘肺、铝尘肺、电焊工尘肺、铸工尘肺,还有根据相关法规可以诊断的其他尘肺。

煤矿尘肺按患者吸入矿尘的成分不同,可分为三类:

(1) 矽肺

由于吸入含游离二氧化硅含量较高的岩尘而引起的尘肺病,患者多为长期从事岩巷掘进的矿工。

(2) 煤矽肺

由于同时吸入煤尘和岩尘所引起的尘肺病,患者多为岩巷掘进和采煤混合工种矿工。

(3) 煤肺

由于大量吸入煤尘而引起的尘肺病,患者多为长期单一地在煤层中从事采掘工作的采煤工、选煤厂选煤工、煤球制造工以及车站和码头煤炭装卸工等。

二、尘肺病发病情况

煤矿尘肺病中,以矽肺的危害性最大,它发病期短,发病率高,病情发展快,久患不愈,所以建井时期和生产时期的开拓掘进的防尘工作尤为重要。

煤矿开采过程中,由于煤矿岩层含游离二氧化硅量有时可高达 40％以上,煤矿工人工种变动频繁,长期固定从事单一工种的很少,故工人所接触的粉尘多为煤矽混合性粉尘,因此煤矿尘肺病中以煤矽肺病最多,约占 80％,单纯的矽肺和煤肺较少。

并不是所有的接尘人员都会发病,我们把尘肺病患者占接尘人员的百分数称为发病率。由于矿井、工种和劳动条件等的不同,发病率差别也很大。按井下工种划分,各工种的尘肺发病率见表 4-1。

表 4-1　　　　　　　　　　不同工种的尘肺病发病率

接尘工种	发病率/％	尘肺病类型	接尘性质
岩巷掘进工人	4.22	矽肺	矽尘
岩掘及采煤工	2.35	煤矽肺	矽尘、煤尘
采煤机司机	0.30	煤肺	煤尘

煤矿尘肺的发病工龄(即由接触矿尘到出现尘肺病所经历的时间)由 10 年左右到20、30 年以上。矽肺病发病工龄为 10~15 年,煤矽肺病为 15~20 年,煤肺病为 20~30 年。尘肺病人每年的治疗费用约 3.4 万元,按照从发病到死亡 20 年计算,每名尘肺病人的治疗费用近 70 万元。

三、煤工尘肺的临床表现

1. 尘肺病症状

尘肺病人的临床表现主要是以呼吸系统症状为主的咳嗽、咳痰、胸痛、呼吸困难四大症状,此外尚有喘气、咯血以及某些全身症状。

（1）呼吸困难

呼吸困难是尘肺病最常见和最早发生的症状,且和病情的严重程度相关。随着肺组织纤维化程度的加重、有效呼吸面积的减少、通气与血流比例的失调,缺氧导致呼吸困难逐渐加重。并发症的发生则明显加重呼吸困难的程度和发展速度,并累及心脏,发生肺源性心脏病,使之很快发生心肺功能失常而导致心功能衰竭和呼吸功能衰竭,这是尘肺病人死亡的主要原因。

（2）咳嗽

咳嗽是一种呈突然、暴发性的呼气运动,有助于清除气道分泌物,因此咳嗽的本质是一种保护性反射。早期尘肺病人咳嗽多不明显,但随着病程的进展,病人多合并慢性支气管炎,晚期病人常易合并肺部感染,均使咳嗽明显加重。特别是合并有慢性支气管炎者咳嗽显著,也具有慢性支气管炎的特征,即咳嗽和季节、气候等有关。吸烟病人咳嗽较不吸烟者明显。

（3）咳痰

尘肺病人咳痰是常见的症状,即使在咳嗽很少的情况下,病人也会有咳痰,这主要是由于呼吸系统对粉尘的清除导致分泌物增加所致。在没有呼吸系统感染的情况下,一般痰量不多,多为黏液痰。煤工尘肺病人痰多为黑色,晚期煤工尘肺病人可咳出大量黑色痰,其中可明显地看到煤尘颗粒,多是大块纤维化病灶由于缺血溶解坏死所致。

（4）胸痛

胸痛是尘肺病人最常见的症状,几乎每个病人或轻或重均有胸痛,胸痛的部位不一且常有变化,多为局限性;疼痛性质多不严重。

（5）咯血

咯血较为少见,可由于上呼吸道长期慢性炎症引起黏膜血管损伤,咳痰中带有少量血丝;也可能由于大块纤维化病灶的溶解破裂损及血管而咯血量较多。

（6）其他

除上述呼吸系统症状外,可有程度不同的全身症状,常见的有消化功能减弱、食欲差、腹胀、大便秘结等。

2.尘肺病分期

尘肺病以 X 射线胸片表现分期,分为Ⅰ期尘肺、Ⅱ期尘肺和Ⅲ期尘肺:

（1）Ⅰ期尘肺

有总体密集度 1 级的小阴影,分布范围至少达到 2 个肺区。

（2）Ⅱ期尘肺

有总体密集度 2 级的小阴影,分布范围超过 4 个肺区;或有总体密集度 3 级的小阴影,分布范围达到 4 个肺区。

（3）Ⅲ期尘肺

有下列三种表现之一者为Ⅲ期尘肺:

① 有大阴影出现,其长径不小于 20 mm,短径不小于 10 mm;

② 有总体密集度 3 级的小阴影,分布范围超过 4 个肺区并有小阴影聚集;

③ 有总体密集度 3 级的小阴影,分布范围超过 4 个肺区并有大阴影。

煤矿尘肺常见并发症是慢性支气管炎和肺气肿、肺结核、类风湿性关节炎。

　　无论早期还是中后期的尘肺病患者,都应该及时进行治疗。可在药物或手术治疗的同时,服用一些去尘清肺的食物,辅助治疗,如黑木耳等。黑木耳内含大量的胶质,能吸附肺内粉尘,消化纤维物质,并随新陈代谢排出体外。

　　3. 尘肺病的致残等级

　　尘肺病对劳动者劳动能力的影响程度需根据其 X 射线诊断尘肺期别、肺功能损伤程度和呼吸困难程度进行鉴定。根据现行标准《劳动能力鉴定职工工伤与职业病致残等级分级》(GB/T 16180—2006),尘肺致残程度共分有 6 级,由重到轻依次为:

　　一级:① 尘肺Ⅲ期伴肺功能重度损伤及/或重度低氧血症[$p_{O_2}<5.3$ kPa(40 mmHg)];② 职业性肺癌伴肺功能重度损伤。

　　二级:① 尘肺Ⅲ期伴肺功能中度损伤及(或)中度低氧血症;② 尘肺Ⅱ期伴肺功能重度损伤及或重度低氧血症[$p_{O_2}<5.3$ kPa(40 mmHg)];③ 尘肺Ⅲ期伴活动性肺结核;④ 职业性肺癌或胸膜间皮瘤。

　　三级:① 尘肺Ⅲ期;② 尘肺Ⅱ期伴肺功能中度损伤及(或)中度低氧血症;③ 尘肺Ⅱ期合并活动性肺结核。

　　四级:① 尘肺Ⅱ期;② 尘肺Ⅰ期伴肺功能中度损伤及/或中度低氧血症;③ 尘肺Ⅰ期合并活动性肺结核。

　　六级:尘肺Ⅰ期伴肺功能轻度损伤及/或轻度低氧血症。

　　七级:尘肺Ⅰ期,肺功能正常。

　　四、预防煤矿尘肺病的措施

　　大量粉尘特别是含二氧化硅的粉尘吸入肺内,往往无法由呼吸道及时和完全清除。有时虽然工人当时没有出现尘肺症状,但在脱离接尘工作后若干年也有可能出现尘肺。早期尘肺病患者即使脱离粉尘作业,病情也会继续发展,如并发症,患者可生存较长时间,但常丧失劳动能力,且病人非常痛苦。尘肺病本身无法根治,因此关键在于预防。

　　1. 减尘和降尘

　　预防尘肺病的关键在于防尘,而防尘的根本措施在于减少粉尘的产生和降低矿井空气中粉尘含量。这需要煤矿企业改革生产工艺,改进设备参数,采用煤层注水、采空区灌水预湿煤体,湿式作业,采用水封爆破和水炮泥等措施减少粉尘的产生,通过通风、喷雾、水幕、使用除尘器等措施降低作业场所粉尘浓度。

　　2. 个体防护

　　个体防护是对技术防尘措施的必要补救,在作业现场防、降尘措施难以使粉尘浓度降至国家卫生标准所要求的水平时,必须使用个人防护用品。个体防护是综合防尘中最后一道屏障,坚持正确使用防尘用品,终生可不得尘肺。

　　3. 卫生措施

　　凡有粉尘职业禁忌证者,均不宜参加接尘工作。

　　凡接尘人员均应定期体检,包括 X 胸片,间隔时间根据接触二氧化硅含量和空气粉尘浓度而定。对已患尘肺的工人,应采取综合措施,包括脱离粉尘作业,另行安排适当工作,加强营养和妥善的康复锻炼,以增强体质,预防呼吸道感染和并发症的发生。

已经脱离粉尘作业的工人,也应根据接触粉尘的性质和浓度继续复查。尘肺患者复查一般每年一次,疑似尘肺患者需每年复查一次。

【案例4-1】 井下工作16年矿工肺内洗出48瓶黑水

2011年10月,新疆某煤业公司将11名患尘肺病的矿工送到医院进行洗肺治疗,其中一名在井下工作了16年的矿工肺内竟然洗出48瓶黑水。

10月18日10时,该院手术室内,这名51岁的矿工已处于麻醉状态,护士给他戴好防护眼镜开始输液。麻醉科主任把硅胶双肺气管导管从他嘴部插入,熟练地将双腔管插入双肺之间预定部位进行双肺隔离。

麻醉科主任说,双肺隔离是肺灌洗手术中最重要的步骤,如果隔离不到位,就会出现双肺同时进水,所以灌洗时必须保持一侧肺灌洗,而另一侧肺用呼吸机辅助呼吸。

半小时后,右肺先开始灌洗。护士在肺灌洗装置中倒入1 000毫升透明的灌洗液,液体从双腔管进入右肺,继而通过引流管引流出灰黑色的液体。

一次、两次、三次……12 000毫升透明的液体被逐渐输入右肺,而出来的像墨汁一样的黑水被一瓶瓶摆在了手术室的窗台上。

医院职业病科医师介绍说:"每个工种灌洗出的液体颜色是不一样的。煤矿工人洗出的水是黑色的,水泥厂工人的是灰褐色的,木工的是浑黄色的……"

12时50分左右,开始灌洗左肺。13时30分,灌洗结束。48瓶灌洗出的液体由墨黑逐渐清亮。

"这咋可能呢?从2004年检查出尘肺病一期我就不挖煤了啊!"洗肺矿工拿着灌洗出的"墨汁"瓶简直不敢相信自己的眼睛。他是这批病人中洗出的"墨汁"最浓最多的。在井下工作16年后他不挖煤了,但仍担任安检工作,井下巡查并没有让他脱离粉尘环境。

据介绍,这批来洗肺的工人中,最小的36岁,最大的59岁。

第四节 煤矿粉尘的监测

一、煤矿作业场所粉尘接触浓度管理限值

目前,我国对粉尘浓度的测定分为总粉尘浓度测定和呼吸性粉尘浓度测定。呼吸性粉尘是粒径在5 μm以下的,能进入人体肺部的颗粒物,是引起尘肺的病因。个体粉尘采样器是测定工人在一个工作日(8 h)所接触的平均粉尘浓度的采样仪器。它可以测定劳动者一个工作日实际接触的粉尘量,在评价粉尘危害时有实际意义。《煤矿作业场所职业病危害防治规定》对煤矿作业场所粉尘接触浓度作出了明确规定,见表4-2。

表 4-2　　　　　　　　　　　　　煤矿作业场所粉尘浓度要求

粉尘种类	游离 SiO_2 含量/%	时间加权平均容许浓度/(mg/m^3)	
		总粉尘	呼吸性粉尘
煤尘	<10	4	2.5
矽尘	10≤~≤50	1	0.7
	50<~≤80	0.7	0.3
	>80	0.5	0.2
水泥尘	<10	4	1.5

二、粉尘监测

粉尘监测是执行国家粉尘卫生标准的主要手段,通过监测以便发现尘源,确定其规模,检验防尘措施效果,《煤矿作业场所职业病危害防治规定》对粉尘监测采样点的选择和布置有明确规定,见表 4-3。

表 4-3　　　　　　　　　　煤矿作业场所测尘点的选择和布置要求

类别	生产工艺	测尘点布置
采煤工作面	司机操作采煤机、打眼、人工落煤及攉煤	工人作业地点
	多工序同时作业	回风巷距工作面 10~15 m 处
掘进工作面	司机操作掘进机、打眼、装岩(煤)、锚喷支护	工人作业地点
	多工序同时作业(爆破作业除外)	距掘进头 10~15 m 回风侧
其他场所	翻罐笼作业、巷道维修、转载点	工人作业地点
露天煤矿	穿孔机作业、挖掘机作业	下风侧 3~5 m 处
	司机操作穿孔机、司机操作挖掘机、汽车运输	操作室内
地面作业场所	地面煤仓、储煤场、输送机运输等处生产作业	作业人员活动范围内

呼吸性粉尘浓度监测应在正常生产时段进行,呼吸性粉尘可采用定点或个体方法进行监测。监测周期如表 4-4 所列。

表 4-4　　　　　　　　　　　煤矿呼吸性粉尘浓度监测周期

监测种类	监测地点	监测周期
工班个体呼吸性粉尘	采、掘(剥)工作面	3 个月 1 次
	其他地点	6 个月 1 次
定点呼吸性粉尘		1 个月 1 次
粉尘分散度		6 个月 1 次
游离二氧化硅含量		6 个月 1 次

粉尘监测人员及设备配备也有明确要求,见表 4-5。

表 4-5   粉尘监测人员及设备配备要求

测尘点数量	测尘人员数量	测尘仪器数量
＜20	≥1 人	≥2 台
20～40	≥2 人	≥4 台
40～60	≥3 人	≥6 台
＞60	≥4 人	≥8 台
露天煤矿和地面工厂	≥2 人	≥4 台

第五节　煤矿粉尘防治技术

煤矿防尘技术,就是以各种技术手段减少粉尘的产生及降低其浓度的措施。根据几十年来我国煤矿积累的防尘经验,煤矿防尘技术大体上可以分为减少粉尘产生的减尘技术和降低空气中已产生粉尘的除尘技术两大类。

一、减尘技术

减尘就是减少和抑制尘源产尘。减尘技术属于治本性技术,它包括两方面的技术措施:① 减少各产尘工序的产尘总量和产尘强度,从产尘数量上控制;② 降低对人体危害最大的呼吸性粉尘所占的比例,从降尘质量上设防。

煤层注水、采空区灌水预湿煤体,湿式凿岩和湿式打眼,采用水封爆破和水炮泥,改革截齿和钻具,寻求采煤机最佳工作参数等,都属于减尘措施。减尘措施是控制粉尘的根本途径,因而在矿井防尘技术实施中应优先考虑。

1.煤层注水

煤层注水降尘是通过在煤层中打注水钻孔,利用水的压力将水挤压进尚未开采的煤层,水沿裂隙扩展进入孔隙,在毛细管作用下向煤的内部渗透,达到湿润煤体、降低采煤时的煤尘发生量的目的。

注水方式必须考虑矿井的地质条件和采煤技术等因素,如煤层厚度、倾角、有无断层及断层方向,岩石性质,采煤方法,工作面推进度等。注水方式有长钻孔注水、短钻孔注水和深孔注水 3 种。

2.采空区灌水预湿煤体

采空区灌水预先润湿煤体防尘,是在采用下行陷落法分层开采厚煤层过程中,将水灌入上一分层的采空区内,水在重力及煤体孔隙的毛细管力作用下缓慢渗入下一分层的煤体中,使煤体得到湿润,减少下分层开采时浮游粉尘的产量。

3.湿式凿岩和湿式打眼

采用干式打眼时,产生的粉尘可占整个岩尘产生量的约 85％,因此危害非常大。湿式凿岩就是在打眼过程中,用水润湿炮眼中的岩尘,使其变成岩粉浆流出炮眼,这样除极少量的微细岩尘不能润湿而逸散到炮眼外,其余岩尘与水混合变成岩浆,不会再在工作面的空气中飞扬,因而降尘效果极为显著。

4. 水封爆破和水炮泥

（1）水封爆破

水封爆破是借助炸药爆炸产生的压力将水压入煤层使之湿润的一种降尘方法。水近似不可压缩，爆破时，不仅可以渗入煤层，有助于提高爆破效果，而且水的气化更能起到降尘作用。

（2）水炮泥

水炮泥就是用装水的塑料袋代替一部分炮泥，填于炮眼内，爆破时水袋破裂，水在高温高压下气化，然后以细散尘粒为核心凝结，或凝结成雾粒湿润矿尘，达到降尘的目的。它不但可以提高炮眼利用率，降低炸药消耗，而且比单纯用土炮泥时的矿尘浓度低 20%～50%，尤其是呼吸性粉尘有较大的减少。此外，使用水炮泥还能降低爆破产生的有害气体，缩短通风时间，并有防止爆破引燃瓦斯的作用。

5. 掘锚喷浆减尘措施

锚喷作业时的减尘措施主要有潮料喷射和低风压近距离喷射。

潮料喷射法是提高喷射混凝土质量、减少粉尘的产生及降低回弹的有效方法。拌和好的潮料要求手捏成团，松开即散，嘴吹无灰，这样的潮料黏性小，附壁现象不明显。喷射时需在喷头处再添加适量的水，使混合料充分湿润喷出。采用潮料喷射不仅能有效降低喷头处的粉尘浓度，而且卸料、拌和、过筛和上料等各主要工序地点的粉尘浓度均有显著下降。

风压和喷距直接影响着喷浆时的产尘量。在小于 50 m 的输料管长度范围内，风压小，粉尘浓度和回弹率随之降低。在一定的风压条件下，近距离喷射时粉尘和回弹都减少。

二、除尘技术

1. 通风排尘

排除井巷中的浮尘要有一定的风速。《煤矿安全规程》规定：掘进中的岩巷最低风速不得低于 0.15 m/s，煤巷和半煤岩巷不得低于 0.25 m/s。一般来说，掘进工作面的最优风速为 0.4～0.7 m/s，机械化采煤工作面的风速为 1.5～2.5 m/s。

2. 洒水降尘

洒水降尘是用水润湿沉积于煤堆、岩堆、巷道周壁、支架等处的粉尘。粉尘被水润湿后，不易飞起，因而能有效降低工作地点粉尘浓度，在爆破前后洒水，还能消除炮烟、缩短通风时间。

3. 喷雾洒水捕尘

在容易产尘工序采取喷雾洒水措施，可以收到良好的降尘效果。它是将压力水通过喷雾器（喷嘴）在旋转或冲击的作用下，使水流雾化成细微的水滴以一定的速度进入含尘空气中，水滴在所经的通路上占据一定的空间，粉尘便与水滴相碰，并被水滴所捕获，起到降尘作用。

4. 水幕净化风流

水幕是在敷设于巷道顶部或两帮的水管上间隔地安上数个喷雾器喷雾形成的。喷雾器的布置应以水幕布满巷道断面、尽可能靠近尘源为原则。净化水幕应安设在支护完好、壁面完整、无断裂破碎的巷道段内。

5. 除尘器除尘

所谓除尘器(或除尘装置)是指把气流或空气中含有的固体粒子分离并捕集起来的装置,又称集尘器或捕尘器。根据是否利用水或其他液体,除尘装置可分为干式和湿式两大类。通常,矿用除尘装置多为湿式除尘,是通过尘粒与液滴的惯性碰撞进行除尘的。

第六节　作业点综合粉尘防治

一、掘进防尘

(一)机掘工作面防尘

1. 防尘要求

随着煤矿机械化程度的不断提高,开采强度不断加大,煤矿井下机掘工作面的粉尘浓度越来越大。据统计,国内机掘工作面在未采取措施时粉尘浓度一般在 $1\,000\sim3\,000$ mg/m³,个别情况更高达 $3\,000$ mg/m³ 以上。为此,《煤矿井下粉尘综合防治技术规范》规定:

① 掘进工作面应采取粉尘综合治理措施,高瓦斯、突出矿井的掘进机司机工作地点和机组后回风巷总粉尘降尘率应大于或等于 85%,呼吸性粉尘降尘率应大于或等于 70%;

② 其他矿井的掘进机司机工作点和机组后回风侧总粉尘降尘效率应大于或等于 90%,呼吸性粉尘降尘效率应大于或等于 75%;

③ 钻眼工作地点的总粉尘降尘效率应大于或等于 85%,呼吸性粉尘降尘效率应大于或等于 80%;

④ 放炮 15 min 后工作地点的总粉尘降尘效率应大于或等于 95%,呼吸性粉尘降尘效率应大于或等于 80%。

2. 防尘措施

为达到以上防尘要求,根据机掘工作面具有产尘浓度高、尘源点移动、弥漫整个作业场所等特点,采用单一的防尘措施很难解决问题,必须采用综合防尘措施。《煤矿安全规程》规定:掘进井巷和硐室时,必须采取湿式钻眼、冲洗井壁巷帮、水炮泥、爆破喷雾、装岩(煤)洒水和净化风流等综合防尘措施。冻结法凿井和在遇水膨胀的岩层中掘进不能采用湿式钻眼时,可采用干式钻眼,但必须采取捕尘措施,并使用个体防尘保护用品。

(1)喷雾除尘

机掘工作面的粉尘来源按工作工序划分,主要有截割头截割产尘和装运产尘两大类。其中截割产尘占整个工作面产尘量的 $80\%\sim95\%$。因此,机掘工作面粉尘的防治重点是掘进机截割尘源。对此,《煤矿安全规程》规定:掘进机作业时,应使用内、外喷雾装置,内喷雾装置的使用水压不得小于 3 MPa,外喷雾装置的使用水压不得小于 1.5 MPa;如果内喷雾装置的使用水压小于 3 MPa 或无内喷雾装置,则必须使用外喷雾装置和除尘器。

（2）湿式钻眼

在煤、岩层中钻孔,采取湿式作业。煤（岩）与瓦斯突出煤层或软煤层中瓦斯抽放钻孔难以采取湿式钻孔时,可采取干式钻孔,但必须采取捕尘、降尘措施,其降尘效率不得低于 95％,并确保捕尘、降尘装置能在瓦斯浓度高于 1％的条件下安全运行。

（3）设置净化水幕

采掘工作面回风巷安设至少 2 道自动控制风流净化水幕。距离工作面 50 m 内应设置一道自动控制风流净化水幕。

（4）冲洗巷道

距工作面 20 m 范围内的巷道,每班至少冲洗一次;20 m 以外的巷道每旬至少应冲洗一次,并清除堆积浮煤。

二、炮掘工作面防尘

炮掘工作面的防尘效果要求与机掘工作面要求是相同的。其防尘应针对打眼和爆破两大产尘环节来进行,打眼防尘措施一般是采用湿式打眼,爆破环节防尘主要是结合水炮泥减尘和爆破后喷雾降尘。

三、锚喷支护防尘

打锚杆眼的防尘,重点应解决顶板锚杆眼的产尘问题,所以应采用打锚杆眼的专用钻机设备进行湿式打眼。通常,采用风动凿岩机打锚杆眼时宜采用孔口或孔底捕尘凿岩机;采用电钻打锚杆眼应采用湿式煤电钻。采取有效措施后,也可采用干式钻孔。

混凝土喷射过程中的粉尘飞扬是锚喷作业中粉尘防治的重点。目前喷浆工序降尘比较有效的措施有采用潮料喷射法、低风压近距离喷射工艺和加强通风、设置水幕。

在采取综合减尘措施后,仍不能使作业场所粉尘浓度达到卫生标准要求的情况下,锚喷作业人员必须佩戴个体防护用具。

四、采煤工作面防尘

（一）防尘要求

现在大多数的机械化采煤工作面粉尘浓度达到 2 000 mg/m³ 以上,造成如此高粉尘浓度的主要原因是进风流污染、采煤机切割和装载、周期性移架、运输机载运和转载、工作面片帮和顶板冒落、移架和放顶煤等。为此,《煤矿井下粉尘综合防治技术规范》规定:采煤工作面应采取粉尘综合治理措施,落煤时产尘点下风侧 10～15 m 处总粉尘降尘效率应大于或等于 85％;支护时产尘点下风侧 10～15 m 处总粉尘降尘效率应大于或等于 75％;放顶煤时产尘点下风侧 10～15 m 处总粉尘降尘效率应大于或等于 75％;回风巷距工作面 10～15 m 处的总粉尘降尘效率应大于或等于 75％。

（二）防尘措施

为达到以上要求,必须采取以下综合防尘措施:

（1）采用煤层注水或采空区灌水预先湿润煤体,增加煤体的水分,减少采煤时的粉尘产生量。

（2）采用喷雾将采煤过程中产生的粉尘消灭在尘源地点，防止粉尘飞扬和进入风流中。

（3）采用液压支架自动喷雾将移架和放煤过程中产生的粉尘消灭在尘源地点，防止粉尘飞扬和进入风流中。

（4）通过选择工作面最佳的通风系统参数以及安装简易的通风设施对剩余的粉尘加以稀释，但又要防止已沉降的粉尘重新飞扬。

（5）对煤炭运输、转载及破碎机破煤等生产环节采取有效的防尘措施。

1. 煤层注水

煤层注水是采煤工作面最重要的、最积极的、最有效的防尘措施。但是，不是所有的煤层都适用这种方法，《煤矿安全规程》规定，采煤工作面应采取煤层注水防尘措施，有下列情况之一的除外：

（1）围岩有严重吸水膨胀性质、注水后易造成顶板垮塌或底板变形，或者地质情况复杂、顶板破坏严重，注水后影响采煤安全的煤层；

（2）注水后会影响采煤安全或造成劳动条件恶化的薄煤层；

（3）原有自然水分或防灭火灌浆后水分大于 4% 的煤层；

（4）孔隙率小于 4% 的煤层；

（5）煤层很松软、破碎，打钻孔时易塌孔、难成孔的煤层；

（6）采用下行垮落法开采近距离煤层群或分层开采厚煤层，上层或上分层的采空区采取灌水防尘措施时的下一层或下一分层。

2. 机械化采煤工作面防尘

（1）采煤机防尘

综合机械化采煤工作面是煤矿井下的主要尘源，而其主要产尘因素就是采煤机作业。

要达到采煤机减尘目的，研制产尘少的采煤机，无疑是从源头控制产尘量的最根本措施；其次，要合理选择截割机构的截割参数和工作参数，如加快牵引速度，同时降低滚筒转速或同时降低截齿速度。在以上二者确定的情况下，对采煤机所产粉尘的控制最主要的措施就是要靠喷雾了。为此，《煤矿安全规程》规定：采煤机必须安装内、外喷雾装置。

（2）通风排尘

通风排尘是采煤工作面综合防尘措施中的一个重要方面。它是通过选择工作面的通风系统和最佳参数以及安装简易的通风设施来实现的。

对于采煤工作面，如果风速过低，细微粉尘不易排除；如果风速过高，则落尘会被吹起，将增大空气中的粉尘浓度。因此，从排尘角度出发，有一个最佳排尘风速。

安设简易通风隔尘设施，如采空区风帘、人行道风帘、采煤机隔尘帘幕、切口风帘隔尘帘幕等，可有效引导风流，并防止粉尘对采煤机司机的危害。

（3）抽尘净化

最好的空气除尘方法是吸尘,其主要优点是可以防止各种粉尘特别是最细的浮游粉尘的扩散和传播。抽尘净化的方法是吸入含尘空气,然后在空气净化装置中捕尘。如安装在采煤机上的微型旋流集尘器,与通风机串联使用,使含尘风流由位于采煤机底托架和采煤机两端的集尘器入口抽入,含尘空气与喷雾器形成的水雾相混合,粉尘遇水后落在个旋流器的内壁上,变成煤泥排出。又如采煤机截割断层和偶尔地截割顶板时,截割部内外喷雾也很难将空气中粉尘浓度降下来,此时可采用过滤除尘装置。

（4）液压支架移架时的喷雾降尘

综采液压支架移动或放煤时,能产生大量的粉尘,因通风断面小、风速大,来自采空区的尘量大增。为了有效地抑制移架或放煤时的产尘,液压支架应有自动喷雾降尘系统。

3. 炮采工作面粉尘防治

爆破采煤工作面是多工序、多尘源的生产作业,其尘源有打眼、爆破、出煤及运输工序等。因此,应采用综合防尘措施,除煤层注水及采空区灌水预湿煤体（与机械化采煤工作面相同）外,其他措施有:炮采工作面采取湿式钻眼法,使用水炮泥;爆破前、后冲洗煤壁,爆破时采用高压喷雾（喷雾压力不低于 8 MPa）或压气喷雾降尘,出煤时洒水降尘。

五、其他作业场所防尘

煤矿井下除采掘工作面粉尘污染很严重外,在煤仓放煤口、溜煤眼放煤口、卸载点、输送机转载点、运输巷、上山与下山、采区运输巷和回风巷、带式输送机斜井与平巷、采煤机工作面运输巷与回风巷、掘进巷道等场所,也将产生较高的粉尘浓度。因此,井下煤仓放煤口、溜煤眼放煤口、转载及运输环节应采取粉尘综合治理措施,总粉尘降尘效率应≥85%。

应采取的防尘措施有:

① 井下煤仓放煤口、溜煤眼放煤口以及地面带式输送机走廊,都安设喷雾装置或除尘器,作业时进行喷雾降尘或用除尘器除尘。

② 转载点落差小于 0.5 m,若超过 0.5 m,安装溜槽或导向板。各转载点实施喷雾降尘或采用密闭尘源除尘器抽尘净化措施。在装煤点下风侧 20 m 内,设置一道风流净化水幕。

③ 运输巷道内设置自动控制风流净化水幕。

【案例 4-2】　兖州矿业集团有限公司采取综合防尘措施,作业场所粉尘浓度得到了有效控制,如鲍店煤矿 5310 综采工作面和东滩煤矿 1302 综放工作面在割煤时总粉尘浓度分别降低到 168 mg/m³ 和 171 mg/m³,呼吸性粉尘浓度分别降低到 9.89 mg/m³ 和 19.1 mg/m³,在移架时的总粉尘浓度分别降到 105 mg/m³ 和 101 mg/m³,呼吸性粉尘浓度分别降低到 3.01 mg/m³ 和 13.3 mg/m³;鲍店煤矿十采皮带巷延伸掘进机作业和济宁三矿 6305 胶带运输机巷掘进机作业时,总粉尘浓度分别降低到 179 mg/m³ 和 282 mg/m³,前者的呼吸性粉尘浓度则降低到 3.17 mg/m³;其他尘源点（如采掘转载点、放煤口、回风等）,其总粉尘浓度降低到 20～99 mg/m³,绝大多数在 40

mg/m³以下。而该公司在以前防尘工作搞得不好时,采煤工作面的采煤机割煤、移架、放煤时的粉尘浓度分别高达 1 075 mg/m³、968 mg/m³ 和 562 mg/m³;综掘机作业时的粉尘浓度高达 450 mg/m³。由此可以看出,该公司采取的综合防尘措施是行之有效的,尘害得到了有效遏制。20 世纪 80 年代后入矿的工人,尘肺病发生很少,到目前为止发现不超过 5 例。

第七节　粉尘的个体防护和卫生保健

一、作业中加强个体防护

1. 个体防护的必要性

井下各生产环节采取防尘措施后,仍有少量微细矿尘悬浮于空气中,甚至个别地点不能达到卫生标准,所以加强个体防护是综合防尘措施的一个重要方面,其作用是将含尘空气中的粉尘通过滤料滤掉,使佩戴者既能吸入净化后的清洁空气,又不影响正常作业。

个体防护是防止粉尘危害的最后一道防线。

2. 防尘用品种类和要求

工人防尘防护用品包括:防尘口罩、送风口罩、防尘眼镜、防尘安全帽、防尘服、防尘鞋等。呼吸器官防护用品是预防尘肺最重要的个体防护产品。煤矿常用的个体防尘用具主要是自吸过滤式防尘口罩,其他如动力送风式防尘面罩、防尘帽以及隔绝式压风呼吸器等还很少使用。

矿井要求所有接触粉尘作业人员必须佩戴防尘口罩。对防尘口罩的基本要求有:阻尘率高,呼吸阻力和有害空间小,佩戴舒适,不妨碍视野广度。

3. 防尘口罩的使用与维护

正确使用和维护好自吸过滤式防尘口罩,才能使它发挥应有的防尘作用和延长使用寿命。使用前,要检查口罩整体和零部件是否完整良好,如不符合标准要求,必须更换。佩戴时,要包住口鼻,并检查口罩与鼻梁两侧的接触是否良好,以防止粉尘从口罩四周进入。使用后必须把口罩清洗干净,特别是简易型口罩,更要勤洗。滤料为聚氯乙烯和泡沫塑料制成的口罩,最好设专人管理,经常进行检查和修配。检查时要取下换气阀,用清水洗净、晾干,再经消毒后,才能继续使用。

二、搞好卫生保健

1. 加强个人卫生,增强体质

接尘人员应注意个人卫生,勤洗澡,勤换衣,不得将被粉尘污染的工作服带回家,注意生活规律,积极开展户外体育活动,加强身体锻炼,少吸烟喝酒,多摄入含蛋白质和维生素 C 的食物,如肉类、豆类、鸡蛋、新鲜蔬菜和水果等,增强个人体质。

2. 就业前体检

从事接尘作业(含转岗准备接尘)之前,必须参加就业前检查。

就业前体检的检查项目有:职业史、自觉症状及既往病史、结核病接触史、一般临床检查、拍摄胸大片以及必要的其他检查。

粉尘作业禁忌证是指患有某些疾病的人,接触粉尘作业时可能使其原有病情加重,或因对某种职业性危害因素敏感而容易发生职业病,致使一些人不适合参加接触粉尘的作业的疾病或生理状态。不满 18 周岁和有以下粉尘作业禁忌证者不得从事接尘工作:

(1)各种活动性肺结核或肺外结核者。

(2)严重的上呼吸道和支气管疾病者。如:萎缩性鼻炎、鼻腔肿瘤、支气管喘息、支气管扩张及慢性支气管炎等。

(3)显著地影响肺功能的肺部疾病或胸膜病变,如:弥漫性肺纤维化疾病、肺气肿、严重的胸膜肥厚或粘连等。

(4)心血管系统的疾病,如:动脉硬化、高血压、器质性心脏病等。

3．定期体检

粉尘接触工人的定期体检目的是及时发现可疑尘肺、尘肺患者,并观察病情变化,对其他与粉尘作业有关的疾病也能及时报告。对结核菌素试验阴性者应接种疫苗;阳性者预防性抗结核化疗,以降低尘肺和并结核的发病率。检查项目有:职业史、自觉症状和拍摄后前位胸大片。

检查周期:接触以煤尘为主的粉尘的在岗人员,每两年检查一次,其他接尘人员每年一次。发现患有不宜从事粉尘作业的疾患者和尘肺等职业性疾病时,应立即调离接尘岗位。在脱尘前还进行一次健康检查,记载职业史,拍摄胸片。这样既了解脱尘时的健康状况,也为以后随访观察保存了资料。

对于已脱离粉尘作业的职工,也应根据接触粉尘的性质和累积接触量确定继续检查间隔,致纤维化强者间隔短一些。尘肺患者复查一般每年一次,可视病情适当缩短或延长;诊断为可疑尘肺者需每年复查一次。

第五章 煤矿职业毒害防治

第一节 煤矿作业场所常见有毒有害气体

一、常见有毒有害气体

在矿井空气中,由于多种原因可能存在甲烷、一氧化碳、二氧化碳、氮氧化物、硫化氢及二氧化硫等有毒有害气体。其浓度限值见表5-1。

表 5-1 煤矿作业场所有毒有害气体浓度限值

化学毒物名称	最高允许浓度/%
一氧化碳	0.002 4
氧化氮(换算成二氧化氮)	0.000 25
二氧化碳	0.5
硫化氢	0.000 66
二氧化硫	0.000 5

二、井下有毒有害气体易积存的地点

在煤矿井下,有些地点容易积存超过允许浓度的有害气体,如采空区、废置的硐室、打了栅栏的盲硐及悬挂禁止进入标志的地点等。这些地点,不能随便进入,在进入前一定要先检查有毒有害气体的浓度。

第二节 一氧化碳中毒防治

一、一氧化碳的性质

一氧化碳俗称煤气,是无色、无味、无臭、无刺激性的气体。相对密度0.967,此空气略轻。易燃、易爆,与空气混合的爆炸极限为12.5%~74.2%。

二、一氧化碳的来源

一氧化碳主要来源有:

(1)发生火灾,木料、煤等不完全燃烧。

(2)瓦斯与煤尘爆炸。

(3)爆破后,炸药、导爆索不完全燃烧。

(4)煤的自燃。

三、一氧化碳的危害

一氧化碳与血液中的血红蛋白结合能力要比氧气大 300 倍,所以当空气中含有的一氧化碳被吸入人体后,血液中的血红蛋白就会先同一氧化碳结合,造成人体组织和细胞的大量缺氧而中毒死亡。一氧化碳中毒主要表现为急性脑缺氧,其中毒症状及程度与环境中的一氧化碳浓度和接触时间有关。

（1）轻度中毒:出现剧烈头痛、头昏、四肢乏力、恶心呕吐或轻度意识障碍,但无昏迷。

（2）中度中毒:除有上述症状外,还可出现烦躁、步态不稳、意识障碍以至中度昏迷。

（3）重度中毒:意识障碍程度达深度昏迷,并可出现脑水肿、肺水肿、休克或严重的心肌损害、呼吸衰竭、上消化道出血及脑部损害等,甚至导致死亡。

四、一氧化碳的防治

一氧化碳的防治主要采用一通二监三防护的措施。

（1）一通是指加强通风,通过通风措施,将一氧化碳的浓度冲淡到 0.002 4% 以下。如果一氧化碳的产生量比较大,可以采用抽放的措施加以排放。

（2）二监是指加强监测。一氧化碳的监测通常采用便携式一氧化碳检测仪或设置一氧化碳传感器。《煤矿安全规程》规定,抽放容易自燃和自燃煤层的采空区瓦斯,开采容易自燃、自燃煤层的矿井,以及封闭火区或启封已经熄灭的火区时,必须监测一氧化碳浓度。

（3）三防护是指做好个人防护。进入高浓度一氧化碳的环境工作,在通风的同时,要佩戴好特制的一氧化碳防毒面具,两人同时工作,以便监护和互助。

五、一氧化碳中毒急救

发现一氧化碳中毒病人,应立即将患者移至新鲜空气处。如果患者呼吸、心跳停止,应立即进行心肺复苏术(但不可进行口对口人工呼吸)。对轻度中毒者的处理,可立即将患者移至新鲜空气处,并注意保暖;对中度以上中毒者,采取高压氧治疗,并进行对症处理,可使用皮质激素、甘露醇脱水等以防治脑水肿,使用能量合剂、细胞色素 C 等以改进细胞代谢,促进脑细胞恢复。对急性一氧化碳中毒治愈的患者,出院后应继续观察 2 个月,如出现迟发性脑症状,要及时处理。

【案例 5-1】　某年 11 月 16 日,某矿发生一起特大一氧化碳中毒事故,造成 10 人死亡。

1. 事故概况

某年 10 月 12 日,某矿老巷内发生煤层自燃,井下一氧化碳超标,在采取密闭措施灭火失败后,该矿决定停产、停止排水,让水位上涨后淹没巷道灭火。11 月 11 日,井下水位上升淹没了井底马头门后,矿井负责人认为火已灭,就开始排水。11 月 14 日,井底水排干,经检查,发现副井底西北 19 m 处仍有烟冒出,就于 15 日请局救护队帮助灭火。15 日 11 时,救护队派人到现场察看后,认为还得采取打密闭的方法灭火。17 时,矿上即安排工人入井打密闭。23 时 45 分,外面刮起八级大风,将向该矿供电的高压线路刮断,造成全矿井停电。该矿准备启动备用发电机,但因故障没能及时启动,直到 16 日 0 时 45 分,备用发电机才启动发电。16 日 1 时,副井主要通风机启动,矿上派人入井检查情况,由于停风时间过长,在井下打密闭的 10 名工人已中毒死亡。

2．事故原因

（1）由于刮大风将向该矿供电的高压线路刮断，引起全矿井停电、停风，导致井下一氧化碳浓度超标，造成工人中毒死亡，是事故发生的直接原因。

（2）矿井单回路供电，没有可靠的备用电源，井上下没有安全出口，矿井停电后，工人无法逃生。

（3）矿井负责人不懂煤矿安全技术，冒险安排工人打密闭；井下工人都没有佩戴自救器，遇到险情后不能自救，是事故发生的主要原因。

3．事故预防

煤矿必须按照《煤矿安全规程》的规定采用双回路供电，每个矿井必须至少有 2 个能行人的通达地面的安全出口。在煤矿井下有一氧化碳危害的地点工作时，必须佩戴自救器。

第三节　二氧化碳中毒防治

一、二氧化碳的性质

二氧化碳是无色无味的气体，高浓度时略带酸味。二氧化碳比空气重，煤矿中常积聚在巷道的底部，易溶于水。它不能助燃，也不能供人呼吸。

二、二氧化碳的来源

煤矿井下的二氧化碳主要来源于煤和坑木的氧化、矿井水域酸性岩石的分解作用、人员的呼吸、爆破作业、瓦斯煤尘爆炸、煤自燃、火灾等。有些煤、岩层也会放出二氧化碳。在采空区和停风密闭较久的巷道中都会积聚大量的二氧化碳。

三、二氧化碳的危害

二氧化碳能刺激中枢神经使呼吸加快。二氧化碳中毒绝大多数为急性中毒，少有慢性中毒病例报告。二氧化碳急性中毒主要表现为昏迷、反射消失、瞳孔放大或缩小、大小便失禁、呕吐等，更严重者还可出现休克及呼吸停止等。经抢救，较轻的病员在几小时内逐渐苏醒，但仍可有头痛、无力、头昏等，需两三天才能恢复；较重的病员大多是没有及时抢救出现场而昏迷者，可昏迷很长时间，出现高热、电解质紊乱、糖尿、肌肉痉挛等，甚至即刻窒息死亡。

四、二氧化碳的防治

煤矿井下二氧化碳的防治主要采取以下措施：

（1）加强通风监测。煤矿井下必须采取通风的方式，以稀释和排出二氧化碳，同时根据规定进行二氧化碳浓度的监测。《煤矿安全规程》规定：采掘工作面进风流中二氧化碳浓度不得超过 0.4％，总回风流中不得超过 0.75％；采区回风巷、采掘工作面回风巷风流中二氧化碳浓度超过 1.5％，或者采掘工作风流中二氧化碳浓度达到 1.5％时，都必须停止工作，撤出人员，进行处理。

（2）设置警戒。井下通风不良的地区或不通风的旧巷内，往往积聚大量的有害气体，尤其是二氧化碳。因此，在不通风的旧巷口要设置栅栏，并挂上"禁止入内"的牌子。若要进入这些旧巷时必须先进行检查，当确认对人体无害后方可进入。

（3）喷雾洒水。当工作面有二氧化碳放出时,可使用喷雾洒水的办法使其溶于水中。

五、二氧化碳中毒急救

应将二氧化碳中毒者迅速移至新鲜空气中,给予吸氧,必要时用高压氧治疗,抢救人员应佩戴氧气呼吸器或隔离式防毒面具,在无此类设备的紧急条件下,至少应在压缩空气的保护下快速施救,以保证其安全。救出现场后,如发现呼吸及(或)心脏骤停,应及时施以复苏术;不需复苏病例,应根据病情选择氧疗;严重中毒病例有条件者,可选择高压氧治疗。

定期重复使用呼吸兴奋剂(尼可刹米、洛贝林、二甲弗林),必要时可每半小时重复使用,也可用纳洛酮 0.4～0.8 mg,每 2 小时 1 次静脉注射,以抵抗呼吸抑制和衰竭,并有利于二氧化碳从体内排出。

参照中毒性脑病作抗脑水肿、抗惊厥等治疗。高热用冬眠疗法和物理降温,解热药疗效差。并注意防治继发感染及电解质紊乱、酸碱平衡失调,予以支持治疗。

【案例 5-2】 2000 年 4 月 20 日,某矿发生一起二氧化碳中毒事故,造成 4 人死亡。

1. 事故概况

该矿建于 1980 年,井深 200 m。2000 年 4 月 20 日,因当天停电,未向井内送风,15 时,民工甲、乙进入井内探查情况。甲走到斜井距平台约 15 m 处突然跌倒,乙听到响声,连呼数声甲的名字,未闻回应,因自感头晕、胸闷、呼吸困难,即奋力冲出井外呼救。接着民工乙和民工丙、丁返回井内欲救出甲,当靠近甲时,乙、丙突然跌倒,丁见状冲出井外。约 17 时 30 分,在另两名民工的帮助下,将民工乙找到背出井外,经急救中心诊断:乙心跳、呼吸均停止,口唇、面颊、四肢的皮肤及黏膜呈青紫色,腹部平坦,经抢救无效死亡。后又有 2 名民工背上氧气瓶(但不会使用)继续进井内救人,其中 1 人同样跌倒,另 1 人自感不适而退出井外。至此,井内尚有 3 人未被救出,井上人员怀疑井内有毒气,不敢再贸然入井。18 时 30 分来电后,开始向井内送风(无送风管),21 日 11 时,借用大功率鼓风机及 180 m 送风管继续送风,直至 15 时 30 分,救援人员进入井内找到甲等 3 人,并全部移至井外。经诊断,3 人均已死亡。

4 月 21 日,救援人员进入斜井距平台约 15 m 处采集空气样,结果井内空气中二氧化碳浓度为 1％,氧气为 18％。搅动井水时采气样检测,结果二氧化碳浓度为 4％。

2. 事故原因

根据现场检测结果及中毒者临床表现,证实 4 名民工是急性二氧化碳中毒窒息死亡。该井虽经长时间送风后,井内仍有浓度高达 1％～1.2％的二氧化碳,氧气浓度仅为 16％～19％,在未向井内送风前,估计井中二氧化碳浓度更高。

3. 事故预防

为避免类似事故发生,应采取以下措施:

（1）加强劳动安全卫生、个人防护、现场救护等知识的教育培训。

（2）严格遵守操作规程,严禁违章作业。在进入类似深井、封闭巷道等作业前,必须先行充分通风,同时佩戴供氧面具,切忌单独作业。

（3）现场救援人员在无通风措施或供氧救护装置时,切忌盲目行动,以免造成不必要的伤亡。

第四节　氮氧化物中毒防治

一、氮氧化物的性质

氮氧化物是氮和氧化合物的总称,俗称硝烟,是煤矿生产中最常见的刺激性气体之一。氮氧化物种类很多,主要有一氧化氮(NO)、二氧化氮(NO_2)、氧化亚氮(N_2O)、三氧化二氮(N_2O_3)、四氧化二氮(N_2O_4)及五氧化二氮(N_2O_5)等。除了二氧化氮外,其他氮氧化物均极不稳定,遇光、热、湿变成二氧化氮。一氧化氮是无色气体,在空气中立即与氧化合而成二氧化氮。二氧化氮为浅红棕色气体,在 21.2 ℃时凝结成红棕色液体,有刺激性气味。煤矿生产中接触到的氮氧化物主要是二氧化氮。

二、氮氧化物的来源

煤矿作业场所氮氧化物的主要来源有:

(1)井下爆破采煤、井下岩巷爆破及煤巷爆破等作业使用的炸药多为硝铵炸药,主要成分为硝酸铵、三硝基甲苯等,爆破产生的烟气中含有大量氮氧化物。爆破后过早进入爆破现场可引起炮烟中毒。

(2)地下矿井的意外事故,如发生火灾时可产生氮氧化物。

(3)采煤、掘进、运输等柴油机械设备工作时的尾气排放。

三、氮氧化物的危害

氮氧化物对人体的危害主要作用于深部呼吸道,遇呼吸道中的水分或水蒸气可形成硝酸,对肺组织产生强烈的刺激与腐蚀作用。其毒性主要取决于二氧化氮的含量。

(1)刺激反应。有氮氧化物气体吸入史,仅有咳嗽、胸闷,无其他明显症状。

(2)轻度中毒。出现胸闷、咳嗽、咯痰等,可伴有轻度头晕、头痛、无力、心悸、恶心等症状。

(3)中度中毒。出现呼吸困难、胸部紧迫感、咳嗽加剧、咯痰或咯血丝痰,常伴有头晕、头痛、无力、心悸、恶心等症状。体征可有轻度紫绀。

(4)重度中毒。呼吸窘迫、咳嗽加剧,咯大量白色或粉红色泡沫痰,明显发绀,甚至出现窒息或昏迷。

四、氮氧化物的防治

煤矿井下氮氧化物的防治主要采取以下措施:

(1)加强矿井通风监测。采用通风的方法将氮氧化物的浓度稀释到 0.000 25% 以下;至少每 3 个月监测一次氮氧化物浓度,煤层有自燃倾向的,根据需要随时监测。

(2)井下爆破必须采用取得煤矿矿用产品安全标志的煤矿许用炸药。爆破时应使用水炮泥,爆破后洒水喷雾。采掘工作面风量不足,严禁装药爆破。

(3)煤矿井下实施爆破后,局部通风机风筒出风口距工作面的距离不得大于 5 m,加强通风增加工作面的风量,及时排除炮烟。人员进入工作面作业前,必须把工作面的炮烟吹散稀释,并在工作面洒水。爆破时,人员必须撤到新鲜风流中,并在回风侧挂警戒牌。在火灾或爆炸烟气侵袭时,必须佩戴自救器。

五、氮氧化物中毒急救

氮氧化物的急救主要采取以下措施:

(1)迅速将病人移离中毒现场至空气新鲜处,松开衣领,保持呼吸道通畅,静卧、保暖、立即吸氧。

(2)对密切接触者需严密观察 24~72 小时,注意病情变化。

(3)发生肺水肿时应立即吸氧,氧气通过 50%的酒精吸入,以降低肺泡内的表面张力,使泡沫破裂,从而增加氧气和肺泡壁的接触。严重者可加压吸氧,但压力不宜过大,以免肺的压力过高引起纵隔气肿或气胸。同时采取适当体位,鼓励病人咳出痰液,并要协助患者排痰,必要时吸痰。并备好气管切开包,如分泌物过多,有严重梗阻时,应及时做气管切开。

【案例 5-3】 2008 年 8 月 17 日,某矿发生一起氮氧化物等有毒气体中毒事故,造成 7 人死亡,2 人严重中毒,66 人轻度中毒。

1. 事故概况

2008 年 8 月 17 日 20 时 10 分,某矿的 1 名仓库管理员在井下炸药库内违章吸烟,并将未熄灭的烟蒂丢在库内,导致明火引燃了库内存放的炸药和导火索。炸药在燃烧过程中产生的大量一氧化碳、氮氧化物等有毒气体顺着运输巷道、盲斜井扩散到作业面,使正在井下作业的 57 人中毒。其中 7 人中毒过重死亡,2 人严重中毒。在抢救中毒人员过程中,由于救援人员未佩戴个人防护用具,又有 18 人轻度中毒。

2. 事故原因

(1)仓库管理员违反规程有关规定,在井下炸药库内吸烟,并将未熄灭的烟蒂扔在库房内,从而引燃炸药。

(2)该炸药库的通风不符合有关规定,无独立的排风系统,致有毒烟雾被位于 3 号井的 75 kW 离心式风机吹经运输巷、盲斜井面至作业面。

(3)参加抢救的人员违反规定,未佩戴个人防护用具,扩大了事故。

3. 事故预防

(1)煤矿企业必须建立入井检身制度,不得携带烟草等入井,不得携带矿灯进入井下爆炸材料库房内。

(2)《煤矿安全规程》规定,井下爆炸材料库必须有独立的通风系统,回风风流必须直接引入矿井的总回风巷或主要回风巷中。

(3)加强安全急救培训,救援人员在进入灾害现场开展救援时,必须佩戴合适的个人防护用具。

第五节 硫化氢中毒防治

一、硫化氢的性质

硫化氢是一种无色的气体,有臭鸡蛋气味,比空气重,在空气中易燃烧,极易溶于水,因此易积聚在低洼积水处和水沟中,有时可随水流至远离发生源处而引起意外中毒事故。

二、硫化氢的来源

煤矿井下硫化氢气体超标,主要原因是煤质含硫及硫化物浓度太高,通风条件差。硫化氢多滞留在煤矿坑道、底部。煤矿生产过程中硫化氢气体常见于以下几个方面:

（1）煤炭地质勘探过程中钻探打孔时,硫化氢气体可从煤及岩层内逸出。

（2）煤炭地下开采在爆破采煤、机械采煤、采煤运输、采煤装运、采煤支护、井下通风等岗位可能存在硫化氢气体。

（3）煤矿井下旧巷和老空区积水或矿井发生透水事故进行排水时,随着水位的下降,积存在被淹井巷中的硫化氢气体可能会大量涌出。

（4）煤矿井下残采,由于煤层厚度变化和赋存情况极不稳定,残采面通风困难,且残采阶段的矿井大多被采空区所覆盖,井下积水较多,因此,常出现较高浓度的硫化氢气体。

三、硫化氢的危害

硫化氢是一种刺激性、窒息性气体,毒性极强。其对人体的伤害主要表现如下:

（1）轻度中毒。多为眼及上呼吸道刺激症状,畏光、流泪、鼻和咽喉有灼热感、眼睛有刺痛、眼结膜充血、眼角膜水肿、视力模糊、流涕、咳嗽、胸闷、胸痛、咽痒,甚至出现头昏、头痛、乏力、呕吐、心悸、呼吸困难等症状。

（2）中度中毒。除上述症状外,还会出现剧烈头痛、头晕、恶心、心悸、运动失调、呼出气体有臭鸡蛋气味、呼吸困难、紫绀、肝肿大、黄疸等症状。

（3）重度中毒。出现意识模糊、躁动、昏迷、大小便失禁、肺水肿、全身肌肉痉挛或强直,最后可因呼吸麻痹而死亡。高浓度吸入时可使患者立即昏迷,甚至在数秒钟内猝死。

四、硫化氢的防治

硫化氢的防治主要采取以下措施:

（1）加强矿井通风监测。良好的通风措施是降低井下有害气体浓度的主要措施之一,确保井下空气中硫化氢浓度不超过最高允许浓度 0.000 66%。尤其排除井下积水时,须强制通风。

煤矿企业必须建立健全硫化氢气体监测制度,每月至少监测一次硫化氢的浓度。对于可能暴露于硫化氢气体的作业人员必须配备便携式硫化氢监测仪;在硫化氢易积聚的区域,应安装硫化氢监测报警器。

井下抽放老空巷时,当钻孔接近老空巷,预计可能有有害气体涌出时,必须检测硫化氢气体的浓度,如超过最高允许浓度时,必须立即停止钻进,切断电源,撤出人员。

排除井下积水以及恢复被淹井巷前,必须检测硫化氢浓度。排水过程中,有被水封住的硫化氢气体突然涌出的可能,必须制定安全措施。

（2）井下通风不良的地区或不通风的旧巷内,往往积聚大量的有害气体。因此,对井下的停止作业地点和危险区应挂警告牌或封闭。若要进入这些旧巷时必须先进行检查,当确认对人体无害时才能进入。当停工区内硫化氢浓度超过最高允许浓度不能立即处理时,必须在 24 小时内封闭完毕。

(3) 如闻到有臭鸡蛋气味的气体时,应立即组织人员撤离,撤离时可用湿毛巾等捂住嘴鼻避毒。因为地势低处危险性比高处大,下风向的硫化氢浓度高,所以应采取沿高处行走、向上风向撤离等措施。

(4) 进入硫化氢威胁区域的作业人员应配备防毒口罩、安全护目镜、防护面具和空气呼吸器等个人防护用品。

五、硫化氢中毒急救

发生硫化氢中毒时,应立即将病人移至新鲜空气中,脱去被污染的衣服,让病人静卧、保暖,保护呼吸道通畅,头后仰或侧卧。有昏迷者宜立即送医院用高压氧治疗。为预防肺水肿及脑水肿,应早期、足量、短程使用糖皮质激素。发现硫化氢中毒猝死时,应立即进行人工心肺复苏术,迅速建立有效的血液循环和呼吸,恢复全身血氧供应。

【案例 5-4】　某年,某乡镇煤矿发生了一起硫化氢中毒事故,造成 1 人死亡、1 人重伤、1 人轻伤。

1. 事故概况

某乡镇煤矿在一个老煤矿的下山开掘一个新煤矿,已采煤两年。某年某月某日,矿上发现煤层有水珠,估计系 40 年前老矿遗留下的龙涵将被挖通。矿上精选采煤经验丰富的技术员、安全检查员和副矿长 3 人组成排除故障抢险队,安排用小竹竿先凿一小孔放水,同时加大地面抽风,龙涵水排放后及时返回地面汇报。3 人下井约 1 小时,通风工报告抽出的风有臭鸡蛋气味。医疗救护队认为有硫化氢中毒危险,立即奔赴现场,见龙涵掘口有 1 米宽左右,水已放尽,3 人均倒在排除故障上方,唤之不应,随即将 3 人送出地面。经医院抢救,1 人死亡,1 人遗留有中枢神经系统和心血管损害,1 人病情好转出院。

2. 事故原因

(1) 根据现场的情况和中毒病人的临床表现,可以肯定为急性硫化氢中毒。由于水从小孔外流,造成局部压力猛增,龙涵壁崩溃,局部的硫化氢浓度剧增,从而导致 3 人急性硫化氢中毒。

(2) 抢险队在排除井下积水时,未充分认识到可能存在的潜在危害,未携带有毒气体检测仪器,也未佩戴个人防护用品,致使在硫化氢大量溢出时,来不及逃生及自救。

3. 事故预防

(1) 煤矿企业应加强职业病防治培训,让从业人员了解各岗位中可能存在的职业病危害,采取相应的措施加以防护。

(2) 在抽放老空水时,必须加强检测,如检测到硫化氢浓度超过最高允许浓度时,必须停止钻进,撤出人员。

第六节　二氧化硫中毒防治

一、二氧化硫的性质

二氧化硫是无色气体,有强烈刺激性气味,易溶于水,吸湿性强,密度比空气大,易积聚在巷道底部。

二、二氧化硫的来源

煤矿井下二氧化硫的来源主要有以下几方面：

（1）从煤（岩）层中逸出和矿井中泄出。

（2）含硫煤（岩）层的氧化、自燃及矿尘爆炸。

（3）采掘工作面的爆炸作业，特别是含硫较高的炸药。

三、二氧化硫的危害

二氧化硫是一种毒性很强的气体，通过呼吸道进入人体，进而引起伤害。其对人体的伤害主要表现如下：

（1）急性中毒。

① 轻度中毒。表现为黏膜刺激性症状，出现流泪、眼结膜充血、流涕、声哑、胸闷、胸部压迫感、胸痛、咳嗽、咽喉干痒等。

② 中度中毒。除上述症状外，还有呼吸困难、头痛、乏力、头晕、恶心、呕吐等症状。

③ 重度中毒。表现为喉头水肿、痉挛、肺水肿、窒息、呼吸中枢麻痹、昏迷等症状，严重时会导致死亡。

（2）慢性中毒。

慢性中毒主要表现为慢性结膜炎、慢性鼻炎、慢性咽喉炎、慢性支气管炎、味觉和嗅觉迟钝、皮肤干裂、易感冒和疲劳。

四、二氧化硫的防治

煤矿井下二氧化硫的防治主要采取以下措施：

（1）加强通风监测。煤矿井下必须采取通风的方式，以稀释和排出二氧化硫，同时根据规定进行二氧化硫浓度的监测。《煤矿安全规程》规定：煤矿井下二氧化硫的浓度不得超过 0.000 5%。

（2）在井下闻到有刺激性气味的气体时，应立即组织人员撤离，撤离时可用湿毛巾等捂住嘴鼻避毒。由于二氧化硫易积聚于巷道底部及低洼处，因此应采取沿高处行走、向上风向撤离等措施。

（3）设置警戒。在不通风的旧巷口要设置棚栏，并挂上"禁止入内"的牌子。若要进入这些旧巷时必须先进行检查，当确认对人体无害后方可进入。

（4）喷雾洒水。当工作面有二氧化硫放出时，可使用喷雾洒水的办法使其溶于水中。

（5）进入二氧化硫威胁区域的作业人员应配备防毒口罩、安全护目镜、防毒面具和空气呼吸器等个人防护用品。

五、二氧化硫中毒急救

（1）发生二氧化硫急性中毒时，应采取以下措施：

① 立即将病人移入新鲜空气中，宽松病人衣服，静卧、保暖、吸氧，呼吸停止者应进行人工呼吸。

② 用 2%～3% 硫酸氢钠雾化吸入治疗，用生理盐水或清水彻底冲洗眼结膜，并滴

抗生素眼药水。

③ 呼吸困难时可用氨茶碱加葡萄糖输液。

④ 吸入高浓度二氧化硫后,虽无客观体征,但有明显的刺激反应者,应观察 48 小时,并对症治疗。

⑤ 预防和治疗肺水肿。

(2) 慢性中毒的治疗主要是对症处理。

【案例 5-5】 2007 年,某矿发生一起二氧化硫和硫化氢中毒事故,造成 5 人死亡、9 人重伤。

1. 事故概况

2007 年某日上午 8:00,王某带领 6 名作业人员进入某独头巷道工作,其中王某等 3 人先进到作业点,其他 4 人随后跟进。后面 4 人到达后,发现王某等 3 人倒在地上,便向外大声呼救。邻近作业地点 8 人听到呼救后赶来救援,因气味太大人受不了,每次只能将 1 人拖 1～2 m 就要马上退出事故巷道休息。救援的 8 人中,只有 1 人因采用湿衣服蒙住脸救人而没有中毒,其余 7 人因未采取任何保护措施也先后中毒倒下。后来的救援人员都将衣服用水浸湿蒙住脸进入救人,方将中毒人员救出事故地点。经医院抢救,王某等 5 人因抢救无效死亡,其余 9 人均不同程度中毒。

2. 事故原因

(1) 根据现场检测结果,事故现场二氧化硫气体和硫化氢气体浓度严重超标,是一起典型的急性中毒事故。

(2) 事故巷道是一条独头巷道,事故地点 2.1 kW 离心风机吹循环风,有毒有害气体无法排走。

(3) 王某等人违反安全规程等规定,在无任何安全保障措施的情况下,违规、冒险进入独头巷道内作业,导致事故发生。

(4) 救援人员救援时,未采取必要的保护措施而盲目进入救援,导致了事故的进一步扩大。

3. 事故预防

为避免类似事故发生,应采取以下措施:

(1) 加强对从业人员的安全教育和救护培训,让从业人员了解作业场所的危险因素和事故预兆,掌握自救互救知识,防止遇险时盲目施救。

(2) 加强通风管理,完善通风系统,对所有通风不良的、废弃的坑道进行密闭,严防人员进入。

(3) 严格遵守操作规程,严禁违章作业。在进入类似深井、封闭巷道等作业前,必须先行充分通风,同时佩戴防毒口罩、安全护目镜、防护面具和空气呼吸器等防护用品。

第六章　煤矿噪声和振动危害防治

第一节　煤矿噪声危害防治

我国生产性噪声暴露人群中噪声聋的患病率在14％左右,煤矿工人中噪声聋的患病率也较高,尤其是洗煤厂噪声危害更大。有研究者调查了590名煤矿井下掘进工作面和采煤工作面直接使用电煤钻、风钻、采煤机等设备的工人和采掘工作面的爆破工,共检出听力损伤(以高频听力损伤为主)192人,检出率为32.54％。

一、噪声概述

噪声是人心理上认为不需要的,使人厌烦的,起干扰作用的声音。在生产中,由于机器转动、气体排放、工件撞击与摩擦所产生的噪声,称为生产性噪声或工业噪声。工人在有噪声源的工作地点从事生产劳动的作业叫做噪声作业。

人们通常用声级计测量声强的大小,数值单位为分贝,一般用 dB(A)表示。正常人刚能听到的最小声音叫做听阈,为 0 dB(A);人耳开始感觉到疼痛的声音叫做痛阈,为 120 dB(A)。叶子掉落到地上产生的声音是 10 dB(A),人们轻声耳语时为 30 dB(A),一般交谈时为 60 dB(A),大声吵嚷时为 80～90 dB(A)。噪声超过 120 dB(A)(如气锤发出的噪声),就会对耳朵产生致命损伤。

二、噪声对健康的危害

噪声对人体的危害是多方面的,会带来多方面的问题。

1. 听力损伤

噪声对听觉系统的损害,一般经历从生理变化到病理改变的过程。短时间暴露在噪声下,会出现以听力减弱、听觉敏感性下降为症状的听觉疲劳,经过一定时间逐渐演变为听力损伤和噪声性耳聋。

噪声在 80 dB(A)以下,对听力的损害很小;噪声在 80 dB(A)以上,对听力有不同程度的影响;噪声在 95 dB(A)以上,对听力损害的发生率逐渐升高;140 dB(A)的噪声,在短时间内即可造成人永久性听力损伤;150 dB(A)的噪声,会使听觉器官发生急性外伤(耳膜破裂),造成双耳完全失聪,且噪声性耳聋不能治愈。

噪声性耳聋是法定职业病,但由噪声引起的其他疾病尚未被列入职业病目录。

2. 引起各种病症

长时间接触噪声,除引起听力损伤外,还可引发消化不良、食欲不振、恶心、呕吐、头痛、心跳加快、血压升高、失眠等全身性病症。

3.爆炸性耳聋

地震法物探、爆破或其他突然发生的巨响,可产生强大的噪声,一般大于 140 dB(A),加上强烈爆炸冲击波的影响,造成急性听觉系统的严重损伤而丧失听力,称为爆炸性耳聋。检查可发现听力严重障碍甚至全聋,鼓膜破裂,听骨链损伤,鼓室、内耳出血。患者可有耳鸣、头痛、眩晕、恶心、呕吐等症状。经积极治疗,患者听力可部分恢复,严重的可致永久性耳聋。

4.对工作效率的影响

在噪声环境下,语言的清晰度会降低,对日常谈话、工作交流等带来影响。当噪声达到 65 dB(A)以上,即可干扰普通谈话;当噪声达到 90 dB(A),人们即使大声喊叫也不易听清。在噪声干扰下,人们容易感到烦躁,注意力不能集中,反应迟钝,不仅降低工作效率,而且影响工作质量。强烈噪声还可导致某些机器、设备、仪表精度的下降,甚至引起建筑物的损坏。在某些特殊场合,强烈的噪声可掩盖警报声,引起设备损坏或人员伤亡事故。

三、煤矿噪声源和暴露工种

井下作业中使用的风动凿岩机、风镐、通风机、煤电钻、乳化液机、采煤机、掘进机、胶带输送机等,是常见的噪声源,此外,空气压缩机、提升机、水泵、刮板输送机、装岩机也是主要噪声源。

井下噪声的特点是强度大、声级高、声源多、干扰时间长、反射能力强、衰减慢等。如风动凿岩机噪声强度可达 105～117 dB(A),气动凿岩机可达 120 dB(A)以上,刮板输送机可达 92～95 dB(A)。按作业点分,掘进作业点的噪声强度最大,一般都在 100 dB(A)以上,远高于国家卫生标准即 85 dB(A),采煤和其他作业点噪声强度稍低些。

暴露工种有:掘进工、采煤工、锚喷工、注浆注水工、辅助工、维修工、水泵工等。

四、煤矿作业场所噪声危害的判定标准

《煤矿作业场所职业病危害防治规定》规定了煤矿作业场所噪声危害判定标准:煤矿作业场所从业人员每天连续接触噪声时间达到或者超过 8 小时的,噪声声级限值为 85 dB(A);每天接触噪声时间不足 8 小时的,可根据实际接触噪声的时间,按照接触噪声时间减半、噪声声级限值增加 3 dB(A)的原则确定其声级限值。

五、煤矿噪声的监测

《煤矿安全规程》规定:作业场所的噪声,不应超过 85 dB(A)。大于 85 dB(A)时,需配备个人防护用品;大于或等于 90 dB(A)时,还应采取降低作业场所噪声的措施。

《煤矿作业场所职业病危害防治规定》规定:煤矿应当配备 2 台以上噪声测定仪器,并对作业场所噪声每 6 个月监测 1 次。煤矿作业场所噪声的监测地点主要包括:风动凿岩机、风镐、局部通风机、煤电钻、乳化液机、采煤机、掘进机、带式输送机、运输车等地点。在每个监测地点选择 3 个测点,取平均值。

六、煤矿噪声的防护

控制噪声危害要从控制噪声源、控制噪声传播和减少作业人员噪声暴露三方面采取措施。

1. 消除、控制噪声源

消除、控制噪声源是噪声危害控制最积极、最彻底、最有效的根本措施。在设备采购上，要考虑设备的低噪声、低振动。通过改进机械设备的结构原理，改变加工工艺的方法，提高机器的精密度，减少摩擦和撞击，提高装配质量以实现对声源的控制，使强噪声变为弱噪声。

国外已研制成功有源减噪系统，并根据有源噪声控制技术制成有源护耳器。有源噪声控制技术，是用一个新声源产生一个与原声源相位相反、振幅相等的声音，以抵消原声源。这一声抵消技术在噪声控制领域正在广泛应用，其不足之处是费用较高。

2. 控制噪声的传播

在噪声传播过程中，采用吸声、隔声、消声、减振的材料和装置，阻断和屏蔽噪声的传播，或使声波传播的能量随距离而衰减。

3. 管理控制

另外，管理上可采取一些措施，如把噪声源移出作业区或者转动机器的方向，减少作业人员在高噪声环境下的暴露时间等。对在就业前体检和定期体检中发现有明显的听觉器官疾病、心血管病、神经系统器质性疾病者，不得安排从事接触强烈噪声的工作。

4. 个体防护

在上述措施均未达到预期效果时，应对工人进行个体防护，这是防护噪声的最后一道防线。如采用降声棉耳塞、防声耳塞或佩戴耳罩、头盔等防噪用品。有时也可在噪声强烈的工作场所内建立一个局部安静环境——隔声间，供工人们休息或控制仪表。另外，可轮换作业，限制工人在高噪声环境工作的时间。

接触噪声作业的工人应定期重点检查听力，对出现听力下降者加以治疗观察，重者应调离噪声作业。休息时，应离开噪声环境，减少接触噪声的时间，可减轻噪声对人体的伤害。

职业性噪声耳聋或爆振耳聋患者应脱离噪声环境，按照《劳动能力鉴定　职工工伤与职业病致残等级》(GB/T 16180—2006)进行劳动能力鉴定。

七、煤矿生产主要环节的噪声控制

《煤矿作业场所职业病危害防治规定》规定：井工矿在通风机房室内墙壁、屋面敷设吸声体；在压风机房设备进气口安装消声器，室内表面做吸声处理；对主井绞车房内表面进行吸声处理，局部设置隔声屏；在巷道掘进中应使用液动凿岩机或凿岩台车；在采煤工作面应使用双边链条刮板输送机等措施控制噪声。

（一）通风系统噪声的控制

1. 电机噪声控制

电机噪声控制宜采用隔声措施，有以下几种可行的治理方案：

（1）安装全封闭固定式隔声罩。隔声罩采用钢板与吸声材料复合结构，罩壁设置进、出风消声器及观察窗，用低噪声风机强制通风散热。该方案的优点是隔声效果好，不影响电机正常运行，但占用固定场地，不便于电机检修，投资过高。

（2）安装局部固定式罩。电机轴向靠墙一端敞开,敞开一侧对应墙面上做局部吸声处理,吸收部分混响声。该方案的优点是不影响风机运行,利于电机通风散热,便于检修,但降噪效果稍差,投资较高。

（3）安装固定式隔声屏。在距离电机较近的一侧墙面上铺设足够大面积的吸声材料;其余三侧建一适当高度的 U 形隔声屏,隔声屏做成遮檐式。该方案的优点是不影响风机运行,利于电机通风散热,便于维修,工程投资低,但占用固定场地,隔声效果较差。

（4）安装组合式隔声屏。在电机上方设吸声吊顶,与风机相连一侧安装固定隔声屏;其余三侧设置活动式隔声屏,隔声屏下面安装万向轮。该方案的优点是使用灵活,不占用固定场地,拼装单元组装方便,不影响电机运行,投资一般,但降噪效果稍差。

（5）将电机房进行隔声处理。对室内混响不强的机房,安装空间吸声体,对门窗做简单隔声处理;对室内混响较强的机房,安装空间吸声体,加强隔声门、隔声窗。该方案的优点是隔声效果明显,能彻底消除机房噪声对环境的影响,但施工难度大,投资过高。

2．风机噪声控制

（1）风机房

风机房应独立设置,风机通过扩散筒与风道贯通。针对机壳及扩散筒所处位置以及噪声辐射特性,可采取隔声措施。机壳噪声控制有以下几种方案:

① 风机及扩散筒安装软质可折叠式隔声罩,将吸声材料制成锥状,朝向声源侧采用粗麻布,背向声源侧采用防雨帆布或人造皮革,中间填充吸声材料,覆盖于机壳和扩散筒表面。该方案的优点是省工省料,能满足降噪要求,但不便于检修,使用寿命短。

② 风机房与扩散筒分别设置隔声间,机房安装隔声门窗,扩散筒周围砌筑砖墙,顶部采用活动式钢筋混凝土预制板覆盖,并做密封处理,构成封闭式隔声间。该方案的优点是降噪效果显著,检修方便,施工简单,但土建工程量大,投资过高。

③ 风机房做隔声间处理,安装隔声门窗,扩散筒安装钢板与吸声材料复合结构的隔声罩。该方案的优点是降噪效果好,检修方便,但投资过高。

④ 风机房安装空间吸声体,扩散筒两侧设置砖混结构隔声屏。该方案的优点是施工简单,投资省,但降噪效果差。

（2）局部通风机

局部通风机的噪声控制主要采取以下措施:

① 合理选择低噪声的风机。

② 尽量把局部通风机安装在远离人员作业区。

③ 使用消声器。消声器是阻止声音传播而允许气流通过的一种器件,在通风机进、出气口管道上安装消声器可以大幅度降低风机噪声。矿井局部通风机所使用的消声器主要使用内附具有消声功能的矿物纤维材料。

3．风动工具噪声控制

煤矿井下常见的风动设备有凿岩机、风镐和风钻等,其噪声源主要是排气噪声和设

备振动噪声,其主要控制措施如下:

① 选用低噪声的风动工具。

② 在风动设备排气口安装消声器,以控制排气噪声。

③ 安装减振装置,以减少风动工具各部件相对运动时的冲击。

4.控制噪声传播的措施

掘进工作面端头气动掘进机产生的噪声不仅直接传入人耳,而且会通过岩壁反射在空气中传播,在部分区域又产生叠加效应;加之空气中含有的大量岩尘会增加空气容重,从而提高噪声的传播能力。因此,应采取以下技术措施来控制噪声传播:

① 采用湿式打眼,降低空气中的岩尘。

② 在打眼前向工作面端头 3~5 m 内的围岩上喷射吸声材料来吸收声能。

(二)采煤工作面噪声的控制

采煤工作面的主要噪声源是刮板输送机和采煤机。

刮板输送机的噪声主要来源于传动齿轮箱,在输送机中部,噪声起源于溜槽接头处与刮板的碰撞,当刮板输送机在运煤时,这种碰撞能大为缓解。空载时噪声随运行部件重量和速度的增加以及溜槽结合的不正和不平的增加而增加。因此,要想减弱刮板输送机的噪声,应尽量避免其空载运行。在保持一定的运输能力情况下,应选用最轻的链条和刮板,尤其是选用双边链条,链速应与适当的给煤量保持最低程度的稳定性。

采煤机的噪声是采矿机械防噪最难以解决的问题之一。实验研究表明,噪声强度随截齿速度加大和截深增加而增加,而且与功率有关。长壁工作面的大型面冲击刃型截齿的噪声强度最小,在具备宽齿距、大截齿和滚筒转速慢的条件下,有助于采煤和降低噪声。

(1)控制噪声源

减少机器设备本身的振动是控制噪声源的根本措施,如选择低噪声的设备,在设计上,通过减少激振力、隔离或阻止机械振动或改变零件结构以避免共振,通过优化传动方式,减少机械摩擦以控制噪声;在制造上,不断提高设备的加工精度和安装工艺水平来控制噪声;加强零部件保养,及时更换受损零件,不让零部件松动以减少噪声。

(2)控制噪声传播

控制噪声源可有效地降低噪声污染,在设备上安装隔声罩以隔噪;在机器下面垫以减振的弹性材料以减振;利用某些胶状材料刷到机器的表面以增加材料的内摩擦,消耗机器板面振动的能量以减振。

八、噪声个体防护用品

1.防噪用品的种类

防噪声用品主要包括耳塞、耳罩、防噪声帽等各种护耳器,最常见的是耳塞和耳罩。

(1)耳塞

耳塞是插入外耳道内或置于外耳道口处的护耳器。耳塞结构简单、形状小、重量轻、携带方便,使用时直接插入耳道。只要正确使用,耳塞可获得较好的声音衰减效果,有的还有语言传递功能。

成品的耳塞与人耳的适应性较差,因而戴起来不舒服,隔声效果也较差。为克服这一缺点,研究者研制了两种新耳塞:液态滴入、按耳道性状固化的硅橡胶耳塞;捏小后不马上恢复形状的 JT 型泡沫塑料耳塞。它们具有携带存放方便、降噪效果好的优点,并且能适合不同人的耳道,佩戴时感觉舒适。

（2）耳罩

耳罩是指能遮盖耳道并紧贴耳廓的护耳器,结构较为复杂,隔声效果较耳塞好,平均隔声值在 20 dB（A）以上,有的 A 级隔声值在 30 dB（A）以上。对于高噪声和 A 声级在 100 dB（A）的高频噪声,应佩戴耳罩。工业上用的防噪声耳罩由塑料壳、密封垫圈、内衬吸声材料和弓架四部分组成,只有当此四部分都设计选材适当,才能获得较好或理想的效果。

（3）防噪声帽

防噪声帽（盔）是保护听觉和头部不受损伤的防护用品,有软式和硬式之分。软式防噪声帽（盔）是由人造草帽和耳罩组成,耳罩固定在帽的两边,其优点是可以减少噪声通过颅骨传导引起的内耳损伤,对头部有防振和保护作用,隔声性与耳罩相同;硬式防噪声帽（盔）是由钢壳和内衬吸声材料组成的,用泡沫橡胶垫使耳边密封。使用时可与通话耳机同时使用,只有在高噪声条件下,才将帽（盔）和耳塞连用。

一个好的听力保护用品,无论是耳塞还是耳罩都应具备以下特点:① 与耳部的密合要好;② 能有效地过滤噪声;③ 佩戴时感觉舒适;④ 使用简便;⑤ 与其他防护用品如安全帽、口罩、头套等能良好地配合使用。

2. 防噪声用品的选用与使用

控制和预防噪声的危害,首先应从消除和控制噪声源和在噪声传播途径上降低噪声强度入手。对于从声源及传播途径上无法消除或控制的噪声,则需要在噪声接收点进行个体防护,常用的个体防护办法是在耳孔里塞上防声棉或佩戴防噪耳塞、头盔等防噪声护具。此外,应根据噪声声级选用适宜的护耳器,选用护耳器应注意:耳塞分有不同型号,使用人员应根据自己耳道大小配用;防噪声帽也按大小分号,戴用人员应根据自己头型选用。

在使用护耳器时,一定要使之与耳道（耳塞类）、耳廓外沿（耳塞类）密合紧贴,方能起到较好的防护效果。在佩戴耳塞或耳罩时,应针对不同防护用品,恰当选择,合理使用。

（1）耳塞的使用

佩戴耳塞应注意以下有关事项:

① 各种耳塞在插戴时,要先将耳廓向上提拉,使耳中腔呈平直状态,然后手持耳塞柄,将耳塞帽体部分轻轻推向耳道内,并尽可能地将耳塞体与耳中腔相贴合。但不要用劲过猛过急或插得太深,以自我感觉适度为止。

② 戴后感到隔声不良时,可将耳塞缓慢转动,至调整到效果最佳为止。如果经反复调整效果仍不佳时,考虑改用其他型号、规格的耳塞并反复试用,最后选择合适的。

③ 佩戴泡沫塑料耳塞时,应将圆柱体搓成锥形体后再塞入耳道,让塞体自行回弹,充塞满耳道。

④ 佩戴硅橡胶自行成形的耳塞,应分清左右塞,不能弄错;插入外耳道时,要稍作转动放正位置,使之紧贴耳中腔内。

(2)耳罩的使用

佩戴耳罩应注意以下相关事项:

① 使用耳罩时,应先检查罩壳有无裂纹和漏气现象,佩戴时应注意罩壳的方位,顺着耳廓的形状最好。

② 将连接弓架放在头顶适当位置,尽量使耳罩软垫圈与周围皮肤相互密合。如不合适时,应稍稍移动耳罩或弓架,调整到合适位置为止。

无论是戴耳塞还是耳罩,均应在进入有噪声作业点前戴好,工作中不得随意摘下,以免伤害鼓膜。如需摘下耳塞、耳罩,最好在休息时或离开噪声源后,到安静处再摘掉,使听觉逐渐恢复。

防噪声护耳器的防护效果,不仅取决于用品本身的质量好坏,还有赖于正确掌握使用方法,并养成坚持使用的习惯,才能收到实际效果。

护耳器使用后应存放在专用盒内,以免挤压、受热而变形。用后需要肥皂、清水清洗干净,晾干后再收藏。橡胶制的耳塞要撒滑石粉,然后存放,以免变形。

【案例 6-1】 为保证职工的身心健康,翟镇煤矿依据《职业病防治法》,认真做好煤矿职业病的预防工作,每年矿都拿出 50 多万元,作为特殊工种健康查体的专项资金。本着'提早检查、提前预防、及时治疗'的原则,如果职工检查出病情,矿将承担一切医疗费用。

翟镇煤矿在做好职工职业病防治的同时,也注重对噪声源的治理工作。该矿在重点生产岗位悬挂职业病危害警示标志牌板,对老化的矿山设备进行改造升级,减轻噪声污染。翟镇煤矿先后投资 78 万元,对南风井进行治理。对南风井机房噪声、机壳处噪声、扩散器出口处噪声分别进行了技术改造;将原风机更换成新的轴流式风机,并设计安装了吸声和隔声结构,安装 6 个隔声门,4 个隔声窗,机房天花板悬挂空间吸声顶 125 m²,墙面贴共振吸声体 200 m²,消除了机房的混响噪声。治理后的南风井机房值班室内噪声由 75 dB(A)降低至 54.1 dB(A),保障了职工的身心健康。

翟镇煤矿还开展了噪声治理专项活动。集中对原煤动筛车间、洗选厂精煤筛车间、主副井、矸石山绞车房、井下风机、泵房等场所进行设备改造和噪声源的治理,在各岗位修建了标准的隔音室;由矿工会牵头定期到井下和生产区队,对职工的劳动保护用品进行专项检查。

第二节 煤矿振动危害防治

一、振动的概念与分类

振动是指物体在外力作用下,以中心位置为基准呈往复振荡的现象。物体离中心位置的最大距离为振幅。单位时间内振动的次数称为频率,它是评价振动对人体健康影响的常用基本参数,单位为赫兹(Hz),每秒钟完成一次全振动为 1 Hz。

根据对人体的影响将振动分为全身振动和局部振动。

（1）全身振动

振动向身体传导时,一般是从支持身体的部位与振动体表面接触传入,如地面振动时可从站立者两足传入,坐着时振动由臀部或下肢传入,这种能传到全身的振动被称为全身振动。接触全身振动作业的主要是振动机械的操作工,如震源车的震源工、车载钻机的操作工、钻井发电机房内的发电工、拖拉机手等。

（2）局部振动

工人手持振动工具,在操作中工具的振动传到手、臂甚至肩,这种只能传到局部的振动称为局部振动或手传振动。局部振动作业主要是使用振动工具的各工种,如锻工、钻孔工、捣固工、研磨工及使用电锯、电刨作业的工种。

二、振动对健康的危害

适宜的振动有益于身心健康,但在生产条件下,作业人员暴露振动的强度大、时间长,对机体可以产生不良影响,甚至引起疾病。

1. 全身振动对机体的影响

全身振动使人感觉不舒适,产生疲劳、头晕、焦虑、嗜睡等。接触强烈的全身振动可能导致内脏器官的损伤或位移,周围神经和血管功能的改变,可造成各种类型的组织或生物化学的改变,导致组织营养不良,如足部疼痛、下肢疲劳、皮肤温度降低等。振动加速度还可使人出现前庭功能障碍,导致内耳调节平衡功能失调,出现脸色苍白、恶心、呕吐、出冷汗、头疼头晕、呼吸浅表、心率和血压降低等症状。

晕车晕船即属于全身振动性疾病。全身振动还可造成腰椎损伤等运动系统的不良影响。

2. 局部振动对机体的影响

局部振动是由手传递的振动,由于工作状态不同,振动可传递给一侧或双侧手臂,有时可传到肩部,长期持续使用振动工具能引起末梢循环、末梢神经和关节肌肉运动系统的障碍,严重时可患局部振动病。

3. 手臂振动病

手臂振动病是法定职业病,主要是由于局部肢体(主要是手)长期接触强烈振动而引起的。长期受低频、大振幅的振动时,由于振动加速度的作用,可使植物神经功能紊乱,引起皮肤外周血管循环改变,久而久之,可出现一系列病理改变。早期可出现肢端感觉异常、振动感觉减退。前期手部症状为手麻、手疼、手胀、手凉、手掌多汗、手疼,多在夜间发生;其次为手僵、手颤、手无力,多在工作后发生,手指遇冷即出现缺血发白,严重时血管痉挛明显。X 片可见骨及关节改变。如下肢接触振动,以上症状出现在下肢。

手臂振动病的典型表现是振动性白指,也是诊断本病的主要临床依据。振动性白指又称职业性雷诺现象,一般在受冷后,患指出现麻、胀、痛,并由灰白变苍白,由远端向近端发展,界限分明,可持续数分钟至数十分钟,再逐渐由苍白变潮红,恢复至常色。白指常见的部位是食指、中指和无名指的远端指节,严重者可累及近端指节,以至全手指变白,故有"死指"、"死手"之称。足趾阵发性变白的病例也有报道。振动的频率、振幅和加速度是振动作用于人体的主要因素,加速度增大,可使白指病增多。

三、煤矿作业中的振动源

煤矿作业中的振动主要来源于振动工具,常用的振动工具有以下几类:

（1）活塞式捶打工具,多以压缩空气为动力,如凿岩机、气锤、风铲机、捣固机和铆钉机等。

（2）固定轮转工具,多为固定装置,工人通过操作被加工的物体而暴露于振动,如砂轮机、抛光机、电锯、各种固定式研磨机等。

（3）手持转动工具,以压缩空气、电动机或引擎为动力,如手持研磨机、风钻、电钻、手摇钻、喷砂机、钻孔机、链锯(油锯)、金刚砂磨轮、清洁机、振动破碎机等。

采矿、运输过程中使用的大型设备如钻机、斗容电铲、载重自卸车推土机、破碎机,以及胶带运输过程中的转载站和驱动站,这些机械和设备在运转过程中都会产生程度不同的振动。

四、煤矿振动的控制

对振动危害的控制主要有以下措施:

1. 控制振动源

防止振动危害的最根本措施是控制振动源,可改革工艺过程,采取技术革新,通过减振、隔振等措施,减轻或消除振动源的振动。如用油压机或水压机代替气锤,以电焊代替铆接;在设备上设置动平衡装置,安装减振支架、减振手柄、减振垫层、阻尼层,减轻手持振动工具的质量;将振动设备的基础与基础支撑之间用减振材料(如橡胶、软木、泡沫乳胶等)、减振器(金属弹簧、橡胶减振器和减振垫等)隔振,减少振源的振动输出。

2. 限制作业时间和降低振动强度

减少手部和肢体直接暴露振动的机会,减少暴露振动的时间,可有效保护工人的健康。

3. 改善作业环境

低温会加剧振动伤害,因此应加强振动作业过程或作业环境中的防寒、保温措施,特别是北方寒冷季节的室外作业,必须有必要的防寒和保温设施。振动工具的手柄温度如能保持在体温左右,对预防振动性白指的发生和发作具有较好的效果。控制作业环境中的噪声、毒物、湿度能够从一定程度上减轻振动危害。

4. 加强工人防护

合理配备和使用个人防护用品如减振手套、减振鞋、减振座椅等,能降低振动危害的程度,其中最重要的是防止手指受冷。

5. 加强健康监护

工人应按规定进行就业前和定期的健康体检,对振动疾病早发现早治疗。

五、振动病的治疗处理

（1）根据病情进行综合性治疗。应用扩张血管及营养神经的药物治疗，中医药治疗并可结合采用物理疗法、运动疗法等。必要时进行外科治疗。

（2）加强个人防护，注意手部和全身保暖。

（3）观察对象一般不需调离振动作业，但应每年复查一次，密切观察病情变化；轻度手臂振动病调离接触手传振动的作业，进行适当治疗，并根据情况安排其他工作；中度手臂振动病和重度手臂振动病必须调离振动作业，积极进行治疗。

【**案例 6-2**】　李某，某矿汽车司机，驾龄十五年。每当他离开驾驶座后，都会感到浑身一阵阵的疼痛。经检查，他患有严重的振动病，手指就算离开了方向盘，仍会不由自主地乱动，还有高血压、胃溃疡、腰椎间盘突出、颈椎病等疾病。

【**案例 6-3**】　2004 年，新疆某煤矿对手臂振动病进行调查，对比检查 245 名从事风动工具作业的工人（接振组）和 258 名不使用风动工具的井下作业工人（对照组）。结果发现接振组的手僵、手痛、手颤、手无力、手麻等手部症状明显高于对照组；心电图改变高于对照组，尤其以窦性心动过缓明显；水复温试验、痛觉检查异常明显高于对照组。调查结论显示，接振作业的工人以手部症状明显，长期接触风动工具的工人末梢循环、末梢神经障碍发生明显。

第七章 煤矿高温危害防治

一、高温与高温作业的概念

根据环境温度及其和人体热平衡之间的关系,通常把 35 ℃以上的生活环境和 32 ℃以上的生产劳动环境称为高温环境。而在湿度较高(相对湿度 80％以上)的工作场所,温度在 30 ℃以上即被视为高温环境。

在高气温或同时存在高湿度或强热辐射的不良气候条件下进行的生产劳动,统称为高温作业。按气候条件特点,高温作业可以分为:

(1)高温强热辐射作业:即在作业环境中存在高气温、强热辐射,而湿度较低。多数高温作业均属于这种类型,如冶金工业的炼焦、炼铁、炼钢作业,机械工业中的铸造、轧钢、热处理作业等。

(2)高温、高湿作业:即在作业环境中气温和湿度都很高,而热辐射不强烈。井工煤矿中,因地热、煤层产热、空气的压缩热以及水分的蒸发,因而作业环境属于高温、高湿环境。

【案例 7-1】 平顶山矿区属于地热背景高热流区,大地热流密度高,全区平均为1.7个热流单位;地温梯度平均达到 3.2～3.5 ℃/100 m。随着矿井生产强度的加大和开采水平的延深,地温随之升高,导致采掘工作面的温度越来越高。全公司各矿井的统计资料显示,已形成热害(超过《煤矿安全规程》规定的 26 ℃)的采掘工作面占工作面总数的 47.2％,其中工作面风温超过 30 ℃的达到 20％。平煤四矿丁九采区热害更为严重,曾发生过中暑晕倒人的事故。

二、高温作业对健康的危害

高温可使作业人员感到热、头晕、心慌、烦、渴、无力、疲倦等不适感,情况严重时,就会导致中暑。中暑是受热作业而发生的一种急性疾病的统称,是我国法定职业病。

实际中,常按临床表现将中暑分为先兆中暑、轻症中暑和重症中暑三种。

(1)先兆中暑。指在高温作业场所劳动过程中,作业人员有轻微头晕、头疼、眼花、耳鸣、心悸、恶心、四肢无力、注意力不集中、动作不协调等症状,体温正常或略有升高,但尚能勉强支持工作。如能及时离开高温环境,经休息短时间内症状可消失。

(2)轻症中暑。除先兆中暑的症状外,还有面色潮红、皮肤灼热、体温升高至 38 ℃以上,也可伴有恶心、呕吐、面色苍白、脉率增快、血压下降、皮肤湿冷等早期周围循环衰竭表现。作业人员脱离高温环境,经短时间休息,症状可在四五小时内消失,并能恢复工作。

(3)重症中暑。除以上症状外,还有热痉挛、腹痛、高热昏厥、昏迷、虚脱或休克表现。

三、煤矿高温的监测

《煤矿作业场所职业病危害防治规定》规定：进行高温监测时，作业场所无生产性热源的，选择 3 个测点，取平均值；存在生产性热源的，选择 3～5 个测点，取平均值。作业场所被隔离为不同热源环境或通风环境的，每个区域内设置 2 个测点，取平均值。常年从事高温作业的，选择在夏季最热月测量；不定期接触高温作业的，选择在工期内最热月测量；作业环境热源稳定时，每天测 3 次，工作班开始后及结束前0.5 h 分别测 1次，工作班中间测 1 次，取平均值。

测定空气温度的常用仪表有液体温度计、热电偶和半导体数字温度计等，湿度测量仪表有通风干湿表、电湿度计等。

四、煤矿高温的控制

《煤矿作业场所职业病危害防治规定》规定：煤矿生产矿井采掘工作面的空气温度不得超过 26 ℃，机电设备硐室的空气温度不得超过 30 ℃；当空气温度超过上述要求时，必须缩短超温地点工作人员的工作时间，并给予高温保健待遇。采掘工作面的空气温度超过 30 ℃、机电设备硐室的空气温度超过 34 ℃时，必须停止作业。

造成矿井高温热害的主要因素有地热、采掘用机电设备运转放热，运输中的矿物和矸石放热以及风流压缩放热等。随着煤矿生产机械化程度的提高和开采深度的增加，加之通风不良，矿井高温高湿等热害问题愈来愈突出，热害已经成为矿井自然灾害之一。

矿井热害的防治技术措施主要包括通风降温、矿内冰冷降温和矿内空调的应用等。

1. 通风降温

《煤矿作业场所职业病危害防治规定》规定：应当实行通风降温，采取减少风阻、防止漏风、增加风机能力、加强通风管理等措施保证风量，并采用分区式开拓方式缩短入风线路长度，降低到达工作面风流的温度。

（1）合理的通风方式

按照矿井地质条件、开拓方式等选择进风路最短的通风系统，可减少风流温升。在一般情况下，对角式通风系统的降温效果要比中央式的好。

（2）改善通风条件

增加风量，提高风速，可以使巷道壁对空气的对流散热量增加，风流带走的热量随之增加，而单位体积的空气吸收的热量随之减少，使气温下降。与此同时，巷道围岩的冷却圈形成速度又得到加快，有利于气温缓慢升高。此外，适当加大工作面的风速，还有利于人体对流散热。

在可能的条件下，可以采用采煤工作面下行风流，使工作面运煤方向和风流方向相同以及缩短工作面的进风路线等措施。实践证明，采用这些措施，有利于降低工作面的气温。

另外，采煤工作面的通风方式也影响气温。在相同的地质条件下，由于 W 形通风方式比 U 形和 Y 形能增加工作面的风量，所以降温效果较好。

（3）调热巷道通风

利用调热巷道通风一般有两种方式：一种是在冬季将低于 0 ℃的空气由专用进风道通过浅水平巷道调热后再进入正式进风系统。在专用风道中应尽量使巷道围岩形成强冷却圈，若断面许可还可洒水结冰，储存冷量。当风温向零度回升时，即予关闭，待到夏季再启动。另一种方式是利用开在恒温带里的浅风巷做调温巷道。

（4）其他通风降温措施

采用下行风对降低采煤工作面的气温有比较明显的作用。

对于发热量较大的机电硐室，应有独立的回风路线，以便把机电设备产生的热量直接导入采区的回风流中。

在局部地点使用水力引射器或压缩空气引射器，或使用小型局部通风机，以增加该点风速也可起到降温的作用。向风流喷洒低于空气湿球温度的冷水也可降低气温。

2. 矿内冰冷降温

矿井降温系统一般分为冰冷降温系统和空调制冷降温系统，其中，空调制冷降温系统为水冷却系统。所谓冰冷降温系统，就是利用地面制冰厂制取的粒状冰或泥状冰，通过风力或水力输送至井下的融冰装置，在融冰装置内，冰与井下空调回水直接换热，使空调回水的温度降低。

3. 矿内空调的应用

局部热害严重的工作面应采用移动式制冷机组进行局部降温；非空调措施无法达到作业环境标准温度的，应采用空调降温。

【案例 7-2】 新郑煤电公司位于新郑市辛店镇境内，设计生产能力 300 万吨/年，服务年限 53.3 年。该矿区气候为大陆性气候，7 月气温最高，平均温度 27.3 ℃，尤以 7、8、9 月气候潮湿和炎热。11206 首采区形成之后，2010 年 8 月对该工作面的实测温度，最高达 31.4 ℃，已远远超出《煤矿安全规程》规定。

为此，该矿采取了以下措施：① 增加风量；② 因 11206 工作面回采期间地温较高，就将上行通风改为下行通风；③ 在继续增大风量降温效果不明显后，采用井下制冷设备对 11206 工作面进行局部降温。

降温效果：工作面温度降低到 25 ℃左右，平均 24.6 ℃；运输巷温度依然较高，均在 26～29 ℃，但整个风流路线温度均降到了 30 ℃以下。

五、防治高温危害的保健措施

在使用相关技术措施控制井下高温的同时，还需采取一些保健措施，以保证个人身体的健康。

1. 营养保健

（1）合理补水

高温条件下作业，工人排汗较多，且随排汗体内盐分丢失。如果光大量喝水，不但不能缓解症状，还可能诱发中暑。正确的做法是饮水和补盐同时进行。

及时补充与出汗量相等的水分和盐分，最好的办法是供给含盐饮料。饮料的含盐量以 0.15%～0.2% 为宜，饮水方式以少量多次为宜，暴饮会加重心脏、肾和肠胃的负担,又促使大量排汗。含盐饮料可选用盐开水、盐汽水及盐茶等,不含盐饮料可选用白开水、茶水、柠檬酸水,或由酸梅糖浆、陈皮糖浆、山楂糖浆等配成饮料。饮料的配置、冷却、运输及供应均必须加强卫生管理,防止污染。饮料温度以 10 ℃左右为宜。

随汗排出的还有钾、钙和镁等,其中钾最值得注意。长期缺钾的人员,在高温条件下最易中暑,故对高温作业人员要注意补钾,以提高机体耐热能力。补充钾盐可用氯化钾片,每片含有钾 205 毫摩尔,每天 2 片,可补充 4 L 汗液损失的钾。

（2）加强营养

在高温环境下劳动时,能量和蛋白质消耗增加,维生素 B1、B2、C、A 的需要量增加,所以应选择高热量、高蛋白、高维生素膳食。

2. 加强个人防护

高温环境下作业,工人的工作服应宽大、轻便且不妨碍操作,宜采用质地结实、耐热、导热系数小、透气性能好并能反射热辐射的织物。要根据不同工作需要,配备工作帽、防护眼镜、面罩、手套、鞋帽、护腿等个人防护用品。

3. 加强医疗防护工作

工人在就业前和入暑前应进行体格检查,凡有心血管系统疾病、持久性高血压、溃疡、活动性肺结核、肺气肿、肝病、肾病、明显的内分泌疾病（如甲状腺功能亢进）、过敏性皮肤瘢痕者,均不宜从事高温作业。

六、中暑急救要点

（1）中暑应以预防为主,一旦发现中暑先兆或中暑表现,立即将病人移到通风、阴凉、干爽的地方,如走廊、树荫下等。

（2）病人半仰卧位,解开衣扣,脱去或松开衣服。如衣服被汗水湿透,应更换干衣服,同时用电扇或扇子扇风,以帮助散热。有条件时,在空调房间内降温。

（3）尽快降低体温到 38 ℃以下。

① 可在病人头部、腋下、腹股沟等处用凉湿毛巾冷敷。

② 可用温水或酒精对其进行全身擦浴。

③ 让病人冷水浸浴 15～30 min,体温可降到 38 ℃以下。

④ 可让病人饮服绿豆汤或淡盐水、西瓜水等解暑。

（4）可给病人服用人丹、藿香正气水等药物治疗。

（5）经上述处理,如果病人未恢复,应尽快送往医院救治或者边降温边送医院。

第八章　职业危害因素检测与评价

第一节　粉尘的检测与评价

生产性粉尘是指能较长时间飘浮在生产环境空气中的固体微粒。劳动者长期反复接触一定量的生产性粉尘可引起致肺纤维化作用，对人体健康产生危害。工作场所空气中粉尘的检测是职业危害因素检测的一个重要方面，检测工作包括粉尘样品的采集和样品分析两个方面。

一、粉尘浓度测定的目的

煤矿开展粉尘检测工作，目的是贯彻落实国家职业卫生安全法律、法规，预防、控制和消除煤矿粉尘危害，保护煤矿工人身体健康和安全。其主要目的包括以下几个方面：

（1）通过对煤矿的粉尘检测可以了解和评价工作场所粉尘污染水平，为煤矿制定防尘措施提供依据。

（2）粉尘检测的结果可以用于研究接尘工人接触粉尘的剂量与工人健康的关系，为煤矿尘肺病的防治和制定、修订国家粉尘卫生标准提供参考依据。

（3）粉尘检测和粉尘检测资料是各级煤矿安全监察机构及其他管理部门监察、监督煤矿职业病危害防治工作及贯彻实施国家有关安全卫生法律、法规和执行国家粉尘浓度标准的重要依据。

二、粉尘浓度测定分类

1. 按计量单位分类

（1）质量浓度：是指用粉尘采样器抽取一定体积的含尘空气，粉尘被阻留在已知质量的滤膜上，用天平称取采样后的滤膜质量，求出粉尘质量，计算单位体积空气中粉尘的质量（即浓度），浓度单位为 mg/m^3。

（2）计数浓度：是指用粉尘采样器抽取一定体积的含尘空气，粉尘被阻留在滤膜上，滤膜经滴加透明剂处理后，再用相差显微镜进行纤维计数，计算单位体积空气的纤维数量（即计数浓度），浓度单位为 f/mL（f 表示纤维）。此计数浓度仅适用于石棉浓度的测定。

2. 按粉尘粒径范围分类

（1）总粉尘浓度：是指只用总粉尘采样仪器采样，所测得的粉尘质量浓度。

（2）呼吸性粉尘浓度：是指只用呼吸性粉尘采样仪器采样，所测得的粉尘质量浓度。

3. 按采样点是否固定分类

（1）定点粉尘浓度：是指由测尘人员在选定的采样点架设粉尘采样仪器采样，所测得的粉尘浓度。

（2）个体粉尘浓度：是指由选定的接尘工人佩戴个体粉尘采样器，在作业的同时进行采样，所测得的粉尘浓度。

4. 按采样持续时间分类

（1）短时间接触浓度：是指用短时间粉尘采样仪器定点采样，采样持续时间为 15 min（接触时间不足 15 min 时，采样持续时间与接触时间相同）所测得的粉尘浓度。短时间接触浓度所对应的职业接触限值为短时间接触容许浓度。

（2）8 h 时间加权平均浓度：是指用个体粉尘采样器（或工班粉尘采样仪器）一次连续采样一个工班或在选定的采样点用短时间粉尘采样器进行一个工班内分时段不连续多次采样，所测得的时间加权平均浓度。8 h 时间加权平均浓度对应的职业接触限值为时间加权平均容许浓度。

三、粉尘浓度测定仪器

根据粉尘浓度测定仪器的不同特点其有多种分类方法，一般分为短时间粉尘采样器、个体粉尘采样器和快速直读测尘仪三大类。另外，还有一种工班粉尘采样器，采取定点架设采样，可连续检测一个工班的粉尘浓度，有的可存储一个工班内粉尘浓度波动情况。这种采样器，国外比较常用，我国很少使用。按所采集粉尘的粒径范围又可分为总粉尘采样器和呼吸性粉尘采样器两种类型。目前煤矿常用的多为短时间粉尘采样器和个体采样器。煤矿井下作业场所具有空间狭小、湿度大、空气中含有可爆炸的煤尘和瓦斯气体等特点，所以用于煤矿粉尘浓度测定的仪器，除要符合地面场所使用的粉尘浓度测定仪器的基本要求外，还要具备防爆、防潮、防振、可充电的特性。

（一）呼吸性粉尘分离曲线的特点

1. 空气动力学直径

国外学者研究表明，由于作业场所空气中粉尘的几何形状和密度各不相同，粉尘在呼吸道沉着与粉尘颗粒的几何直径（在显微镜下测得的投影直径）并无明显的相关性，而与其空气动力学直径（或称为空气动力学等效直径）密切相关。所谓空气动力学直径，是指某一种粉尘粒子，不论其直径大小、密度及几何形状，只要在空气中的沉降速度与一种密度为 1 g/cm³ 的球形粒子的沉降速度一样时，则这种球形粒子的直径可作为该粉尘粒子的空气动力学直径。通过对球形粒子的实验研究，得出以下结论：空气动力学直径 D_n 等于粒子几何学直径 D_p 乘以粒子的密度 ρ 的平方根，即 $D_n = D_p\sqrt{\rho}$。由公式可见，如果某种球形粒子的密度为 1 g/cm³，那么其空气动力学直径等于这种球形粒子的几何学直径。从理论上来讲，只要测算出某一不规则粉尘粒子的等体积球形和该种粉尘的密度，就可用此公式计算出这一粒子的空气动力学直径。空气动力学直径具有以下特征：

（1）同一空气动力学直径的尘粒，在空气中具有相同的沉降速度和悬浮时间。

（2）同一空气动力学直径的尘粒，趋向于沉降在人体呼吸道的相同部位。

（3）同一空气动力学直径的尘粒，在透过滤料、旋风器和其他除尘装置时，具有相同的概率。

（4）同一空气动力学直径的尘粒，在进入粉尘采样器时具有相同的概率。

不同空气动力学直径粒子的沉降速度见表 8-1。

表 8-1　　　　　　　　　　　　　不同空气动力学直径粒子的沉降速度

空气动力学 直径/μm	沉降速度 /(cm/s)	空气动力学 直径/μm	沉降速度 /(cm/s)
0.1	0.000 037 1	10	0.05
0.2	0.000 227	20	0.306
0.4	0.000 685	40	5
1	0.003 9	100	25
2	0.011		

2. 呼吸性粉尘分离曲线

20 世纪中叶，英、美等国家开始开展粉尘在肺泡区的沉降规律的研究，由此绘制出呼吸性粉尘分离曲线。1952 年英国医学研究委员会（BMRC）绘制出呼吸性粉尘采样器分离特性曲线，即 BMRC 曲线，简称 B 曲线。1961 年美国原子能委员会（AEC）绘制出呼吸性粉尘分离特性曲线，即 AEC 曲线；1968 年美国政府工业卫生协会（ACGIH）对 AEC 曲线稍加修改，绘制出 ACGIH 曲线，简称 A 曲线。将呼吸性粉尘空气动力学直径定为 10 μm 以下，空气动力学直径为 3.5 μm 的粉尘的沉积效率为 50%，空气动力学直径小于等于 2.0 μm 的粉尘的沉积效率为 90%。呼吸性粉尘分离特性曲线和肺泡沉积特性曲线如图 8-1 所示。

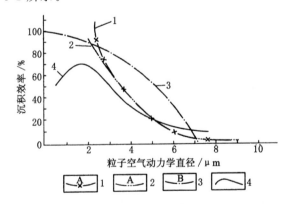

图 8-1　呼吸性粉尘分离特性曲线和肺泡沉积特性曲线

1——AEC 曲线；2——ACGIH 曲线；3——BMRC 曲线；4——肺泡沉积特征曲线

将呼吸性粉尘分离特性曲线作为采样标准线（表 8-2），用于研制和鉴定（新产品定型鉴定）呼吸性粉尘采样器。北京、重庆、太原等地已有单分散气溶胶分散装置，依据采样标准曲线，一般确定 5 个粒子直径鉴定点。按照鉴定点直径使该装置发出单一空气动力学直径的标准粒子，以此来鉴定采样器的分离装置（呼吸性粉尘采样头）对 5 种不同直径标准的粒子的沉积效率是否符合采样标准曲线。

表 8-2　　　　　　　　　　　呼吸性粉尘采样标准曲线的分离特性

分离特性	B 曲线										A 曲线				
空气动力学直径/μm	2.2	3.2	3.9	4.5	5.0	5.5	5.9	6.3	6.7	7.1	$\leqslant 2$	2.5	3.5	5.0	10.0
预捕集器捕集效率/%	10	20	30	40	50	60	70	80	90	100	10	25	50	75	100
沉积效率/%	90	80	70	60	50	40	30	20	10	0	90	75	50	25	0

目前，得到国际标准化组织承认和推荐使用的采样标准曲线是 B 曲线和 A 曲线。在这两条曲线中，选取任何一条都是合适的，但是一个国家应该有一个统一的标准，特别是在制定呼吸性粉尘浓度标准时，确定呼吸性粉尘采样标准曲线是前提条件。我国与世界上很多国家都采用了 B 曲线，这样有利于我国在测尘、防尘肺研究方面的国际学术交流。

B 曲线规定的呼吸性粉尘是指空气动力学直径在 7.07 μm 以下，且空气动力学直径为 5 μm 时沉积效率为 50% 的粉尘。根据 B 曲线研制的呼吸性粉尘采样器具有下列粒子分离特性：

$$P = \frac{D^2}{D_0^2} \quad (D \leqslant D_0^2)$$

$$P = 0 \quad (D \leqslant D_0)$$

式中　P——透光率；

　　　D——粉尘空气动力学直径，μm；

　　　D_0——7.07 μm。

（二）短时间粉尘采样器

短时间粉尘采样器是一类连续工作时间不少于 100 min 的计重粉尘采样器。它具有采样流量大，短时间内可采集较大粉尘量的特点，适用于定点粉尘浓度采样。

1. 工作原理

通过抽气泵抽取一定体积的含尘空气，经过已称量的滤膜，将粉尘阻留在滤膜上，根据采样后滤膜的粉尘增量，计算出作业场所空气中的粉尘浓度。粉尘浓度按式（8-1）计算：

$$C = \frac{m_2 - m_1}{Q t} \times 100\% \qquad (8-1)$$

式中　C——粉尘浓度，mg/m³；

m_1——采样前滤膜的质量，mg；

m_2——采样后滤膜的质量，mg；

Q——采样流量，L/min；

t——采样时间，15 min。

2．基本结构

根据过滤原理制成的采样器，一般由采样头、滤膜、流量计、电机、抽气泵、电源、稳流装置、计时器等部分组成。

（1）采样头。

用于测定总粉尘浓度的采样头，结构简单，内装一张滤膜，采样时进入采样头进气口的悬浮粉尘，全部被这张滤膜所阻留。而测定呼吸性粉尘浓度的采样头（分离装置），一般由两级结构组成，第一级为预捕集器，第二级为滤膜捕集器。采样时进入呼吸性粉尘采样器分离装置的悬浮粉尘，其中的细小尘粒（A 曲线小于 10 μm 者，B 曲线小于 7.1 μm 者）只有一部分能透过预捕集器而沉积在第二级滤膜上，粒径越小，沉积效率越高，这部分粉尘即为呼吸性粉尘。另一部分没透过的细小尘粒与全部较大的尘粒（A 曲线大于等于 10 μm 者，B 曲线大于等于 7.1 μm 者）则被预捕集器捕集。被预捕集器捕集的粉尘即为非呼吸性粉尘。

可测定呼吸性粉尘浓度的采样头（分离装置）有水平淘析式、旋风分离式和掩击式3 种。

水平淘析式分离装置的预捕集器是由多层平行薄板构成的若干水平狭缝。采样时，将采样器水平架设。当含尘空气通过狭缝时，非呼吸性粉尘被预捕集器捕集。而呼吸性粉尘则通过气流透过狭缝后沉积在滤膜捕集器的滤膜上。此种分离装置国内很少采用。对采样头的设计一般有以下要求：

① 入口（流速）直径的要求。

② 呼吸性粉尘采样头的粉尘分离特性应符合呼吸性粉尘分离标准曲线——A 曲线和 B 曲线。

③ 气密性要合格，质量要轻。

（2）测尘滤膜。

① 对滤膜的要求。

无论是总粉尘浓度还是呼吸性粉尘浓度的测定，都要有一级滤膜阻尘。对滤膜一般有如下要求：

a. 阻尘效率应符合《工作场所空气中粉尘测定》（GBZ/T 192—2007）的规定。

b. 阻力要小，以减少抽气泵的负载，节省用电。

c. 厚度均匀，质量要小，以减小称量误差。

d. 憎水性要强，在湿度较大的场所使用，易于干燥。

e. 韧性要好，以防破裂，特别在采样器抽气流量大或环境湿度大时更应符合这一要求。

f. 粉尘样品需要作理化分析时，采样所用的滤膜应符合理化分析的要求。

② 几种常用的滤膜。

a. 过氯乙烯纤维滤膜。这种滤膜在我国常用,阻尘效率达 99% 以上,阻力较小,一般采用抽气动力即可使用。质量小,憎水性强,韧性好,易干燥,可被醋酸丁酯等有机溶剂溶解,便于粉尘分散度等分析。

40 mm 直径的滤膜,最大容尘量为 10 mg,否则粉尘容易脱落,影响测尘结果。有时为采集较大量的总粉尘样品可使用直径为 75 mm 的滤膜,将其折成漏斗状采样,可大大提高容尘量。

b. 聚丙烯纤维滤膜。近年来,许多矿山企业和粉尘检测技术机构在使用聚丙烯纤维滤膜测尘。

c. 微孔滤膜。这种滤膜在国外常用,阻尘效率高,有不同孔径的滤膜用于不同目的的分析,如 0.5 μm 滤膜可用于粉尘中微量元素分析,0.8 μm 或 1.2 μm 滤膜用于石棉纤维计数(用相差显微镜)。

d. 玻璃纤维滤膜。这种滤膜国内外均有应用,阻尘效率高,阻力也大。当作业场所空气温度大于 55 ℃时,过氯乙烯等化学纤维滤膜已不适用,可改为玻璃纤维滤膜。

无论选用何种滤膜,都应是符合测尘方法标准的规定并经质检机构检验合格的滤膜。

(3) 流量计。

目前粉尘采样器上所用的流量计大部分都是玻璃转子流量计。该流量计是由一个锥形玻璃管和转子(浮子)组成的。锥形玻璃管上粗下细,有的中间还有一根起稳定作用的固定杆。

转子流量计指示的是瞬时流量,当气流不稳(或有脉动气流)时,指示的是峰值,此时指示流量高于实际流量。20 世纪 80 年代,国内研制的采用薄膜泵的粉尘采样器就存在这一问题。

流量计转子的形状有球形、T 字形等。应注意不同转子流量计的读数位置,一般应读取转子(浮子)最大直径处所指示的流量值。

(4) 抽气泵。

① 抽气泵的性能要求。

抽气泵是采样器的主要部件,对其性能一般有如下要求:

a. 采样流量平均无波动,若有脉动气流,应加稳流装置消除。

b. 具有一定的负载能力,应不低于 200 Pa。

c. 应使采样头入口流量达到设计要求,采样流量一般在 15～40 L/min 之间。

d. 使用寿命在设计抽气流量下不低于 1 000 h。

② 抽气泵的种类。

目前采样的抽气泵主要有以下几种:

a. 薄膜泵。泵体多采用铝合金制成,由皮碗、轴杆等组成。其优点是结构简单,易制造,价格便宜,耗电量小;可通过调节轴杆长度改变抽气流量;易于维修。缺点是有脉动气流(可采用双泵结构或加稳流装置来解决);皮碗(薄膜)易老化,影响使用寿命;

有阀漏,降低了抽气效率。

b．刮板泵。泵内有一偏心轴,上有至少3个刮板。其优点是抽气效率高,负载能力大,噪声小,气流平稳。缺点是制造工艺比较复杂,制造成本较高,耗能大,维修有一定困难。

c．扇叶泵。优点是流量比较稳定。缺点是负载能力差。

（5）电机与电源。

电机寿命一般为2 000～5 000 h。电源使用单一的交流电源、直流电源或交直电流两用电源。煤矿用粉尘采样器一般为直流电源,使用的充电电池一般为镍镉电池组,电池组必须符合防爆要求,使用前后均应充足电。

（6）稳流装置。

各种抽气泵都会产生不同的脉动气流,因此都必须采取措施消除脉动气流。目前一般是在抽气泵前加装一个稳流盒或者将抽气泵与稳流盒设计为一体形式。

（7）计时器。

我国生产的短时间粉尘采样器所配的计时器一般是在采样前设定采样时间,采样器采样时计时器倒计时,当计时器显示为"0"时,采样器自动停止采样。

3．常见故障及维修

（1）采样器不工作:检查电源开关;用万用表检查电池电压,若电池电压正常,检查电路连接是否断开;检查电机是否烧坏。

（2）电机工作,但调不到规定的采样流量:检查电池电压是否偏低;流量调节电位器是否故障;气路是否堵塞或皱折;电机碳刷是否使用时间过长而失效。

（3）电机工作,但无流量:检查气泵与流量计连接管是否脱落;气泵或阀片是否损坏。

（4）计时器不工作:检查连接线是否断开;检查计时器是否损坏。

（5）电池充不上电:检查电池电压,是否过放电;检查充电插头是否有输出电压;检查充电器内部电路是否有故障。

维修注意事项:严禁在煤矿井下拆卸和维修粉尘采样器;粉尘采样器应有专业人员维修;电路系统的维修不得改变原有防爆性能;维修后须重新计量检定,合格后方可继续使用。

（三）个体粉尘采样器

个体粉尘采样器是一类连续工作时间不少于8 h的计重粉尘采样器。它具有采样流量小,体积小和质量轻的特点。其一般适用于工班个体粉尘浓度测定,由选定的从事粉尘作业人员佩戴,边工作边采样。

1．工作原理

用气泵抽取一定体积的含尘空气,粉尘经预捕集器分离后,呼吸性粉尘被阻留在已知质量的滤膜上,根据采样后滤膜的粉尘增量,计算出作业场所空气中呼吸性粉尘的浓度。

2. 基本结构

不同型号的个体粉尘采样器的结构虽有差异,但大部分都是由采样头、抽气泵、电机、稳流装置、电源、计时器等部分组成,有的带有流量计。

(1)采样头。

个体粉尘采样器配用的采样头为呼吸性粉尘采样头(分离装置),由两级组成。第一级为预捕集器,冲击板、悬浮体和锥形管均为预捕集器,采集非呼吸性粉尘;第二级为滤膜捕集器,采集呼吸性粉尘。采样头的结构形式主要有3种,即旋风式、撞击式和向心式。

对采样头的基本要求:一是粉尘分离效率应符合粉尘采样标准曲线的要求;二是气密性好;三是质量轻,易于固定。

个体粉尘采样器的采样头第二级采用滤膜阻尘。在选择滤膜时应考虑以下几方面的要求:滤膜的阻尘效率要高;滤膜的阻力要小;滤膜的质量要轻;憎水性及韧性要强;要易于灰化。

(2)抽气泵。

个体粉尘采样器的抽气泵流量一般为 1.5~3.0 L/min。在选择抽气泵时应考虑以下几个方面:一是流量稳定,若有脉动气流,应加稳流装置;二是应使采样头入口流量达到设计要求;三是有一定的负载能力,要求当采样头入口阻力为 1 000 Pa 时,采样流量相对额定流量变化范围应小于±5%。个体粉尘采样器常选用薄膜泵、叶片泵作为抽气泵。

(3)流量计。

个体粉尘采样器采用的流量计一般为玻璃转子流量计。主机内有的带流量计,有的不带流量计而需另外配流量计。研究人员对个体粉尘采样器是否应安装流量计有不同看法,一种认为采样器属工作计量器具,没有流量计就无从观察流量;另一种认为流量计不用装在主机上,因为不可能让佩戴者随时调节流量,只要在实验室采样前将流量标定好即可。但不管主机内是否装有流量计,采样流量都应符合设计要求并保持稳定。

(4)稳流装置。

对于产生脉动气流的抽气泵,必须采取消除脉动气流的技术措施。目前多在抽气泵前增加一个稳流盒或与泵设计为一体的缓冲装置。装上稳流盒后,泵的抽气阻力增加,电机的功率也要相应提高。

(5)计时器。

个体粉尘采样器由作业人员随身携带,跟班连续采样,因此应装有计时器。计时器应具有以下功能:

① 采样器计时器与采样同步,即计时器与抽气泵的微电机使用同一个工作开关。

② 应具有存储或累计采样时间的功能。

③ 具有调零、复位功能。

④ 能满足国家有关计时器的标准要求,并具有防潮、防震等性能。

⑤ 操作简单,性能稳定。

(6)微电机和充电电池。

微电机的寿命一般应为 2 000～5 000 h。配备的电池应为高能量、防爆充电电池，充电后能满足一个工班的采样时间要求。

（7）充电器。

配套的充电器要安全可靠，具有防止过充电的保护功能。

3．常见个体粉尘采样器的类型

根据采样头分离粉尘的原理不同，将国内生产的个体粉尘采样器分为旋风式、惯性撞击式和向心冲击式 3 种类型。

（1）旋风式个体粉尘采样器。

旋风式个体粉尘采样器的采样头是旋风式分离装置。旋风式分离装置是利用离心力将非呼吸性粉尘甩向管壁而捕集，呼吸性粉尘由中心管排出被滤膜捕集，即当含尘空气进入旋风式分离装置后，产生旋转气流，由于离心力和重力作用，非呼吸性粉尘落在下部的集尘罐内，呼吸性粉尘随气流运动被阻留在滤膜上。美国 MSA 国际公司生产的 MSA-Monitare-S 型，我国研制生产的 ACGT-2、AKFC-92 型及 FGC-93X 型个体粉尘采样器，均采用旋风式分离装置。其中，AKFC-92G 型采样器的特点是抽气泵为薄膜泵，采用双泵体结构，泵前加稳流盒，流量稳定。主机内装有小玻璃转子流量计。

（2）惯性撞击式个体粉尘采样器。

惯性撞击式个体粉尘采样器用惯性撞击式分离装置。当含尘空气进入采样头后，由于惯性作用，通过进气口的非呼吸性粉尘就撞击在涂有硅油的冲击板上面，经预捕集器分离后的呼吸性粉尘则沉集在滤膜上。

（3）向心冲击式个体粉尘采样器。

向心冲击式个体粉尘采样器的采样头为向心式分离装置，是根据惯性冲击原理设计的。当含尘空气进入采样头后，由于受惯性的作用，非呼吸性粉尘进入锥形管嘴内，收集在第一级滤膜上，呼吸性粉尘随气流运动，被阻留在第二级滤膜上。国产的 CFX-2F 型防爆式可吸入粉尘个体粉尘采样器就是这种采样器。其特点是抽气装置采用薄膜泵体与缓冲盒连为一体的设计方法，保证采样流量稳定、准确。

4．个体粉尘采样器的使用

个体粉尘采样器的使用步骤如下：

（1）采样头的准备。将清洗干净的采样头装上采样滤膜，用连接管与主机连接牢固。

（2）流量校正。采样器在使用前，应将采样流量调至使用说明书规定的流量，一般为 2 L/min。

（3）采样。采样人员佩戴采样器并将采样头固定在胸前工作服上，然后打开主机电源开关采样，同时计时器从 00:00 开始累积计时。采样结束，计时器停止计时，并保存累计采样时间。

（4）采样结束。采样结束后，将载尘滤膜从采样头中取出，对折两次后装入原来滤膜袋中，再放入干燥器内干燥。

（5）采样器充电与采样头处理。每次采样结束后，要在地面上将采样器充足电，并用酒精棉球对采样头各部件进行擦拭，晾干后组装备用，不得将采样头加热干燥。

5．常见故障及处理

（1）电机不工作。

① 检查电源开关是否损坏。

② 用万能表检查电池电压是否过低。

③ 若电压正常，应检查电路是否故障，如连接线断开等。

（2）电机工作，但流量达不到规定的采样流量。

① 检查电池电压是否偏低。

② 检查气路连接管是否堵塞或皱折。

（3）电机工作，但无流量。

① 检查电池电压是否偏低。

② 检查气泵是否损坏，如薄膜泵泵碗老化裂开或阀片损坏漏气等。

③ 缓冲盒破裂漏气。

（4）电池充不上电。

① 先用万用表检查电池开路有无电压，是否需要更换电池。

② 检查充电器插头有无输出电压，若无输出电压，则应检查充电器内部有无断线。

（5）电池过放电。

① 如采样器工作时间过长，造成电池过放电（电压低至 2～3 V），要先以小电流进行缓充，当电压逐步回升后再以规定电流充电，并按规定放电，再充电。如此重复几次直到充足电。

② 电池漏液或充电时发热严重，则应停止充电，并更换电池。

（6）计时器不工作。

检查计时器接线是否断开或电路故障，若两者都不是，则更换计时器。

（四）快速直读测尘仪

快速直读测尘仪是一类测定快速、使用简便，可在采样现场直接读取粉尘浓度的测尘仪。这种测尘仪是根据不同的物理学原理设计制造的，可分为总粉尘测尘仪和呼吸性粉尘测尘仪。有的可进行工班采样并具有信息储存、绘制浓度曲线等功能。用于煤矿井下的测尘仪必须具有防爆性能。

1．光电测尘仪

光电测尘仪是利用光吸收原理设计的。抽气泵抽取一定体积的含尘空气，粉尘被阻留在滤纸上。发光源（白炽灯或红外线灯）产生的光束照射到滤纸上，光束透过滤纸照到硅光电池（或用光敏电阻代替硅光电池），硅光电池接受照度的变化引起硅光电池输出电流强度的变化（在一定范围内，滤纸阻留粉尘的量与硅光电池的输出电流呈线性关系），通过测尘仪内设定的计算程序换算成粉尘浓度而显示出来。国内生产的 ACG-1 型光电煤尘测定仪、ACH-1 型呼吸性粉尘测定仪和 CCHZ-1000 型全自动粉尘测定仪均属此种测尘仪。

2．光散射测尘仪

光散射测尘仪是由抽气泵抽取含尘空气，测尘仪内激光器发射的激光光束照射到含尘气流,由于粉尘的光学性质不均匀,光束的侧面产生散射光。粉尘浓度越高,产生的散射光强度越大,由此测出粉尘浓度。例如,英国生产的 Simslin-Ⅱ型呼吸性粉尘检测仪、日本生产的 P-5 型数字式测尘仪和德国生产的 TM 数字式微尘测定仪,均属此种仪器。TM 数字式微尘测定仪与 Simslin-Ⅱ型呼吸性粉尘检测仪有所不同,其进气口不安装水平淘析器等分离装置,而是利用光散射原理选择性地测定含尘气流中的呼吸性粉尘浓度。这种测尘仪的缺点是所获得的结果受粉尘粒子大小的影响较大,此外粉尘的颜色对测定的结果也有影响。

3. γ 射线测尘仪

γ 射线测尘仪是利用尘粒可以吸收射线的原理而研制的。测尘仪内的放射源(如碳14)产生的 γ 射线通过粉尘粒子时,粉尘粒子吸收 γ 射线,测尘仪根据粉尘吸收射线的量与粉尘质量呈线性关系计算并显示粉尘浓度。此种测尘仪的优点是粉尘吸收射线的量仅与粉尘的质量呈线性关系,而不受粉尘粒径、成分和颜色的影响。近几年国内研制生产的 CCZ-1000 型直读式粉尘浓度测量仪和 CCX-1000 型直读仪都属此种测尘仪。

4. 压电天平测尘仪

压电天平测尘仪的工作原理是用抽气泵抽取含尘空气,粉尘透过冲击式分离器后,利用电沉降原理将小于 10 μm 的粉尘沉积在压电石英晶体上,压电石英晶体有一定的振荡频率,当晶体表面沉积一定量的粉尘粒子时就会改变其振荡频率,根据振荡频率的变化求出粉尘浓度。这种测尘仪的缺点是采样时间短,一般仅为 24 s 或 120 s,粉尘浓度测定范围有限,一般在 10 mg/m³ 以内,因此不适合高粉尘浓度的测定,而且所测得的结果是相对浓度,再用计重式粉尘浓度测定方法进行对比,找出一定的换算系数,经换算后求得粉尘浓度。此外,每次测定后石英晶体片的清洗也较为复杂。

以上 4 种类型的测尘仪的共同特点是快速、直读,省去了计重式采样器需要用天平称量滤膜的程序。由于影响测尘结果的因素较多,有些因素难以有效地控制,故测尘误差较大。可在现场对不同性质的粉尘,分别与计重式采样器进行对比采样,计算出修正系数——K 值,以后用 K 值修正其测尘浓度值,这样可在一定程度上降低其测尘误差。由于快速直读式测尘仪采样时间短、测尘误差大等原因,不能用于监督检测和评价检测。

四、正确理解和应用粉尘卫生标准

过去,我国工作场所空气中粉尘的卫生标准一直采用最高容许浓度(MAC),并形成了与之配套的粉尘检测方法,2002 年颁布的国家职业卫生标准《工作场所有害因素职业接触限值》(GBZ 2—2002)中,制定了 47 种粉尘的总粉尘、呼吸性粉尘的时间加权平均容许浓度(PC-TWA)和短时间接触容许浓度(PC-STEL)的接触限值。这两种接触限值的内涵与过去粉尘的最高容许浓度已有很大不同,为此卫生部在过去与最高容许浓度配套的测尘方法的基础上,又制定了《工作场所空气中有害物质监测的采样规范》(GBZ 159—2004),这就要求工作人员一定要正确理解新的卫生标准和采样规范的要求。在检测工作中,要遵循以下原则:

(1)在执行粉尘卫生标准时,短时间接触容许浓度与 8 h 时间加权平均容许浓度配套使用。在煤矿粉尘检测中,即使时间加权平均浓度达到标准,也应检测短时间接触浓度,并应符合其接触限值。

(2) 8 h时间加权平均浓度的测定可选用个体粉尘浓度或定点粉尘浓度测定方法。前者主要适用于评价个人接触状况,后者则主要适用于作业场所卫生状况的评价,应根据评价目的选择合适的测定方法。测定8 h时间加权平均浓度时应尽量测定呼吸性粉尘浓度,尚不具备测定呼吸性粉尘条件时,可测定总粉尘浓度。

(3) 8 h时间加权平均浓度测定的采样时间最好是整个工作班;如果受采样器的限制不能做到整个工作班连续采样时,可在整个工作班里分时段采样。分时段采样应涵盖整个工班的粉尘变化,总的采样时间越接近工作班的工作时间越具有代表性。

(4) 定点粉尘浓度测定应选定具有代表性的采样点;个体粉尘浓度测定应选定具有代表性的接尘工人作为采样人员。

(5) 日常检测是指煤矿企业对作业场所粉尘浓度进行的日常定期检测。

① 应用的评价职业接触限值为时间接触容许浓度时,应在正常生产工作日采样一个工作班。

② 应用的评价职业接触限值为短时间接触容许浓度时,应在正常生产工作日的一个工作班内粉尘浓度最高的时段进行采样。

(6) 评价检测是指对于建设项目的职业病危害因素预评价、职业病危害因素控制效果评价和职业病危害因素检测评价等,由取得相应资质的职业卫生技术服务机构进行。

① 在应用的评价职业接触限值为时间加权评价容许浓度时,应连续采样3个正常生产工作日。

② 在应用的评价职业接触限值为短时间接触容许浓度时,应在一个正常生产工作日内粉尘浓度最高的时间段进行采样,连续采样3个正常生产工作日。

(7) 监督检测是指煤矿安全监察机构对煤矿职业场所粉尘浓度进行的检测。

① 应用的评价职业接触限值为时间加权评价容许浓度时,应在正常生产工作日进行采样。

② 应用的评价职业接触限值为短时间接触容许浓度时,应在正常生产工作日的一个工作班内粉尘浓度最高的时间段进行采样。

五、短时间接触浓度测定

(一)器材

1. 短时间粉尘采样器

目前,国内生产的短时间粉尘采样器通过换装总粉尘或呼吸性粉尘采样头,即可达到采集总粉尘或呼吸性粉尘的目的。粉尘采样器必须具有产品质量检验合格证、防爆合格证及煤矿安全标志,并定期进行计量检定。

2. 滤膜

一般采用过氯乙烯纤维滤膜,或符合《工作场所空气中粉尘测定》(GBZ/T 192—2007)规定的其他滤膜。

3. 分析天平

测定总粉尘浓度用感量为0.000 1 g或0.000 01 g的分析天平,测定呼吸性粉尘浓度用感量为 0.000 01 g 的分析天平。分析天平有机械天平和电子天平两种,后者具有自动去皮、故障报警、检错、自校等功能,因此操作起来比较方便。分析天平应每年计量检定一次。

4. 计时器

一般采用秒表或相当于秒表的计时器。目前许多生产厂家在采样器上配有计时器,可自动计时。

5. 干燥器

一般采用直径为 160～200 mm 的玻璃容器,内盛变色硅胶。变色硅胶吸潮变色后要及时烘干,不能复用时需要更换。为隔绝外界空气,需在干燥器口沿的环形平面上均匀涂抹一薄层凡士林。

6. 其他

包括电热恒温干燥箱(烘干硅胶用)、镊子、毛刷、干湿球温度计等。

(二)采样步骤

1. 采样前的准备

(1)采样器应按使用说明书的要求充足电,开机检查采样器有无故障并调整采样流量。为模拟采样时阻力和防止粉尘进入采样泵,开机前应安上装有滤膜的采样头。

(2)滤膜的准备。滤膜要选用薄层均匀、无裂缝且周边圆整者。滤膜应先在干燥器内干燥后称量,分析天平要提前开机预热,稳定后再称量。称量时用镊子取下滤膜两面的夹衬纸,置于天平上称量,记录滤膜的初始质量,将滤膜编号,然后将滤膜装入滤膜夹,确定滤膜无褶皱或破裂后,放入相应编号的样品盒或纸袋中备用。称量结束后,应在称量记录中记录称量时室内环境温度、湿度、称量日期及称量者等。

使用冲击式采样头时,用弯头镊子在捕集板中央涂抹 5～8 mm 硅油,涂抹直径为 15 mm,放置 12 h 后使用。使用前要避免粉尘的污染。

(3)若携带多个采样头到现场采样,应对采样头编号,可在此编号前加 T 或 R,分别表示总粉尘、呼吸性粉尘采样头。

(4)准备好测尘记录表、笔等,以便做采样记录。

2. 采样

(1)采样点的选择和布置。

采样点是根据检测需要和作业场所状况,选定具有代表性的、用于样品采集的工作地点。

① 采样点的选择原则。

a. 采样点的选择以能反映粉尘对人体健康的危害为原则。

b. 作业地点较固定时,应选择在工人经常操作和停留的地点,且粉尘分布较均匀处的呼吸带。

c. 移动式产尘点的采集位置,应位于生产活动中有代表性的地点,或将采样器架设于移动设备上。

d. 有风流影响时,应选择在作业地点的回风侧或下风侧。

② 采样点的布置。

1984 年原煤炭部发布的《粉尘浓度分散度和测定方法》(MT 79—1984),对煤矿作业场所采样点的选择和布置做了较详细的规定,见表 8-3。对于有特殊要求的采样地点,如某项防尘降尘措施的效果评价等,应根据实际需要确定采样点。

表 8-3　　　　　　　　　　　煤矿作业场所测尘采样点的确定

作业场所	生产工艺	测尘点布置
采煤工作面	缓倾斜及倾斜煤层采煤机落煤	采煤机回风侧 10～15 m 处
	采煤机司机操作采煤机	司机工作地点
	液压支架工移架	司机工作地点
	风镐落煤、手工落煤及人工攉煤	一人作业,在其回风侧 3～5 m 处;多人作业,在最后一人回风侧 3～5 m 处
	工作面巷道钻机钻孔	打钻地点回风侧 3～5 m 处
	煤电钻打眼	作业人员回风侧 3～5 m 处
	回柱放顶移刮板输送机	作业人员工作范围
	薄煤层刨煤机落煤	工作面上作业人员回风侧 3～5 m 处
	刨煤机司机操作刨煤机	司机工作地点
	工作面多工序同时作业	回风巷内距工作面端 10～15 m 处
	工作面爆破作业	爆破后工人已经进入工作面开始作业前,在工人作业的地点
掘进工作面	掘进机作业	机组后 4～5 m 处的回风侧
	掘进机司机操作掘进机	司机工作地点
	机械装岩	在未安设风筒的巷道一侧,距装岩机 4～5 m 处的回风流中
	人工装岩	在未安设风筒的巷道一侧,距矿车 4～5 m 处的回风流中
	风钻、煤电钻打眼	距作业地点 4～5 m 处的巷道中部
	打眼与装岩机同时作业	装岩机回风侧 3～5 m 处的巷道中部
	砌碹	在作业人员活动范围内
	抽出式通风	在工作面产尘的点与除尘器吸捕罩之间粉尘扩散较均匀地区的呼吸带范围内
	切割联络眼	在作业人员活动范围内
	刷帮	距作业地点回风侧 4～5 m 处
	挑顶	距作业地点回风侧 4～5 m 处
	挖底	距作业地点回风侧 4～5 m 处
	工作面爆破作业	爆破后工人已经进入工作面开始作业前,在工人作业的地点

作业场所	生产工艺	测尘点布置
锚喷	打眼	工人作业地点回风侧 5~10 m 处
	打锚杆	工人作业地点回风侧 5~10 m 处
	喷浆	工人作业地点回风侧 5~10 m 处
	搅拌上料	工人作业地点回风侧 5~10 m 处
	装卸料	工人作业地点回风侧 5~10 m 处
转载点	刮板输送机作业	距两台输送机转载点回风侧 5~10 m
	带式输送机作业	距两台输送机转载点回风侧 5~10 m
	装煤(岩)点及翻车机	尘源回风侧 5~10 m
	翻车司机和放煤工人作业	司机和放煤工人工作地点
	人工装卸材料	作业人员工作地点
井下其他场所	地质刻槽	作业人员回风侧 3~5 m 处
	维修巷道	作业人员回风侧 3~5 m 处
	材料库、配电室、水泵房、机修硐室等处工人作业	在作业人员活动范围内
露天矿	钻机打眼	钻机下风侧 3~5 m 处
	钻机司机操作钻机	司机室内
	电铲作业	电铲作业地点下风侧 4~5 m 处
	电铲司机操作电铲	司机室内
地面作业场所	地面煤仓、选煤厂等处进行生产作业	作业人员活动范围内

③ 采样点数目的规定。

a. 按生产工艺流程,凡逸散或存在粉尘的作业地点,至少设置 1 个采样点。

b. 一个作业场所内有多台产尘设备时,1~3 台设置 1 个采样点,4~10 台设置 2 个采样点,10 台以上至少设置 3 个采样点。

c. 作业场所内有 2 台以上不同类型的产尘设备逸散同一种粉尘时,采样点应设置在粉尘浓度高的设备附近的作业地点;逸散不同种类粉尘时,分别设点,采样点的数目同上一条规定。

d. 管道化、自动化生产,在进料、出料和取样口处设点,同时对可泄漏逸散粉尘的作业地点设置采样点。

e. 机电硐室、仪表控制室、操作室和工人休息室,至少要各设置 1 个采样点。

f. 刮板输送机和带式输送机在转载点各设置 1 个采样点,当输送机长度达 10 m 以上时,在其中部再设置 1 个采样点。

g. 堆放可产生粉尘物料的仓库,一般设置 1 个采样点,面积超过 100 m² 时,设置 2 个采样点。

（2）采样器的架设。

取出准备好的滤膜夹，装入采样头并拧紧。采样时，采样头的进气口应迎向含尘气流，但当迎向含尘气流无法避免飞溅的泥浆、砂粒等对样品的污染时，进气口可以侧向。侧向气流采样较迎向气流采样，其测尘结果偏低。

采样器的架设高度，应使采样器处于工人的呼吸带。呼吸带为工人呼吸的区域，一般是指距底板 1.5 m 左右的高度；非立位作业时，呼吸带的高度应以工人的作业姿势确定。

（3）采样开始的时间。

对于连续性产尘的作业地点，通过现场调查确定可能接触浓度最高的时间段，分别进行多次采样，从而捕捉到工人短时间（15 min）接触粉尘浓度最高的样品；对于阵发性或瞬间产尘的作业地点，应在工人作业时采样。采样工作面进行爆破作业时，应在爆破后工人已进入工作面开始作业前采样。

（4）采样流量的确定。

使用固定流量的采样器测定总粉尘或呼吸性粉尘浓度时，均应按采样器使用说明书中要求的固定流量进行采样；使用非固定流量的采样只能测定总粉尘浓度，常用流量为 15～40 L/min。在采样过程中，采样流量应保持稳定、正确，否则会影响粉尘浓度结果的准确性。

（5）采样持续时间。

采样持续时间是指从采样开始到采样结束的时间。短时间接触浓度采样持续时间最好为 15 min。当某个工序工人接触粉尘时间少于 15 min 时，则采样持续时间与接触时间相同。采集在滤膜上的粉尘增量不可过多，直径为 40 mm 的滤膜不得大于 10 mg，当出现滤膜的粉尘增量大于滤膜的容尘量时，可采取分两个时间段连续采样的办法进行解决。

（6）现场采样记录。

采样过程中，应做好采样记录。记录的项目包括采样日期、地点，生产方式及工序，作业人员粉尘接触时间，现场生产情况及防降尘措施的使用情况，采样出现时间、采样流量、滤膜编号等。

3. 采样后样品的处理

采样结束后，将滤膜从滤膜夹上取下，对折两次后放入相应编号的纸袋内或滤膜盒内。回到实验室后，将滤膜放入干燥器内干燥，当采样时现场的相对湿度在 90% 以上或有水雾存在时，应将滤膜放在干燥器内干燥 2 h 后称量，并记录称量结果，称量后再放入干燥器内干燥 30 min，再次称量，当相邻两次的质量差不超过 0.1 mg 时，取最小值。

（三）短时间接触浓度计算

1. 接触时间大于或等于 15 min

$$C_d = \frac{m_2 - m_1}{Q\,t} \times 1\,000 \tag{8-2}$$

式中　C_d——短时间接触浓度，mg/m³；

　　　m_1——采样前滤膜的质量，mg；

　　　m_2——采样后滤膜的质量，mg；

　　　Q——采样流量，L/min；

　　　t——采样时间，min。

2. 接触时间小于 15 min

（1）按式（8-1）计算空气中粉尘浓度。

（2）按下式计算短时间接触浓度（即 15 min 时间加权平均浓度）：

$$C_d = \frac{CT}{15} \tag{8-3}$$

式中　C_d——短时间接触浓度，mg/m³；

　　　C——测定的空气中粉尘浓度，mg/m³；

　　　T——（工人）接尘时间，min。

六、时间加权平均浓度的测定

时间加权平均浓度的测定，根据检测工作的需要和评价的目的，可选择个体采样的时间加权平均浓度测定和定点采样的时间加权平均浓度测定这两种方法中的一种。

（一）个体采样的 8 h 时间加权平均浓度测定

1. 概念

按照规定的程序，在不同工种的接尘工人中，选择一定数量的采样人员佩戴个体粉尘采样器，在作业的同时进行一个工作班的连续采样，测定呼吸性粉尘浓度。

2. 器材

（1）个体呼吸性粉尘采样器，各项技术指标符合规定要求，并经计量检定合格。

（2）电子分析天平，感量为 0.000 01 g。

（3）滤膜。

（4）滤膜静电消除器。

（5）干燥器。

（6）个体粉尘采样器专用工具。

3. 检测模式

个体呼吸性粉尘检测采用"分散采样、集中分析"的模式，由省（区）粉尘检测分析中心向粉尘检测站（矿）提供已称量的空白滤膜；由粉尘检测站（矿）按规定组织采样人员采样，然后将采样后的滤膜经包装后传递给省（区）粉尘检测分析中心；再由省（区）粉尘检测中心进行分析后将测尘结果分析报告给受检单位和上级有关部门。国家煤矿粉尘检测中心可对煤矿个体呼吸性粉尘检测工作质量进行抽查。

4. 采样工种和采样人员的选择

选择采样工种时，应选择接触粉尘浓度高，接尘人数多，作业时间长的工种，采、掘（剥）工作面各工种是个体粉尘检测的重点人群，其他接尘作业工种也应兼顾。采、掘（剥）工作面和露天煤矿主要采样工种见表 8-4。在确定采样工种和采样人员时，应充分考虑其代表性,对于同一采样人员,在同一采样周期内,以不重复采样为宜,避免随意指定采样人员。

表 8-4　　　　　　　　　　　采、掘(剥)工作面和露天煤矿主要采样工种

作业场所	作业方式	采 样 工 种
采煤工作面	炮采	打眼工、攉煤工、回柱工、爆破工
	普采	机组司机、回柱工、输送机司机
	高档普采	机组司机、回柱工、输送机司机
	综采	机组司机、移架工、破碎机司机、输送机司机
	综放	机线司机、移架工、放顶煤工、破碎机司机、输送机司机
	工人落煤	风镐工、攉煤工
掘进工作面	锚喷	上料工、喷浆工、打眼工
	机装、架棚、砌碹	打眼工、爆破工、扒装机司机
	综掘	综掘机司机、支架工、转载机司机
	炮掘机装	打眼工、耙装机司机、爆破工
	炮掘人装	打眼工、装车工、爆破工
露天煤矿	露天作业	挖掘机司机,穿孔机司机,推、排土机司机,矿用汽车司机

5. 采样周期和采样数量

不同工种的接尘工人由于接触粉尘的程度不同,因而个体呼吸性粉尘浓度采样的周期也不相同。采、掘(剥)工作面应 3 个月测定一次,其他接尘作业场所的工种每 6 个月测定一次。每个采样工种,在正常生产情况下,连续分 2 个班次进行采样,每个班次采集 2 个有效样品,要先后采集 4 个有效样品。

6. 采样

(1) 采样前的准备。

① 空白滤膜的准备:空白滤膜由省(区)粉尘检测中心提供,滤膜称量要求用电子天平,并用静电消除器消除滤膜上的静电。滤膜从干燥器内取出后,应在较短时间内称完,分别装入已编号的样品袋内。在称量过程中天平应保持环境温度、湿度的稳定。将空白滤膜称量结果、滤膜编号等,记录在粉尘数据卡上。

② 采样器的准备:

a. 个体粉尘采样器应充电 12~16 h。

b. 将个体粉尘采样器和采样头一一对应,顺序编号。

c. 使用前,检查采样器采样流量,若偏高或偏低,应调至规定值的±5%范围内。

d. 将空白滤膜装入采样头的滤膜夹内,如用冲击式采样头采样,应在冲击板上涂适量硅油。

(2) 采样。

① 测尘工将采样器计时器清零,并将有关项目,如矿名、采样日期、采样人姓名、工

种、工作场所、采样器型号、采样头编号、采样前流量、采样开始时间等填写在粉尘数据卡上。

② 采样人员接到采样器后要正确佩戴,用腰带将个体粉尘采样器系于腰部,使连接管从肩部绕过,将采样头固定于胸前(鼻下约 30 cm 内)。要确保连接管通畅、无折扁。

③ 采样人员进入井口、露天采场和选煤车间时由测尘工打开个体粉尘采样器电源开关,即开始工作班采样,采样人员在作业的同时进行采样。在采样过程中,不得将个体粉尘采样器从身上取下弃置一旁,不得关机、拆卸采样器和污染采样头内的滤膜。尽量避免碰撞个体粉尘采样器。

④ 采样人员离开井口、露天采场和选煤车间时,测尘工将采样人员佩戴的个体粉尘采样器收回,检查记录其最终的采样流量和采样时间后关机,询问现场生产及采样情况,并记录在粉尘数据卡上。

⑤ 将收回的个体粉尘采样器带回实验室,取出采样头内的滤膜,经对折两次后装入样品袋内。应注意检查采样后的滤膜是否完整,是否有人为污染等。用酒精棉球擦拭采样头,晾干后组装待用。

7. 样品的包装与传递

个体呼吸性粉尘检测方式为分散采样,集中分析,这就存在样品的传递问题。目前普遍采用的是人工运送和邮寄两种方式。经试验表明,无论是采样前的空白滤膜,还是采样后的载尘滤膜,经适当包装后,由人工运送或邮寄均不会造成样品的污染和损失。邮寄时可采用影集或特制的样品夹包装后邮寄。人工运送安全,但成本略有增加,可根据情况选择传递方式。

8. 样品分析

(1) 样品检查。

现场采样后的滤膜连同填写的粉尘数据卡传回省(区)粉尘检测中心,省(区)粉尘检测中心在收到样品进行称量分析前,应对样品进行检查核对,有下列问题之一者,视为无效样品:

① 滤膜袋编号与数据卡编号不一致。

② 采样后,载尘滤膜装错袋。

③ 粉尘数据卡主要项目填写不全或错误或无粉尘数据卡。

④ 采样前和采样后采样流量超过规定流量的 ±5%。

⑤ 载尘滤膜有肉眼可见的损伤或大颗粒粉尘。

⑥ 其他损坏等。

(2) 滤尘膜的称量。

载尘滤膜的称量同空白滤膜。称量后的滤膜要放回原样品袋,以备复查或作呼吸性粉尘游离二氧化硅含量的分析。

(3) 8 h 时间加权平均浓度的计算。

① 按式(8-1)计算空气中粉尘浓度。

② 按下式计算 8 h 时间加权平均浓度：

$$TWA = \frac{CT}{8} \tag{8-4}$$

式中　TWA——8 h 时间加权平均浓度，mg/m³；

　　　　C——空气中粉尘浓度，mg/m³；

　　　　T——工人接触时间，h；

　　　　8——一个工作日的工作时间，对于接触时间不足 8 h 或大于 8 h 者，仍以 8 h 计算。

（二）定点采样的时间（8 h）加权平均浓度测定

采样点选择和布置的原则同短时间接触浓度的测定。对于选煤车间、煤仓放煤口、机电硐室和运输转载点等固定作业场所来说，比较容易选择采样点。但对于采、掘（剥）等不固定的作业场所选择采样点就比较复杂。因为这些作业场所会随着工作面的推进而移动，况且爆破时可能影响采样的进行，所以在不固定的作业场所选择采样点时，除不违背选择采样点要有代表性这一基本原则外，还要考虑到避免采样时因工人作业和爆破而中止采样等现象的发生。

1. 全工作日（工作班）连续一次采样

（1）在采样点架设工班粉尘采样器（目前尚无国产防爆型工班粉尘采样器，可用个体粉尘采样器代替）进行定点采样。采样器的架设高度相当于工人呼吸带高度，工人作业开始即开机采样，连续采样一个工作班。

（2）做好现场采样记录。采样结束后，称量经干燥的载尘滤膜，计算粉尘增量。

（3）时间加权平均浓度的计算，分以下两个步骤：

① 按式（8-1）计算空气中粉尘浓度。

② 按式（8-4）计算 8 h 时间加权平均浓度。

例 8-1　为评价某高档普采工作面防尘措施效果，在工作面的下风侧架设工班粉尘采样器进行呼吸性粉尘时间加权平均浓度测定。采样流量为 2 L/min，采样时间为 7.5 h（即工人接尘时间按 450 min 计），采样前滤膜质量为 31.50 mg，采样后滤膜质量为 36.15 mg。试计算 8 h 时间加权平均浓度。

解：由式（8-1）可得空气中粉尘浓度为：

$$C = \frac{36.15 - 31.50}{2 \times 450} \times 1\,000 = 5.2 (\text{mg/m}^3)$$

由式（8-4）可得 8 h 时间加权平均浓度为：

$$TWA = \frac{5.2 \times 7.5}{8} = 4.9 (\text{mg/m}^3)$$

2. 分段不连续多次采样

（1）时段的划分原则。如果工作班内只有一个生产工序（如煤仓放煤口、选煤车间等），可根据粉尘浓度高低，划分为几个时段；如果工作班内有多个生产工序（如采、掘工作面等），可按生产工序划分时段。

（2）在采样点架设短时间粉尘采样器对不同时段分别进行定点采样。采样器的架设高度相当于工人呼吸带高度，在不同时段内空气中粉尘分布较均匀时开始采样。每次的采样时间可不限于 15 min，对较长的时段可进行两次或两次以上的采样。总之，每次采样持续时间之和越长越具有代表性。

（3）做好现场采样记录。采样结束后，称量经干燥的载尘滤膜，计算粉尘质量。

（4）时间加权平均浓度的计算分为以下两个步骤：

① 按式(8-1)分别计算每个时段接触的粉尘浓度，按采样的先后顺序分别以 C_1、C_2、$\cdots$、C_n 表示。如在同一时段进行了多次采样，可将几次采样的滤膜粉尘增量和采样时间分别相加，合并计算该时段接触的粉尘浓度。

② 按下式计算 8 h 时间加权平均浓度：

$$TWA = \frac{C_1 T_1 + C_2 T_2 + \cdots + C_n T_n}{8} \tag{8-5}$$

式中　　TWA——8 h 时间加权平均浓度，mg/m³；

　　　　8——一个工作日的工作时间，h；

　　　　$C_1, C_2, \cdots, C_n$——$T_1, T_2, \cdots, T_n$ 时间段接触的粉尘浓度，mg/m³；

　　　　$T_1, T_2, \cdots, T_n$——$C_1, C_2, \cdots, C_n$ 浓度下的相应接尘持续时间，h。

例 8-2　某掘进工作面作业人员一个工班接尘情况如下：打眼 2.0 h，接触呼吸性粉尘浓度为 2.0 mg/m³；爆破 0.5 h，接触呼吸性粉尘浓度为 1.5 mg/m³；耙装 2.5 h，接触呼吸性粉尘浓度为 2.0 mg/m³；其他 2.5 h，接触呼吸性粉尘浓度为 0.3 mg/m³。据此计算 8 h 时间加权平均浓度。

解： 由式(8-5)可得 8 h 时间加权平均浓度为：

$$TWA = \frac{2.0 \times 2.0 + 1.5 \times 0.5 + 2.0 \times 2.5 + 0.3 \times 2.5}{8}$$

$$= 1.3 \ (\text{mg/m}^3)$$

七、影响粉尘浓度测定结果的因素及控制措施

影响粉尘浓度测定结果的因素较多，其中主要有测尘仪器、采样方法及采样过程等几个方面。

1. 测尘仪器

（1）粉尘采样器。

粉尘采样器采样流量正确与否，呼吸性粉尘采样头加工精度是否符合要求，个体粉尘采样器连续工作时间是否能满足煤矿一个工班的要求等都将影响粉尘采样结果。

影响粉尘采样器采样流量的因素有流量计示值误差、采样流量稳定性、采样器负载特性等因素。对于用薄膜泵作抽气泵的采样器，如果不能将产生的脉动气流处理好，玻璃转子流量计显示的流量与实际的采样流量将产生较大误差，有时这种误差可高达25％以上。

（2）分析天平。

分析天平的感量不同,对测尘误差的影响也不同。例如,用感量为 0.000 1 g 的分析天平称量时,滤膜上粉尘增量为 1 mg 时,其相对误差为 14.1%;如用感量为 0.000 01 g的电子分析天平称量,其相对误差仅为 1.4%。

（3）滤膜。

目前常用的测尘滤膜,粉尘阻留率可达 99%,滤膜的污染、厚薄不均、撕裂或有小孔都可能影响采样效率。滤膜上的静电常使称量困难并造成称量误差,在滤膜称量前,应尽可能消除静电。尤其在个体呼吸性粉尘采样时,要求用静电消除器消除滤膜上的静电。

2. 采样过程对粉尘浓度测定结果的影响

（1）采用定点粉尘浓度测定时的影响因素。

进行定点粉尘浓度测定时,采样过程中的每一环节,如果不能按照采样规定正确操作,都会使粉尘浓度测定结果产生误差。导致误差产生的因素主要有以下几点:

① 采样点的选择。

② 采样时机。

③ 采样头进气口受尘方向。

④ 采样流量的准确性与稳定性。

⑤ 采样持续时间。

（2）采用个体粉尘采样器测定时的影响因素。

用个体粉尘采样器测定呼吸性粉尘浓度时,影响测尘结果的因素有以下几个方面:

① 粉尘数据卡的填写。

② 采样前后采样流量的变化。

③ 个体粉尘采样器的佩戴。

④ 采样时间的记录。

⑤ 采样头的容尘量。

⑥ 样品的包装与传递。

3. 滤膜称量对粉尘测定结果的影响

（1）滤膜的干燥处理未能使其恒重。

（2）天平室的温度、湿度、气流等环境条件的变化。

（3）称量人员粗心大意,在记录中误记、漏记数据,编号错乱和操作天平失误等。

（4）采样前后由不同人员对滤膜进行称量等。

4. 控制措施

（1）粉尘浓度测定所用的粉尘采样器、分析天平、计时器等应按国家计量部门的要求定期进行计量检定,合格后方可使用。仪器的使用要按使用说明书正确操作,出现故障要及时排除。

（2）采样过程的质量控制作业包括:测尘工的培训,要求持证上岗;采样的每个环节都要按国家规定的方法标准和采样规范进行操作。

（3）天平室应设在洁净、无大型电磁设备和振动干扰小的场所。滤膜称量的质量控制应符合实验室质量控制要求,每次称量前,应将分析天平提前开机预热半小时以上,待稳定后再校准、称量。若使用空调调节室温时,要等室温相对稳定后再将分析天平开机预热。滤膜要干燥后称量,并做好称量记录。为减小称量误差,应使用感量为0.000 01 g 的分析天平称量呼吸性粉尘采样滤膜,这也是呼吸性粉尘浓度测定方法标准的规定。称量总粉尘采样滤膜时,最好也使用感量为 0.000 01 g 的分析天平。

第二节　物理因素的检测与评价

物理因素除振动外,多以场的形式存在,如声场、电磁场、热辐射场等。除高温外,物理因素的产生和消失与生产设备的启动与关闭是同步的。基于上述特点,物理因素的检测均采用现场即时直读的方式。

物理因素检测与其他危害因素检测一样,检测的目的是为了得到客观、真实的劳动者"暴露剂量",所以其检测应包括接触强度和接触时间两部分内容。

一、噪声的检测与评价

1.噪声的检测

噪声测量是为控制噪声、使其达到标准或理想要求的一个测试和调查研究过程,是求得噪声的一种或多种属性、参数的过程,通常是噪声控制的第一个步骤。噪声测量根据需要有以下类别:特定环境噪声的测量、声源噪声的测量及声学材料性能的测量。

测量噪声需要若干种类的仪器,其中常用仪器是声级计,它是测量噪声最基本最常用的仪器。声级计按照用途分为一般声级计、脉冲声级计、积分声级计和带频谱分析仪的声级计;按照体积大小或携带形式分为袖珍式、便携式和台式声级计;按照指示方式分为模拟式和数字式声级计;按照进度等级分为 0 型声级计(误差小于±0.4,台式,实验室用),Ⅰ型(或 1 型)声级计(误差小于±0.7,精密级),Ⅱ型(或 2 型)声级计(误差小于±1.0,通用型),Ⅲ型(或 3 型,误差小于±2.0,普及型)声级计。

使用声级计进行现场噪声测量前,必须对其进行校准。校准可使用声级计校准器[1 000 Hz、94 dB(A)]或者活塞发生器[250 Hz、124 dB(A)],校准时先将其适配器与声级计相连接,然后启动校准装置进行校准。进行噪声频率的测量,需配合使用滤波器,或者直接使用噪声频谱分析仪(即带滤波器的声级计),也可以使用实时噪声分析仪(FFT),这样能准确地获得现场噪声的频率和沿时间轴的强度分布,为下一步的噪声控制奠定技术基础。

进行噪声测量时,对噪声仪器测量的主要要求包括:声级计精度等级为Ⅱ型(或 2型)以上,具有 A 计权,使用"S"(慢)挡。可使用积分声级计或个人噪声剂量计,也要求精度等级在Ⅱ型或以上,具有 A 计权、C 计权,使用"S"(慢)挡和"Peak"(峰值)挡。测量前对测量仪器——声级计进行校准时,若使用声级校准器,要求精度等级为Ⅰ型,其参数为 1 000 Hz、94 dB(A),或者可使用活塞发声器,其参数为 250 Hz、124 dB(A)。

现场噪声测量前的准备主要包括现场调查、仪器准备、测点选择、传声器选择、测量时机和时间确定、测量条件确定等。现场调查前应进行正确选择测量点、测量方法和测量计时等,为此必须在测量前对工作场所进行现场调查。室外测量时传声器应注意防止风噪声对测试的影响,一般应加防风罩。调查内容主要包括:工作场所的面积、空间、工艺区划、噪声设备布局等,绘制略图;作业流程的划分、各生产工序噪声的特性、噪声的变化规律等;预测噪声量值,判定噪声是否为稳态、空间分布是否均匀;工作人员的数量、工作路线、工作方式、停留时间等。测量仪器选择时,注意对固定工作岗位噪声强度使用声级计进行测量,流动工作岗位噪声强度使用个体噪声剂量计进行测量,或对不同的工作地点使用声级计分别测量,并计算等效声级。

使用积分声级计或个人噪声剂量计时,应设为 A 计权、"S"(慢)挡,取值为声级 L_{pA} 或等效声级 L_{Aeq}。测量脉冲噪声时须使用积分声级计。测点选择时注意,固定工作岗位噪声强度的测定,测点选择应注意工作场所声场分布的均匀性。若较均匀,测量范围内 A 声级差大于 3 dB(A)时,应选择 1～3 个测点;工作场所声场分布不均匀时,应将其划分为若干声级区,同一级区内声级差不超过 3 dB(A),每个区域内,选择 1～2 个测点。测量流动工作岗位噪声强度时,测点宜选择人员经常停留的工作地点,其中应包括人员接触噪声强度最高、接触时间最长的工作地点。作业人员工作性质为流动性时,在活动范围内,每 10 m 设置 1 个采样点,或者使用剂量计。仪表控制室和劳动者休息室,至少设置 1 个测量点。

测量噪声时对传声器有特殊要求,传声器应放置在相当于人员工作时耳部的位置,对站姿人员为 1.50 m,对坐姿人员为 1.10 m。传声器的指向为声源的方向(此为原则性要求,传声器类型不同时,需参考相应仪器说明进行操作)。测量时声级计应固定在三脚架上并置于预测点处,若现场不适于放三脚架,可手持声级计,但应保持测试者与传声器的间距大于 0.5 m。

关于测量的时机和时间,对于稳态噪声工作场所,每个测点测量 3 次;对于非稳态噪声工作场所,应根据声级的变化[声级波动大于等于 3 dB(A)]确定时间段,测量各期间的等效声级,并记录各期间的时长,依据测量结果计算当天的等效声级。每次测量持续时间为 2～10 min。脉冲噪声测量时,应测量脉冲噪声的峰值(C 计权)和工作日内脉冲次数。关于测量条件的要求,测量应在正常生产情况下进行;工作场所风速超过 30 m/s 时,传声器应戴风罩;测量时应尽量避免强磁场的干扰。

对于流动作业岗位,宜使用个人噪声剂量计进行测量。从作业人员中抽取测量对象的过程称为抽样。抽样方法包括抽样对象的选定和抽样对象数量的确定。要在现场调查的基础上,根据检测的目的和要求选择抽样对象。在工作过程中,凡接触噪声的劳动者都应列为抽样对象范围。抽样对象应包括不同工作岗位、接触噪声强度水平最高和接触时间最长的劳动者,其余的抽样对象随机选择。确定抽样对象数量,应在测量的全部对象范围内,能够确定接触噪声强度水平最高和接触时间最长的劳动者时,每种工作岗位选定抽样对象数量如下:接触噪声强度水平最高和接触时间最长的劳动者,每种工作岗位劳动者数不足 3 名时,全部选定为抽样对象;劳动者数为 3～5 名时,采样对象为 2 人;劳动者数为 6～10 名时,采样对象为 3 人;劳动者数大于 10 名时,采样对象为 4 人。

2. 噪声的评价

利用噪声原始物理量——声压对现场噪声进行分析,无法反映其对人的影响和危害,通常采用一定的评价参数对作业现场的噪声强度进行评价,噪声评价涉及主观和客观两方面。不同类型的噪声有各自不同的物理特性;噪声控制的目的主要包括保护人体健康、保证语言信息传递、保证机加工精度和质量等。在评价噪声时要根据不同情况,选用不同的噪声评价量,制定不同的噪声控制标准,对现场噪声进行科学、合理的评价。用于噪声评价的参量很多,其中较常用的主要包括响度、响度级和计权声级等。

(1) 等响曲线、响度和响度级。

人耳对声音的感觉与声压(声压级)和频率有关,对高频声音较敏感,对低频声音较迟钝。声压或声级表示声音物理上的强弱,并不代表人对声音的主观感觉。不同频率的声音,尽管其声压级相同,但人耳对其的主观感觉是不同的。为了既能表示出声音客观上的大小,又能反映声音主观感觉上的强弱,人们使用了响度级的概念。其方法是利用目标声音与基准声音进行比较,把各个频率的纯音与一定响度的 1 kHz 纯音进行比较,当听者感觉两者为一样响时,把该频率的声强标在图上,最后便可画出一条曲线,该线上各点的响亮程度都与 1 kHz 的声音相同,得到的曲线称为等响曲线。

把 1 kHz 纯音时声强的分贝数称为等响曲线的响度级(phon),人耳对高频,尤其是对 3~4 kHz 的声音最敏感,对低频声音则较迟钝。如响度级同为 40 phon,对于 3~4 kHz 的声音,声压级约为 33 dB(A),对 1 kHz 的声音,声压级为 40 dB(A),对 100 Hz 的声音,声压级为 51 dB(A),若频率低于 30 Hz,声压级将升到 73 dB(A)。由此可见,人耳对声音的敏感程度因频率的不同而差别很大。响度级只能反映不同频率声音的等响感觉,不能表达一个声音比另一个响多少倍,而响度则是用来描述两个声音相差多少的主观感觉量,单位是 sone。定义 1 kHz 纯音声压级为 40 dB(A)时的响度为 1 sone。研究表明,响度级与响度并不成正比关系,即响度级增加一倍,声音的响度增加不止一倍。测定发现,响度级每增加 10 phon 时,响度加倍(主观感觉声音大了 1 倍),即 40 phon 的响度为 1 sone,50 phon 的响度为 2 sone,60 phon 的响度为 4 sone。

(2) 计权声级。

噪声测量中,为了使声音的客观物理量与人耳听觉的主观感受近似一致,需要在测量仪器中,对不同频率的客观声压级人为的给予适当的增减,这种使仪器反映的读数与人的主观感觉性近似的方法称为频率计权。实现这种频率计权的电网络(电路)称为计权网络,经频率计权后测得声级称为计权声级。不作计权测得的声级称为线性声级。常用计权网络有 A、B、C、D 4 种,其频率响应特性的国际规定和我国的规定如图 8-2 所示。

这 4 条曲线是根据人耳对不同纯音的 4 种声压级频率响应绘制的。A 计权网络的频率曲线近似于响度为 40 phon 的等响曲线的倒置,A 计权曲线是使用最为广泛的计权方式,因而 A 声级是目前应用最为广泛的噪声评价量,已成为国际标准化组织和绝大多数国家评价噪声的主要指标。多数环境、机器标准都采用 A 声级或以其为基准,

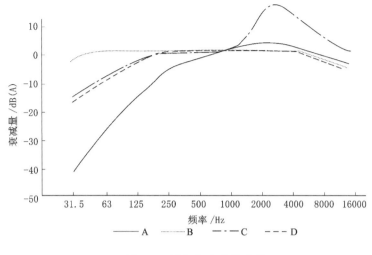

图 8-2　计权频率特性曲线

但 A 声级对反映噪声的频率特性有一定的局限性。

（3）等级声级。

对稳态噪声常采用 A 声级进行评价。现场噪声很少能稳定地保持在同一个声级水平上，因此，对起伏变化的噪声常采用等效声级进行评价，即利用声能按时间平均的方法，求得某一段时间内随时间起伏变化的各个 A 声级的平均能量，用一个在相同时间内声能与之相等、连续稳定的 A 声级来表示该段时间内噪声的大小，称为等效连续 A 声级，记为 L_{eq}，即等效声级。它是以 A 声级为基础建立的，是对非稳态噪声的评价量，以 A 声级的稳态噪声代替实际变动噪声。

人们在夜间比白天对噪声更加敏感，故使用昼夜等效声级评价夜间噪声或某场所的昼夜连续噪声。昼夜等效声级是以在上午 10：00 至次日早晨 7：00 的 9 h 内测得的 A 声级加 10 dB（A）的权值，来表达夜间人们对声音的敏感度。

（4）噪声评价数。

为描述稳态噪声或环境噪声对人造成的听力损失、对语言的干扰程度及给人们带来的烦恼，国际标准化组织（ISOTC43）公布了一组噪声评价曲线，即 NR 曲线或噪声评价（NR）数。噪声评价数是指 NR 曲线的号数，它是中心频率等于 1000 Hz 时倍频带声压级的分贝数，它的噪声范围为 0～130 dB（A），适用于中心频率为 31.5～8000 Hz 的 9 个倍频带。NR 曲线是在充分考虑高频噪声比低频噪声对人耳听力的影响、烦恼程度及对对话的干扰更为严重的前提下绘制的，在同一条 NR 曲线上，各倍频带的噪声级对人的影响被认为是相同的，如图 8-3 所示。

NR 曲线的倍频带声压级与 NR 数的关系可用式（8-6）表示：

$$NR = a + bL_p \tag{8-6}$$

式中　a、b——常数，其数值见表 8-5。

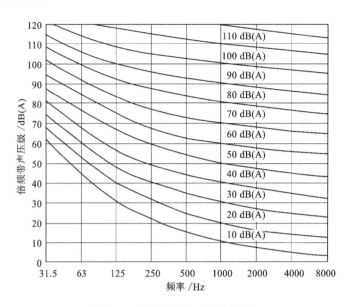

图 8-3　噪声评价表（NR 曲线）

表 8-5　　　　　　　　　　　　　式（8-6）中常数 a、b 的值

中心频率/Hz	a/dB(A)	b/dB(A)
31.5	55.4	0.681
63	35.4	0.790
125	22.0	0.870
500	4.8	0.974
中心频率/Hz	a/dB(A)	b/dB(A)
1000	0	1.000
2000	−3.5	1.015
4000	−6.1	1.025
8000	−8.0	1.030

使用 NR 曲线进行环境噪声评价的具体做法如下：首先取 8 个中心频率（63 Hz、125 Hz、250 Hz、500 Hz、1 000 Hz、2 000 Hz、4 000 Hz、8 000 Hz）进行倍频带声压级测量，然后将频谱图标注在画有 NR 曲线的坐标图上。测得的频谱折线接触到的最高一条曲线的 NR 数就是被测对象的噪声评价数。人们发现，噪声评价数在反映频率特性上与 A 声级有很好的相关性。如果将任意一条 NR 曲线上的倍频带声压级经 A 计权来计算它的 A 声级，可发现它们有如下式的近似关系：

$$NR \approx L_A - 5$$

该式说明用噪声评价数及 A 声级对现场噪声进行评价时，它们存在约 5 dB(A) 的差值。

（5）累积百分声级。

累积百分声级又称为统计声级,是指在测量时间内所有超过 L_n 声级所占百分比($n\%$)的测量样本。如果在一段采样时间内测得了一组样本,其最低声级为 60 dB(A),则其累积百分声级可表示为 $L_{100}=60$ dB(A);如果有 10% 的时间测得的声级超过 65 dB(A),则 $L_{10}=65$ dB(A);如果有 50% 的时间测得的声级超过 70 dB(A),则 $L_{50}=70$ dB(A);如果有 90% 的时间测得的声级超过 80 dB(A),则 $L_{90}=80$ dB(A),噪声测量统计中常用 L_{10}(或 L_5)表示规定时间内噪声的平均峰值,称为峰值声级;用 L_{50} 表示规定时间内平均噪声值,称为中值或平均声级;用 L_{90}(或 L_{95})表示规定时间内的背景噪声,称为本底声级。在累积百分声级和人们主观反映的相关性调查中,发现 L_{10} 用于评价起伏较大的噪声时相关性较好,已被美国联邦公路局作为公路设计噪声限值的评价量,累积百分声级评价变动噪声不够理想。

二、振动的检测与评价

(一)振动的检测

1. 振动检测仪器

振动检测常用仪器为振动计,又称为测振仪。振动计一般由拾振器、放大器、衰减器、频率计权网络、频率限止电路、检波器和指示器等部分组成。

振动计的关键部件是拾振器。最常见的拾振器是电压式加速度计,其功能是将采集到的振动信号转换成与振动加速度成正比的电信号。由于环境振动与机械振动相比,具有振动强度小、频率低的特点,因此对加速计的灵敏度要求较高。拾振器通常内设前置放大器,起变换信号阻抗和信号放大的作用。拾振器通常是一维的,但是振动计有三轴向的,测量值需要某轴向时,可根据放置方向的不同,分别用于测量垂直方向振级 VLz 和水平方向振级 $VLx\text{-}y$。测振仪中的放大器用来将微弱的电信号进行放大,衰减器用来将过强的输入信号衰减到合适的程度再馈入放大器,使放大器处于正常工作状态,从而扩大振动计的量程。通常,振动计的测量范围为 $60\sim140$ dB(A)。频率计权网络是根据人体对振动的反应而设计的滤波路线,其传递函数与频率成一定的函数关系,使得能用单值测量和评价环境振动。振动计中一般包括垂直频率计权(用以测量垂直向 Z 振级)、水平频率计权(用以测量水平向振级),以及平直频率响应的加速度特征。为使测振仪能对测量数据进行统计分析处理,有的振动计在内部装有数据处理单元,或通过接口电路连接外部计算机,进行测量数据的统计及分析处理。

使用振动计测量现场振动前需对仪器进行校准,以使仪器在保持正常灵敏度的情况下工作。仪器传感器的灵敏度随时间发生变化,而仪器内部的电校准信号也会变化,因此必须对传感器和整机灵敏度进行定期校准,特别是使用前应进行校准。根据测量需要,传感器可选择垂直或水平方向放置,这时要选择相应的频率计权特性。测量振源强度时,应在同一位置测量背景振动,即测量振源停止振动时,由周围其他振源引起的地面振动。当背景振动值与振源振动实测值之差在 10 dB(A)以上时,则测量值有效;当背景振动值与振源振动实测值之差小于 10 dB(A)时,振源的实际振动值应进行修正。

2. 振动测量与检测

(1)频率范围和传感器要求。

测量的频率范围至少应当为 5～1 500 Hz,振动传感器必须体积小,质量轻,其横向灵敏度至少应比要测量轴向的低 20 dB(A)。对峰值很高的加速度信号,必须正确选择传感器。传感器的测量范围应能满足这类振动测量的要求。共振频率应当在 25 kHz 以上。最好是在振动表面和传感器之间插入一个经适当标定的具有线性传递函数的低通机械滤波器,以降低信号的高频分量(3 000 Hz 以上分量)产生的峰值。

(2)振动三轴向定位。

振动的测量需描述振动的方向。国际标准化组织关于振动方向按互相垂直的 3 个轴对全身振动和局部振动(手传振动)作了规定。对于手传振动,以手第三掌骨远端为中心,沿前臂长轴方向的振动为 Z 轴振动;沿与掌面平行,但与 Z 轴垂直的振动为 Y 轴振动;与掌面垂直的振动为 X 轴振动。对于全身振动,用以人体某一位置为中心的正交坐标系描述,头足方向为 Z 轴,胸背方向为 X 轴振动,左右方向为 Y 轴振动(图 8-4)。分别测量三轴向振动的频率计权加速度,取其中的最大值作为评价量。

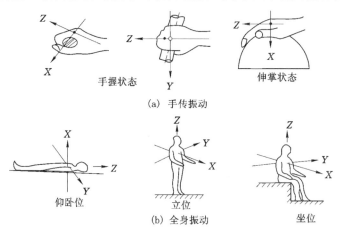

图 8-4　振动测量的三轴向

(3)加速度计的固定。

将加速度计按三轴向方位固定于所测振动工具的手柄或振动物体上,固定应尽可能牢固,手传振动的测量常用夹具安装加速度计。使用压电式加速度计测量高能量连续冲击式振动时,当瞬间加速度消失后,加速度计的输出不能返零位,出现"零漂"现象,可使低频区测量值偏大。此时可在振动体与加速度计之间加两个低通机械滤波器,以防止结果失真,并能保护加速度计。

3.手传振动的测量

手传振动是指生产过程中使用的气动或电动驱动的手持式振动工具或接触受振工件时,直接作用或传递到人手臂的机械振动或冲击。手传振动的测量采用日接振时间参数。日接振时间是指一个工作日中使用手持式振动工具或接触受振工件的累积接振时间,单位为 h。

测量采用设有计权网络的手传振动专用测量仪,直接读取计权加速度或计权加速度级。测量仪器覆盖的频率范围至少为 5～1 500 Hz,振动传感器必须体积小、质量轻,选用压电式或电荷式加速度计,其横向灵敏度应小于 10%,由指示器读取振动加速度或加速度级的均方根值。对振动信号进行 1/1 或 1/3 倍频程谱分析时,其滤波特性应符合 GB/T 7861 的相关规定。测量前应对仪器进行校准。测量时,应按生物力学坐标系分别测量 3 个轴向振动的频率计权加速度,并取三轴中有最大值方向的测量值作为被测工具或工件的手传振动值。测量时可直接读取计权加速度值(m/s^2)。如果只获得 1/1 或 1/3 倍频程各中心频带加速度均方根值,则应换算成频率计权加速度,并计算出对应的频率计权加速度。

（二）振动的评价

振动的不良影响与振动频率、强度和接振时间有关。振动频率在 6~16 Hz 之间时,危害与频率无关;振动频率在 16~1500 Hz 之间时,随频率的增加有害作用减少。目前,局部振动评价标准依据计权和接振时间确定,即以 4 h 等能量频率计权加速度作为人体接振强度的定量指标。频率计权根据频率对测定值进行修正,即根据不同频率振动对机体的效应,赋予各频带相应的计权系数。

1. 频率计权加速度有效值

如果振动测试仪器有计权网络部分,可直接读取频率计权加速度有效值。没有计权网络部分的仪器,需分别测量各频带的加速度,再按下式计算频率计权加速度有效值:

$$a_{hw} = \sqrt{\sum_{i=1}^{n} (k_i a_{hi})^2}$$

式中　a_{hw}——手传振动频率计权加速度有效值;

　　　n——频带数;

　　　k_i——第 i 频带的计权系数;

　　　a_{hi}——第 i 频带加速度有效值。

2. 4 h 等能量频率计权加速度有效值

在日接振时间不足或超过 4 h 时,要将测量结果换算为相当于接振 4 h 的频率计权加速度有效值,计算公式如下:

$$a_{hw(4)} = \sqrt{\frac{T}{4}} a_{hi(T)}$$

式中　$a_{hw(4)}$——4 h 等能量频率计权加速度有效值;

　　　T——日接振时间,h。

三、高温的检测与评价

（一）高温的检测

对于高温作业,有两种不同的测定和评价方法:一种是使用通风干湿表进行测定,根据室内外温差对岗位进行评价;另一种方法是使用综合温度测试仪(WBGT 指数测定仪)进行测定,根据作业岗位的综合温度结合体力劳动指数或劳动作业时间进行岗位评价或分级。

使用标准的测量方法可参照《工作场所物理因素测量高温》(GBZ 189.7—2007)执

行。该标准规定使用 WBGT 指数测定仪进行测量。仪器的 WBGT 指数测量范围为 21～49 ℃,可用于直接测量。测量需使用部分辅助设备,如三脚架、线缆、校正模块等。测量前应进行现场调查,调查内容包括:了解每年或工期内最热月份工作环境温度变化幅度和规律;调查工作现场的面积、空间、作业和休息区域的划分,以及隔热设施、热源分布、作业方式等一般情况,并绘制简图;调查工作流程,包括生产工艺、加热温度、加热时间和生产方式等;调查工作人员的数量、工作路线、在工作地点停留时间、频度及持续时间等。仪器使用可参照使用说明书,并应接受培训。

测点的选择:工作场所无生产性热源时,可选择 3 个测点,取其平均值;存在生产性热源的工作场所,需选择 3～5 个测点,取其平均值。工作场所被隔离为不同热环境或通风环境时,每个区域内设置 2 个测点,取其平均值。选择测点位置时应包括温度最高和通风最差的工作地点。当作业为流动性时,在流动范围内,取相对固定的工作地点分别进行测量,计算时间加权 WBGT 指数。测点高度立位作业为 1.5 m,坐位作业为 1.1 m。作业人员实际受热不均匀时,应分别测量头部、腹部和踝部的温度。高度:立位作业为 1.7 m、1.1 m、0.1 m,坐位作业为 1.1 m、0.6 m 和 0.1 m。

关于测量时间,对于常年从事的高温作业,应在夏季最热月份测量;对于不定期接触高温的作业,应在工期内最热月份测量;从事室外作业的,在最热月份晴天有太阳辐射时测量。作业环境热源稳定时,每天测 3 次,工作班开始后及结束前 0.5 h 分别测量 1 次,工作中测量 1 次,取平均值。如在规定时间内停产,测量时间可提前或推后。作业环境热源不稳定、生产工艺周期变化较大时,分别测量并计算时间加权平均 WBGT 指数。测量持续时间取决于测量仪器的反应时间。

测量时应注意,测量应在正常生产情况下进行,测量期间避免受到人为气流影响,WBGT 指数测定仪应固定在三脚架上;同时,应注意避免物体阻挡辐射热或者人为气流;测量时不要站立在靠近设备附近的地方;环境温度超过 60 ℃时,可使用遥测方式,将主机与温度传感器分离。

(二)高温作业的评价

对于作业现场是否可判别为高温作业,标准即为当生产劳动过程中作业地点平均 WBGT 指数等于或大于 25 ℃时,即可将该作业定义为高温作业。对于高温作业的评价,一般可按照高温作业分级相关标准进行分析和评价。根据高温作业分级标准,可按工作地点 WBGT 指数和接触高温作业时间将高温作业分为 4 级,级别越高表示热强度越大。

第三节　毒物的检测与评价

一、氮氧化物的检测与监测

1. 矿井氮氧化物的检测

(1)检测管法。

按照《矿井空气中有害气体 氮氧化物测定方法(检测管法)》(MT 279—1994)的规

定进行检测。

（2）仪器直读法。

采用便携式煤矿矿山用气体分析仪、便携式高级煤矿气体安全分析仪、移动式煤矿环境气体安全遥测系统进行现场检测。检测范围 $NO_2 : 0 \sim 20 \times 10^{-6}$。

（3）气相色谱法。

可到现场进行采样，用 SR18610-0071-2 便携式气相色谱仪进行现场分析，SR18610 系列气相色谱仪一次进样能够分析氮氧化物等多种气体，也可带回实验室进行气相色谱分析。

2. 矿井氮氧化物的监测

（1）监测点和时间的选择：应选择有代表性的作业地点，其中应包括空气中有害物质浓度最高、作业人员接触时间最长的作业地点。采样应在正常生产状态下进行。在不影响作业人员工作的情况下，采样点要尽可能靠近作业人员，空气收集器尽量接近作业人员工作时的呼吸带。

（2）氮氧化物至少每 3 个月监测 1 次。

二、碳氧化物的检测与监测

1. 矿井碳氧化物的检测

对于一氧化碳和二氧化碳的检测，一般应用一氧化碳和二氧化碳检定器，也可以采用便携式一氧化碳检测仪和便携式二氧化碳检测仪，由作业人员或管理者携带。由于便携式仪器方便携带，且可以用声、光报警，值得采用。

2. 矿井碳氧化物的监测

（1）矿井总回风巷或一翼回风流中二氧化碳浓度超过 0.75%，必须立即报告矿长和矿井技术负责人，查明原因，进行处理。

（2）采区回风巷、采掘工作面回风流中二氧化碳浓度超过 1.5% 时，必须停止工作，撤出人员，并立即报告矿长和矿井技术负责人，采取措施进行处理。

（3）停风区内二氧化碳浓度超过 1.5% 时，必须制定排除二氧化碳的安全措施，控制风流，使排出的风流在同全风压风流混合处的二氧化碳浓度都不得超过 1.5%，回风系统内必须停电撤人。只有经过检查证实恢复通风的巷道风流中二氧化碳浓度不超过 1.5% 时，方可人工恢复局部通风机供风巷道中电气设备的供电。

（4）碳氧化物至少每 3 个月监测 1 次。

三、硫化氢的检测与监测

硫化氢气体的检测和监测可采用实验室分析和现场监测。前者是在作业场所采集空气，然后送实验室进行分析，这种方法的测定结果较准确，但是费时，操作较复杂。现场硫化氢气体的检测和监测可有硫化氢监测仪和快速化学分析方法，这两种方法能满足现场快速检测的需要，目前应用较多。硫化氢至少每月监测 1 次，煤层有自燃倾向的，根据需要随时监测。

1. 固定式连续监测仪

固定式连续监测仪可以连续一天 24 h 探测硫化氢气体，并具有报警功能。

2. 便携式监测仪

常用的便携式硫化氢监测仪有硫化氢库伦监测仪和硫化氢气敏电极监测仪,它们体积小,便于移动,携带方便,灵敏度较高,适用于现场对硫化氢检测的需要。

3. 快速化学分析方法

常用的有醋酸铅检测管法和醋酸铅指示纸法。醋酸铅检测管法的原理如下:当空气通过检测管时,空气中的硫化氢能与吸附在硅胶上的醋酸铅迅速反应,生成褐色的硫化铅,根据颜色的变化来定量硫化氢的含量。醋酸铅指示纸法的原理与检测管法相同,含有醋酸铅的指示纸与硫化氢作用产生褐色的硫化铅沉积在指示纸上,把指示纸的颜色与标准比色板相比较,确定硫化氢的浓度。这两种方法经济便宜,操作方便,对定量和定性分析效果均较好,但是它们的选择性和准确度有限,测量的精度低于实验室分析方法和监测仪。

四、煤矿作业场所主要化学毒物浓度限值

煤矿采掘工作面的进风流中,氧气浓度不低于 20%,有害气体的浓度不超过表 8-6 的规定。

表 8-6 　　　　　　　　　煤矿作业场所主要化学毒物浓度限值 　　　　　　　%

化学毒物名称	最高允许浓度	化学毒物名称	最高允许浓度
一氧化碳(CO)	0.002 4	二氧化碳(CO_2)	0.5
氧化氮[换算成二氧化氮(NO_2)]	0.000 25	硫化氢(H_2S)	0.000 66

第九章　职业病危害项目申报

2016 年修订的《职业病防治法》规定:用人单位工作场所存在职业病目录所列职业病的危害因素的,应当及时、如实向所在地安全生产监督管理部门申报危害项目,接受监督。

煤矿企业应及时、如实向驻地煤矿安全监察机构申报职业危害,同时抄报所在地煤矿安全监管部门,并接受煤矿安全监察机构和煤矿安全监管部门的监督管理。

第一节　职业病危害项目申报需提供的材料

煤矿企业申报职业危害时应提交《煤矿作业场所职业危害申报表》(见表 9-1)及下列有关材料:

(1)煤矿的基本情况;

(2)煤矿职业病危害防治领导机构、管理机构情况;

(3)煤矿建立职业病危害防治制度情况;

(4)职业病危害因素名称、监测人员及仪器设备配备情况;

(5)职业病防护设施及个体防护用品配备情况;

(6)煤矿主要负责人、职业卫生管理人员及劳动者职业卫生培训情况证明材料;

(7)劳动者职业健康检查结果汇总资料,存在职业禁忌证、职业健康损害或者职业病的劳动者处理和安置情况记录;

(8)职业病危害警示标识设置与告知情况;

(9)煤矿职业卫生档案管理情况;

(10)法律、法规和规章规定的其他资料。

安全生产监督管理部门和煤矿安全监察机构及其工作人员应当对煤矿企业职业病危害项目申报材料中涉及的商业和技术等秘密保密。违反有关保密义务的,应当承担相应的法律责任。

职业危害申报以煤矿为单位,每年申报一次,煤矿企业应于每年 3 月 31 日前完成上一年度申报工作。

矿安全监察机构和煤矿安全监管部门每年对煤矿企业的职业病危害情况进行现场核查,进行监督。某煤矿作业场所职业危害因素申报现场核查表见表 9-2。

表 9-1 煤矿作业场所职业危害申报表

一、申报煤矿基本情况

煤矿名称			
煤矿通信地址		邮政编码	
安全生产 许可证编号		矿井类型	□井工矿 □露天矿
法定代表人		联系电话	
经济类型		采煤工艺	□炮采 □高档普采 □综采
建井日期		投产日期	
设计能力/(万 t/a)		职业危害防治 经费投入情况/万元	
申报类别		□初次申报　　　　□变更申报	
负责职业卫生 管理机构名称		从事职业卫生 管理人员数量	
职业卫生管理 机构负责人		联系电话	

填表人：　　　　审核人：　　　　签发人：　　　　申报日期：　　年　月　日

二、煤矿作业场所存在的主要职业危害

煤矿名称：

序号	职业危害 因素名称	作业场所	接触职业危 害因素人数	浓（强） 度	工程防护设施		个体防护用品	
					有（名称）	无	有（名称）	无

填表人：　　　　审核人：　　　　签发人：　　　　申报日期：　　年　月　日

三、职业危害因素检测、职业健康体检及职业病情况

煤矿名称：

在岗职工总数：_____人，其中，农民工数：_____人。

接触职业危害人员总数：_____人。
其中，接触粉尘人数：_____人；接触噪声人数：_____人；
接触高温人数：_____人；接触化学毒物人数：_____人。

粉尘监测情况

应测点个数	实测点个数	合格点个数	平均值/(mg/m³)	范围/(mg/m³)

职业健康体检情况

应体检人数	实际体检人数	离退休人员中实际体检人数

本年度新发职业病例数：_____例。
本年度新发尘肺病例数：_____例，其中，
Ⅰ期_____例；Ⅱ期_____例；Ⅲ期_____例。

累计发生职业病例数：_____例。
累计发生尘肺病例数：_____例，其中，
Ⅰ期_____例；Ⅱ期_____例；Ⅲ期_____例。

本年度死亡职业病例数：_____例。
本年度死亡尘肺病例数：_____例，其中，
Ⅰ期_____例；Ⅱ期_____例；Ⅲ期_____例。

累计死亡职业病例数：_____例。
累计死亡尘肺病例数：_____例，其中，
Ⅰ期_____例；Ⅱ期_____例；Ⅲ期_____例。

填表人：　　审核人：　　签发人：　　申报日期：　年　月　日

表 9-2　　　　　**某煤矿作业场所职业危害因素申报现场核查表**
地面部分

地面管理组组长：　　　　成员：　　　　年　月　日

检查项目	检查内容	检查要点及标准	专家组审查意见	备注
1. 职业危害防治组织机构	设置相应的职业卫生管理机构或组织,配备专职或兼职人员	① 建立健全职业危害防治领导机构; ② 建立健全职业危害防治管理机构; ③ 配备专职或兼职管理人员		
2. 职业危害防治制度	建立健全下列职业危害防治制度和操作规程: ① 职业危害防治责任制度; ② 职业危害告之制度; ③ 职业危害申报制度; ④ 职业健康宣传教育制度; ⑤ 职业危害防护设施维护检修制度; ⑥ 从业人员防护用品管理制度; ⑦ 职业危害日常监测管理制度; ⑧ 职业健康监护管理制度; ⑨ 职业病诊断鉴定及治疗康复制度; ⑩ 职业危害防治经费保障及使用管理制度; ⑪ 职业卫生档案与职业健康监护档案管理制度	现场检查各项制度齐全、岗位操作规程要包含所有接尘工种,现场检查每一项制度,每一项工种操作规程		
3. 制定职业危害防治计划及实施方案	职业危害防治计划应包括煤矿已检测出的职业危害因素及年度实施治理目标	有职业危害防治计划和实施方案,计划应包括目的、目标、措施、保障条件等内容;实施方案应包括时间、进度、实施步骤责任人等内容		
4. 职工健康档案管理	① 接尘人员职工健康检查结果; ② 职业病病例诊疗、康复和定期检查资料; ③ 职业病和疑似职业病的报告; ④ 职业危害事故处理和报告记录	① 职业健康检查表、体检报告齐全,存档完整; ② 职业病诊断证明书、职业病诊断鉴定书齐全; ③ 职业病和疑似职业病的报告齐全; ④ 记录资料齐全,事故及时报告; ⑤ 接尘人员人数,占应体检人数比例; ⑥ 体检医疗机构资质证明		

检查项目	检查内容	检查要点及标准	专家组审查意见	备注
5. 日常监测情况	① 职业危害因素检测点分布示意图； ② 作业场所职业危害因素日常监测资料； ③ 职业危害因素检验与评价报告； ④ 职业危害因素监测与评价结果报告	① 查监测点分布示意图； ② 日常监测资料齐全； ③ 监测与评价报告齐全、规范； ④ 监测与评价结果及时向煤监部门报告		
6. 职业健康宣传培训档案	① 单位负责人、管理机构负责人职业健康培训证明； ② 职业健康监测人员培训证明； ③ 职业健康培训记录（全员培训）； ④ 职业危害因素告知凭证	① 煤矿企业负责人、职能部门负责人职业健康培训证明资料齐全； ② 监测人员特殊工种作业证书齐全； ③ 接尘人员全员培训，有培训记录，考试试卷等资料齐全； ④ 劳动合同中告之职业危害种类及产生后果，防护措施和待遇		
7. 职业危害事故应急预案	建立、健全职业危害事故应急救援预案	① 职业危害事故应急救援目的； ② 组织机构及职责； ③ 事故救援措施； ④ 演练情况		
8. 劳动保护用品	① 劳动防护卫生用品的配备标准； ② 劳动防护用品的采购、验收、保管、发放、报废等管理制度	① 劳动防护用品配备是否符合AQ 1051—2008 行业标准； ② 劳动防护用品按标准发放登记记录		

井下部分

现场核查组组长： 成员： 年 月 日

检查项目	检查内容	检查要点及标准	专家组审查意见	备注
1. 职业危害公示栏	① 存在职业危害的场所设置公告栏； ② 公示内容：有关法律、法规、规章制度； ③ 公示职业危害因素监测结果	① 公示栏应设置在醒目位置； ② 公示内容要包含围家有关法律、法规和煤矿企业制定规章制度； ④ 监测职业危害因素结果要如实告之接尘人员并定期更换最新监测结果		

检查项目	检查内容	检查要点及标准	专家组审查意见	备注
2. 警示标识	对产生严重职业危害因素的作业场所，在醒目位置设置警示标识及中文说明	① 警示标识要设置在产生职业危害因素的工作岗位； ② 警示标识要反映现场职业危害种类； ③ 警示标识齐全，中文警示说明应当说明职业危害种类、后果、预防措施和应急措施		
3. 职工佩戴劳动防护用品情况	作业人员按照使用规定正确佩戴、使用	① 劳动防护用品管理制度内容是否齐全； ② 现场检查作业人员是否正确佩戴使用		
4. 作业场所职业危害因素管理	现场检查作业场所防尘、噪声、高温等职业危害因素的强度或浓度是否符合国家标准、行业标准	① 现场检查煤矿企业日常监测记录、检测周期是否符合有关标准； ② 是否按布点要求进行监测； ③ 现场抽查 2～3 个布点，监测粉尘浓度		
5. 防尘洒水系统	① 永久性防尘水池； ② 防尘管路铺设； ③ 水质过滤装置	① 永久性防尘水池容量是否大于 200 m³，是否有配有备用水池且池容不小于 100 m³； ② 防尘管路是否铺设到所有可能产生粉尘的地点、水压是否能满足降尘需要； ③ 是否安装水质过滤装置		
6. 作业现场降尘措施	① 在煤、岩层中钻孔，应采取湿式作业； ② 采煤机是否安装内、外喷雾装置，内外喷雾压力是否达到标准； ③ 液压支架是否安装自动喷雾装置； ④ 破碎机是否安装防尘装置； ⑤ 放顶煤采煤工作面的放煤口是否安装高压喷雾装置； ⑥ 掘进机是否有内外喷雾装置	① 在煤、岩层中钻孔，应采取湿式作业：是否采用湿式钻眼、冲洗井壁巷帮、使用水炮泥，是否有喷雾设施； ② 采煤机必须安装内、外喷雾装置，内喷雾压力不得小于 2 MPa，外喷雾压力不得小于 4 MPa； ③ 液压支架必须安装自动喷雾装置； ④ 破碎机必须安装防尘设施，是否有喷雾装置或者除尘器净化； ⑤ 放顶煤采煤工作面的放煤口必须安装高压喷雾装置，运行是否正常； ⑥ 现场检查掘进机内外喷雾装置是否正常运行		
7. 进、回风巷降尘设施	采掘工作回风巷应安设净化水幕	① 进风巷进口处设置净化水幕； ② 回采工作面、掘进工作面回风巷道至少安设 2 道自动控制风流净化水幕		

检查项目	检查内容	检查要点及标准	专家组审查意见	备注
8. 井下运输及转载点降尘设施	① 井下煤仓放煤口、溜煤眼放煤口；② 转载、运输系统	① 井下煤仓放煤口、溜煤眼放煤口作业时进行喷雾降尘或用除尘器除尘，采用喷雾降尘时，喷雾压力应符合降尘要求；② 转载点落差应小于 0.5 m，大于 0.5 m 必须安装导向板，各转载点要实行喷雾降尘；③ 在装煤点下风侧 20 m 内必须设有一道风流净化水幕		
9. 噪声防治	① 主通风机机房、主井绞车房、巷道掘进局部通风机、煤电钻、乳化液泵站、采煤机、掘进机、带式输送机；② 筛分系统	① 检查作业场所各噪声地点的警示标识；② 检查作业点降噪措施；③ 检查操作工人连续接触噪声工作时间；④ 护耳器佩戴		
10. 化学物质	作业场所主要化学毒物浓度	① 检查作业场所主要化学毒物一氧化碳、二氧化氮、二氧化碳、硫化氢浓度是否符合《煤矿安全规程》规定标准；② 作业现场是否按期监测并有检查记录		
11. 日常监测设备	粉尘、有毒有害气体、高温、噪声检查仪器	配备直读式粉尘浓度测量仪等监测仪器、仪表应符合国家有关规定，具有 MA 标志		

第二节　职业病危害申报流程

职业病危害项目申报同时采取电子数据和纸质文本两种方式。

用人单位应当首先通过"职业病危害项目申报系统"进行电子数据申报，同时将《职业病危害项目申报表》加盖公章并由本单位主要负责人签字后，连同有关文件、资料一并上报所在地设区的市级、县级安全生产监督管理部门。

受理申报的安全生产监督管理部门应当自收到申报文件、资料之日起 5 个工作日内，出具《职业病危害项目申报回执》。

国家安全生产监督管理总局组织研发了职业病危害申报与备案管理系统（以下简称申报系统，网址：http://www.chinasafety.ac.cn）。用人单位应通过该申报系统进行申报。

安全监管部门收到用人单位报送的纸质《职业病危害项目申报表》后，应当即为用人单位开具《职业病危害项目申报回执》，并将《职业病危害项目申报表》归入职业健康管理档案。申报工作流程为：

（1）登录申报系统注册；

（2）在线填写和提交《职业病危害项目申报表》；

（3）安全监管部门审查备案；

（4）打印审查备案的《职业病危害项目申报表》并签字盖章，按规定报送地方安全监管部门。

职业病危害项目申报不得收取任何费用。

用人单位有下列情形之一的，应当按照本条规定向原申报机关申报变更职业病危害项目内容：

（1）进行新建、改建、扩建、技术改造或者技术引进建设项目的，自建设项目竣工验收之日起30日内进行申报；

（2）因技术、工艺、设备或者材料等发生变化导致原申报的职业病危害因素及其相关内容发生重大变化的，自发生变化之日起15日内进行申报；

（3）用人单位工作场所、名称、法定代表人或者主要负责人发生变化的，自发生变化之日起15日内进行申报；

（4）经过职业病危害因素检测、评价，发现原申报内容发生变化的，自收到有关检测、评价结果之日起15日内进行申报。

用人单位终止生产经营活动的，应当自生产经营活动终止之日起15日内向原申报机关报告并办理注销手续。

第十章　职业健康监护

　　职业健康监护是以预防为目的,根据劳动者的职业接触史,通过定期或不定期的医学健康检查和健康相关资料的收集,连续性地监测劳动者的健康状况,分析劳动者健康变化与所接触的职业病危害因素的关系,并及时地将健康检查和资料分析结果报告给用人单位和劳动者本人,以便及时采取干预措施,保护劳动者健康。职业健康监护主要包括职业健康检查、离岗后健康检查、应急健康检查和职业健康监护档案管理等内容。

　　职业健康检查是通过医学手段和方法,针对劳动者所接触的职业病危害因素可能产生的健康影响和健康损害进行临床医学检查,了解受检者健康状况,早期发现职业病、职业禁忌证和可能的其他疾病和健康损害的医疗行为。职业健康检查是职业健康监护的重要内容和主要的资料来源。职业健康检查包括上岗前、在岗期间、离岗时健康检查。

　　用人单位应当承担职业健康监护的义务:

　　(1)用人单位应当建立健全职业健康监护制度,从劳资、生产组织安排、经费等方面保证职业健康监护的落实。

　　(2)用人单位应当组织从事接触职业危害的劳动者进行健康检查,劳动者接受职业健康检查的时间视同正常出勤。

　　(3)用人单位应当组织接触职业病危害因素的劳动者进行上岗前职业健康检查。用人单位不得安排未经上岗前职业健康检查的劳动者从事接触职业病危害因素的作业;不得安排有职业禁忌的劳动者从事其所禁忌的作业。

　　(4)用人单位不得安排未成年工从事接触职业病危害的作业。不得安排孕期、哺乳期的女职工从事对本人和胎儿、婴儿有危害的作业。

　　(5)用人单位应当组织接触职业病危害因素的劳动者进行定期职业健康检查。发现职业禁忌或者有与所从事职业相关的健康损害的劳动者,应当按照体检机构的要求及时调离原工作岗位,并妥善安置。对需要复查和医学观察的劳动者,应当按照体检机构的要求和时间安排其复查和医学观察。

　　(6)用人单位应当组织接触职业病危害因素的劳动者进行离岗时的职业健康检查。用人单位对未进行离岗职业健康检查的劳动者,不得解除或终止与其订立的劳动合同。用人单位发生分立、合并、解散、破产等情形的,应当对从事接触职业病危害作业的劳动者进行健康检查,并按照国家有关规定妥善安置职业病病人。

　　(7)用人单位对可能遭受急性职业病危害的劳动者,应当及时组织进行健康检查和医学观察。

（8）用人单位应当为劳动者建立职业健康监护档案，并按照规定的期限妥善保管。

第一节　职业健康监护的目的和监护资料的应用

一、职业健康监护目的

（1）早期发现职业病、职业健康损害和职业禁忌证。

（2）跟踪观察职业病及职业健康损害的发生、发展规律及分布情况。

（3）评价职业健康损害与作业环境中职业病危害因素的关系及危害程度。

（4）识别新的职业病危害因素和高危人群。

（5）进行目标干预，包括改善作业环境条件，改革生产工艺，采用有效的防护设施和个人防护用品，对职业病患者及疑似职业病和有职业禁忌人员的处理与安置等。

（6）评价预防和干预措施的效果。

（7）为制定或修订卫生政策和职业病防治对策服务。

二、职业健康监护资料的应用

（1）职业健康监护工作中收集的劳动者健康资料只能用于以保护劳动者个体和群体的职业健康为目的的相关活动，应防止资料的滥用和扩散。

（2）职业健康监护资料应遵循医学资料的保密性和安全性的原则，应注意维护资料的完整和准确并及时更新。

（3）职业健康检查机构应以适当的方式向用人单位、劳动者提供和解释个体和群体的健康信息，以促进他们能从保护劳动者健康和维护就业方面考虑提出切实可行的改进措施。

（4）在应用健康监护资料评价劳动者对某一特定作业或某类型工作是否适合时，应首先建议改善作业环境条件和加强个体防护，在此前提下才能评价劳动者是否适合该工作。同时劳动者健康状况和工作环境都在随时发生变化，历以判定是否适合不应只是一次性的。

第二节　职业健康监护的目标疾病和界定原则

一、职业健康监护的目标疾病

为有效地开展职业健康监护，每个健康监护项目应根据劳动者所接触（或拟从事接触）的职业病危害因素的种类和所从事的工作性质，规定监护的目标疾病。职业健康监护目标疾病分为职业病和职业禁忌证。在确定职业禁忌证时，应注意以为劳动者提供充分就业机会为原则。从这个意义上讲，应强调有职业禁忌的人员在从事接触特定职业病危害因素作业会更易导致健康损害的必然性。患有致劳动能力永久丧失的疾病不列为职业禁忌证。

确定职业健康监护目标疾病应根据以下原则：

（1）目标疾病如果是职业禁忌证，应确定监护的职业病危害因素和所规定的职业禁忌证的必然联系及相关程度；

（2）目标疾病如果是职业病，应是国家职业病分类和目录中规定的疾病，应和监护的职业病危害因素有明确的因果关系，并要有一定的发病率；

（3）有确定的监护手段和医学检查方法，能够做到早期发现目标疾病；

（4）早期发现后采取干预措施能对目标疾病的转归产生有利的影响。

二、开展职业健康监护的职业病危害因素的界定原则

职业病危害因素是指在职业活动中产生和（或）存在的、可能对职业人群健康、安全和作业能力造成不良影响的因素或条件，包括化学、物理、生物等因素。本标准将在岗期间定期职业健康检查分为强制性和推荐性两种，除各种职业病危害因素相应的项目标明为推荐性健康检查外，其余均为强制性。

国家颁布的职业病危害因素分类目录中的危害因素，符合以下条件者应实行强制性职业健康监护：

（1）该危害因素有确定的慢性毒性作用，并能引起慢性职业病或慢性健康损害；或有确定的致癌性，在暴露人群中所引起的职业性癌症有一定的发病率；

（2）该危害因素对人的慢性毒性作用和健康损害或致癌作用尚不能肯定，但有动物实验或流行病学调查的证据，有可靠的技术方法，通过系统地健康监护可以提供进一步明确的证据；

（3）有一定数量的暴露人群。

国家颁布的职业病危害因素分类目录中的危害因素，只有急性毒性作用的以及对人体只有急性健康损害但有确定的职业禁忌证的，上岗前执行强制性健康监护，在岗期间执行推荐性健康监护。

如需对《职业健康监护技术规范》（GBZ188—2014）中未包括的其他职业病危害因素开展健康监护，需通过专家评估后确定，评估内容包括：

（1）这种物质在国内正在使用或准备使用，且有一定量的暴露人群；

（2）有文献资料，主要是毒理学研究资料，确定其是否符合国家规定的有害化学物质的分类标准及其对健康损害的特点和类型；

（3）查阅流行病学资料及临床资料，有证据表明其存在损害劳动者健康的可能性或有理由怀疑在预期的使用情况下会损害劳动者健康；

（4）对这种物质可能引起的健康损害，是否有开展健康监护的正确、有效、可信的方法，需要确定其敏感性、特异性和阳性预计值；

（5）健康监护能够对个体或群体的健康产生有利的结果。对个体可早期发现健康损害并采取有效的预防或治疗措施；对群体健康状况的评价可以预测危害程度和发展趋势，采取有效的干预措施；

（6）健康检查的方法是劳动者可以接受的，检查结果有明确的解释；

（7）符合医学伦理道德规范。

有特殊健康要求的特殊作业人群应实行强制性健康监护。

三、职业健康监护人群的界定原则

（1）接触需要开展强制性健康监护的职业病危害因素的人群，都应接受职业健康监护。

（2）在岗期间定期健康检查为推荐性的职业病危害因素，原则上可根据用人单位的安排接受健康监护。

（3）虽不是直接从事接触需要开展职业健康监护的职业病危害因素的作业，但在工作环境中受到与直接接触人员同样的或几乎同样的接触，应视同职业性接触，需和直接接触人员一样接受健康监护。

（4）根据不同职业病危害因素暴露和发病的特点及剂量—效应关系，主要根据工作场所有害因素的浓度或强度以及个体累计暴露的时间长度和工种，确定需要开展健康监护的人群；可参考《工作场所职业病危害作业分级 第 1 部分：生产性粉尘》（GBZ/T 229.1—2010）、《工作场所职业病危害作业分级 第 2 部分：化学物》（GBZ/T 229.2—2010）、《工作场所职业病危害作业分级 第 3 部分：高温》（GBZ/T 229.3—2010）、《工作场所职业病危害作业分级 第 4 部分：噪声》（GBZ/T 229.4—2012）等标准。

（5）离岗后健康检查的时间，主要根据有害因素致病的流行病学及临床特点、劳动者从事该作业的时间长短、工作场所有害因素的浓度等因素综合考虑确定。

第三节　职业健康监护的种类和方法

对接触职业病危害的劳动者，煤矿应当按照国家有关规定组织上岗前、在岗期间和离岗时的职业健康检查，并将检查结果书面告知劳动者。职业健康检查费用由煤矿承担。职业健康检查由省级以上人民政府卫生行政部门批准的医疗卫生机构承担。

一、职业健康检查的种类和周期

职业健康检查分为上岗前职业健康检查、在岗期间职业健康检查和离岗时职业健康检查。

1. 上岗前职业健康检查

上岗前健康检查的主要目的是发现有无职业禁忌证，建立接触职业病危害因素人员的基础健康档案。上岗前健康检查均为强制性职业健康检查，应在开始从事有害作业前完成。下列人员应进行上岗前健康检查：

（1）拟从事接触职业病危害因素作业的新录用人员，包括转岗到该种作业岗位的人员；

（2）拟从事有特殊健康要求作业的人员，如高处作业、电工作业、职业机动车驾驶作业等。

煤矿不得安排未经上岗前职业健康检查的人员从事接触职业病危害的作业；不得安排有职业禁忌的人员从事其所禁忌的作业；不得安排未成年工从事接触职业病危害的作业；不得安排孕期、哺乳期的女职工从事对本人和胎儿、婴儿有危害的作业。

2. 在岗期间职业健康检查

长期从事规定的需要开展健康监护的职业病危害因素作业的劳动者,应进行在岗期间的定期健康检查。定期健康检查的目的主要是早期发现职业病病人或疑似职业病病人或劳动者的其他健康异常改变;及时发现有职业禁忌的劳动者;通过动态观察劳动者群体健康变化,评价工作场所职业病危害因素的控制效果。定期健康检查的周期应根据不同职业病危害因素的性质、工作场所有害因素的浓度或强度、目标疾病的潜伏期和防护措施等因素决定。

3. 离岗时职业健康检查

劳动者在准备调离或脱离所从事的职业病危害作业或岗位前,应进行离岗时健康检查;主要目的是确定其在停止接触职业病危害因素时的健康状况。如最后一次在岗期间的健康检查是在离岗前的 90 d 内,可视为离岗时检查。

4. 离岗后健康检查

下列情况劳动者需进行离岗后的健康检查:

(1)劳动者接触的职业病危害因素具有慢性健康影响,所致职业病或职业肿瘤常有较长的潜伏期,

故脱离接触后仍有可能发生职业病;

(2)离岗后健康检查时间的长短应根据有害因素致病的流行病学及临床特点、劳动者从事该作业的时间长短、工作场所有害因素的浓度等因素综合考虑确定。

煤矿不得以劳动者上岗前职业健康检查代替在岗期间定期的职业健康检查,也不得以劳动者在岗期间职业健康检查代替离岗时职业健康检查,但最后一次在岗期间的职业健康检查在离岗前的 90 日内的,可以视为离岗时检查。对未进行离岗前职业健康检查的劳动者,煤矿不得解除或者终止与其订立的劳动合同。

5. 应急健康检查

(1)当发生急性职业病危害事故时,根据事故处理的要求,对遭受或者可能遭受急性职业病危害的劳动者,应及时组织健康检查。依据检查结果和现场劳动卫生学调查,确定危害因素,为急救和治疗提供依据,控制职业病危害的继续蔓延和发展。应急健康检查应在事故发生后立即开始。

(2)从事可能产生职业性传染病作业的劳动者,在疫情流行期或近期密切接触传染源者,应及时开展应急健康检查,随时监测疫情动态。

6. 职业健康检查的周期

劳动者接受职业健康检查应当视同正常出勤,煤矿企业不得以常规健康检查代替职业健康检查。接触职业病危害作业的劳动者的职业健康检查周期按照表 10-1 执行。

表 10-1 接触职业病危害作业的劳动者的职业健康检查周期

接触有害物质	体检对象	检查周期
煤尘(以煤尘为主)	在岗人员	2 年 1 次
岩尘(以岩尘为主)	观察对象、Ⅰ期煤工尘肺患者	每年 1 次
噪声	在岗人员、观察对象、Ⅰ期矽肺患者	
高温	在岗人员	
化学毒物	在岗人员	
	在岗人员	根据所接触的化学毒物确定检查周期

接触粉尘危害作业退休人员的职业健康检查周期按照有关规定执行

二、职业健康监护方法和检查指标的确定

(1)职业健康监护是职业卫生服务的重要内容,应根据监护的种类和不同的职业病危害因素及其目标疾病,确定具体的医学检查方法和检查指标,本标准对各种职业病危害因素规定的是最低检查标准。职业卫生专业服务人员可以根据不同情况提出建议增加检查指标,但应有充分的理由。确定职业健康监护方法和检查指标的基本原则是:

① 检查方法应是成熟的可靠的技术,不能在法定职业健康监护中进行科学实验或研究;

② 检查方法和指标易为劳动者接受;

③ 检查指标应有明确的意义,并与监护目标密切相关;

④ 应考虑检查指标的特异性和敏感性,避免使用不能满足要求的检查;

⑤ 考虑检查方法和检查指标的费用;

⑥ 考虑文化、宗教等因素,符合医学伦理道德规范;

⑦ 定期对整个健康监护项目进行审查,并根据工作条件的改善及时进行修改。

考虑到检查方法的技术性,卫生行政部门宜对所采取的技术方法和检查指标做出统一规定。

(2)用于职业健康监护的生物标志物分为生物接触标志物和生物效应标志物。接触标志物是反映机体生物材料中外源性物质或其代谢产物或外源性物质与某些靶细胞或靶分子相互作用产物含量的指标。效应标志物是指机体中可测出的生化、生理、行为或其他改变的指标。作为筛检职业健康监护目标

疾病的生物标志物应满足以下条件:

① 有灵敏可靠的生物检测方法,易为劳动者接受;

② 生物接触标志物能够反映劳动者的暴露水平;

③ 生物效应标志物能反映所暴露职业病危害因素的健康效应。

第四节　职业健康检查机构

一、职业健康检查机具备的条件

（1）医疗卫生机构开展职业健康检查,应当经省级卫生计生行政部门批准。

省级卫生计生行政部门应当及时向社会公布批准的职业健康检查机构名单、地址、检查类别和项目等相关信息。

（2）承担职业健康检查的医疗卫生机构(以下简称职业健康检查机构)应当具备以下条件:

① 持有《医疗机构执业许可证》,涉及放射检查项目的还应当持有《放射诊疗许可证》;

② 具有相应的职业健康检查场所、候检场所和检验室,建筑总面积不少于 400 m^2,每个独立的检查室使用面积不少于 6 m^2;

③ 具有与批准开展的职业健康检查类别和项目相适应的执业医师、护士等医疗卫生技术人员;

④ 至少具有 1 名取得职业病诊断资格的执业医师;

⑤ 具有与批准开展的职业健康检查类别和项目相适应的仪器、设备;开展外出职业健康检查,应当具有相应的职业健康检查仪器、设备、专用车辆等条件;

⑥ 建立职业健康检查质量管理制度。

符合以上条件的医疗卫生机构,由省级卫生计生行政部门颁发《职业健康检查机构资质批准证书》,并注明相应的职业健康检查类别和项目。

（3）职业健康检查机构应当指定主检医师。主检医师应当具备以下条件:

① 具有执业医师证书;

② 具有中级以上专业技术职务任职资格;

③ 具有职业病诊断资格;

④ 从事职业健康检查相关工作三年以上,熟悉职业卫生和职业病诊断相关标准。

主检医师负责确定职业健康检查项目和周期,对职业健康检查过程进行质量控制,审核职业健康检查报告。

二、职业健康检查机构的职责

职业健康检查机构具有以下职责:

（1）在批准的职业健康检查类别和项目范围内,依法开展职业健康检查工作,并出具职业健康检查报告;

（2）履行疑似职业病和职业禁忌的告知和报告义务;

（3）定期向卫生计生行政部门报告职业健康检查工作情况,包括外出职业健康检查工作情况;

（4）开展职业病防治知识宣传教育;

（5）承担卫生计生行政部门交办的其他工作。

职业健康检查机构及其工作人员应当关心、爱护劳动者,尊重和保护劳动者的知情权及个人隐私。

三、职业健康检查机构工作要求

职业健康检查机构开展职业健康检查应当与用人单位签订委托协议书,由用人单位统一组织劳动者进行职业健康检查;也可以由劳动者持单位介绍信进行职业健康检查。

职业健康检查机构应当依据相关技术规范,结合用人单位提交的资料,明确用人单位应当检查的项目和周期。

职业健康检查机构可以在执业登记机关管辖区域内开展外出职业健康检查。外出职业健康检查进行医学影像学检查和实验室检测,必须保证检查质量并满足放射防护和生物安全的管理要求。

职业健康检查机构应当在职业健康检查结束之日起 30 个工作日内将职业健康检查结果,包括劳动者个人职业健康检查报告和用人单位职业健康检查总结报告,书面告知用人单位,用人单位应当将劳动者个人职业健康检查结果及职业健康检查机构的建议等情况书面告知劳动者。

职业健康检查机构发现疑似职业病病人时,应当告知劳动者本人并及时通知用人单位,同时向所在地卫生计生行政部门和安全生产监督管理部门报告。发现职业禁忌的,应当及时告知用人单位和劳动者。

职业健康检查机构要依托现有的信息平台,加强职业健康检查的统计报告工作,逐步实现信息的互联互通和共享。

职业健康检查机构应当建立职业健康检查档案。职业健康检查档案保存时间应当自劳动者最后一次职业健康检查结束之日起不少于 15 年。

职业健康检查档案应当包括下列材料:

(1)职业健康检查委托协议书;

(2)用人单位提供的相关资料;

(3)出具的职业健康检查结果总结报告和告知材料;

(4)其他有关材料。

第五节　职业健康检查结果的报告与评价

职业健康检查机构应根据相关规定和与用人单位签订的职业健康检查委托协议书,按时向用人单位提交职业健康检查报告。职业健康检查结果报告分为总结报告、个体结论报告和职业健康监护评价报告三种。职业健康检查报告和评价应遵循法律严肃性、科学严谨性和客观公正性。

一、职业健康检查总结报告

体检总结报告是健康体检机构给委托单位(用人单位)的书面报告,是对本次体检的全面总结和一般分析,内容应包括:受检单位、职业健康检查种类、应检人数、受检人数、检查时间和地点,体检工作的实施情况,发现的疑似职业病、职业禁忌证和其他疾病的人数和汇总名单、处理建议等。个体体检结果可以一览表的形式列出花名册。

二、职业健康检查个体结论报告

每个受检对象的体检表,应由主检医师审阅后填写体检结论并签名。体检发现有疑似职业病、职业禁忌证、需要复查者和有其他疾病的劳动者要出具体检结论报告,包括受检者姓名、性别、接触有害因素名称、检查异常所见、本次体检结论和建议等。个体体检结论报告应一式两份,一份给劳动者或受检者指定的人员,一份给用人单位。

根据职业健康检查结果,对劳动者个体的体检结论可分为以下 5 种:

(1)目前未见异常:本次职业健康检查各项检查指标均在正常范围内;

(2)复查:检查时发现与目标疾病相关的单项或多项异常,需要复查确定者,应明确复查的内容和时间;

(3)疑似职业病:检查发现疑似职业病或可能患有职业病,需要提交职业病诊断机构进一步明确诊断者;

(4)职业禁忌证:检查发现有职业禁忌的患者,需写明具体疾病名称;

(5)其他疾病或异常:除目标疾病之外的其他疾病或某些检查指标的异常。

三、职业健康监护评价报告

职业健康监护评价报告是根据职业健康检查结果和收集到的历年工作场所监测资料及职业健康监护过程中收集到的相关资料,通过分析劳动者健康损害和职业病危害因素的关系,以及导致发生职业危害的原因,预测健康损害的发展趋势,对用人单位劳动者的职业健康状况做出总体评价,并提出综合改进建议。职业健康检查机构可根据受检单位职业健康监护资料的实际情况及用人单位的委托要求,共同协商决定是否出具职业健康监护评价报告。

职业健康检查机构应按统计年度汇总职业健康检查结果,并应向卫生计生行政部门报告,向作业场所职业卫生监督管理部门通报。

四、煤矿企业针对职业健康检查报告应采取的措施

煤矿应当根据职业健康检查报告,采取下列措施:

(1)对有职业禁忌的劳动者,调离或者暂时脱离原工作岗位;

(2)对健康损害可能与所从事的职业相关的劳动者,进行妥善安置;

(3)对需要复查的劳动者,按照职业健康检查机构要求的时间安排复查和医学观察;

(4)对疑似职业病病人,按照职业健康检查机构的建议安排其进行医学观察或者职业病诊断;

(5)对存在职业病危害的岗位,改善劳动条件,完善职业病防护设施。

第六节　职业健康监护档案和管理档案

职业健康监护档案是健康监护全过程的客观记录资料,是系统地观察劳动者健康状况的变化,评价个体和群体健康损害的依据,其特征是资料的完整性、连续性。

（1）劳动者职业健康监护档案包括：

① 劳动者职业史、既往史和职业病危害接触史；

② 职业健康检查结果及处理情况；

③ 职业病诊疗等健康资料。

（2）用人单位职业健康监护档案包括：

① 用人单位职业卫生管理组织组成、职责；

② 职业健康监护制度和年度职业健康监护计划；

③ 历次职业健康检查的文书,包括委托协议书、职业健康检查机构的健康检查总结报告和评价报告；

④ 工作场所职业病危害因素监测结果；

⑤ 职业病诊断证明书和职业病报告卡；

⑥ 用人单位对职业病患者、患有职业禁忌证者和已出现职业相关健康损害劳动者的处理和安置记录；

⑦ 用人单位在职业健康监护中提供的其他资料和职业健康检查机构记录整理的相关资料；

⑧ 卫生行政部门要求的其他资料。

（3）职业健康监护档案的管理包括以下内容：

用人单位应当依法建立职业健康监护档案,并按规定妥善保存。劳动者或劳动者委托代理人有权查阅劳动者个人的职业健康监护档案,用人单位不得拒绝或者提供虚假档案材料。劳动者离开用人单位时,有权索取本人职业健康监护档案复印件,用人单位应当如实、无偿提供,并在所提供的复印件上签章；

职业健康监护档案应有专人管理,管理人员应保证档案只能用于保护劳动者健康的目的,并保证档案的保密性。

劳动者离开煤矿时,有权索取本人职业健康监护档案复印件,煤矿必须如实、无偿提供,并在所提供的复印件上签章。

劳动者健康出现损害需要进行职业病诊断、鉴定的,煤矿企业应当如实提供职业病诊断、鉴定所需的劳动者职业史和职业病危害接触史、作业场所职业病危害因素检测结果等资料。

第七节　职业健康监护评价报告编制

职业健康监护工作,是在法律层面上的医学服务,应该在职业卫生法律的框架下进行,因此,职业健康监护评价报告在某种程度上是一个具有"法律文书"意义的文字材料,故编制一份描述准确、表达严谨、简明、公正、易懂及可读性强的职业健康监护评价报告是当今法治社会的必然要求。职业健康检查的有关信息主要是通过报告的形式表达出来,用人单位(体检委托单位)、卫生行政部门等机构、都是通过阅读职业健康监护评价报告获取体检相关信息的主要途径,报告也反映了服务机构工作情况和质量水平。

《职业健康监护技术规范》(GBZ188—2014)规定的职业健康监护评价报告编写格式如下。

职业健康监护评价报告

1 总论

1.1 项目背景

包括用人单位的基本情况和职业健康监护评价项目的任务由来等内容。

1.2 评价依据

1.2.1 引用的法律、法规名称。

1.2.2 引用的技术规范、标准名称。

1.2.3 引用的职业健康检查、工作场所职业病危害因素检测报告等基础技术资料名称。

1.3 评价目的

1.3.1 评价劳动者职业健康损害与工作场所接触职业病危害因素的关联及关联程度。

1.3.2 识别新的职业病危害因素和高危人群。

1.3.3 为用人单位职业卫生管理提供依据。

1.4 评价范围

主要针对劳动者接触职业病危害因素后导致的健康损害进行分析与评价。

1.5 评价方法

根据工作场所职业病危害特点,一般采用职业流行病学调查法、经验法、风险评估法和统计学分析等方法进行综合分析与评价。可通过收集历年职业健康检查、工作场所职业病危害因素检测报告和其他相关资料,结合职业病危害防护设施、个人职业病防护水平等的现场调查结果,重点分析与评价劳动者职业健康损害与职业病危害因素接触水平之间的关联性和相关程度,并提出干预措施建议。

1.6 质量控制

用文字结合框图的方式,简述评价全过程的质量控制措施。参考图 E1。

2 评价内容

2.1 职业健康监护基本情况

列出各工作岗位存在的各种职业病危害因素及相应接触人数。

历年职业健康检查情况,包括职业健康检查人数、检查项目和受检率。

历年检出患疑似职业病、职业禁忌证人员和确诊职业病患者情况。

职业健康监护管理的基本情况。

2.2 职业健康损害人群

2.2.1 列表汇总各种异常指标人员的数量、比例,以及岗位的分布。

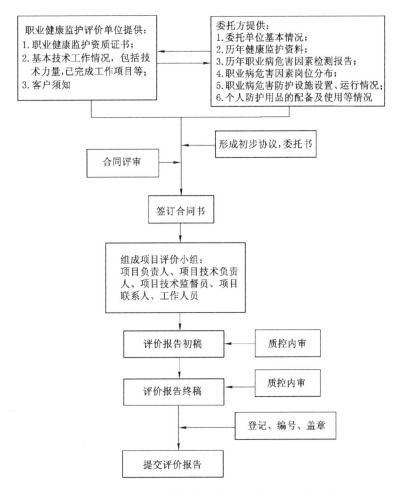

图 E1　职业健康监护评价报告流程及质量控制措施

2.2.2　综合分析各种异常指标,结合历年职业健康监护资料,筛选出可能与接触职业病危害因素相关的异常指标,列出疑似职业病人员名单。

2.2.3　疑似职业病人员个案调查,核实相关资料。个案调查应包括调查其既往职业病危害接触史,见表 E1。不同工作单位职业病危害因素接触史应按接触时间分别记录;详细记录接触时间、工种/岗位、接触的职业病危害因素名称。现企业在岗期间的职业史,以用人单位提供的资料为准。

表 E1　　　　　　　　　　　个案调查登记表

姓名	异常指标	现岗位	职　业　史			
			既往工作单位	工种/岗位	年限	接触职业病危害因素种类和强度

2.2.4 其他相关健康资料的分析。分析与异常指标可能存在相关的其他健康资料,包括住院和门

诊病历资料。

2.3 工作场所职业病危害因素与防护措施

2.3.1 职业健康损害人员所在岗位,接触的职业病危害因素、接触浓度或强度,以及接触时间。

2.3.2 工作场所(岗位)职业病危害防护设施的设置、运行、维护等情况,其防护效果。

2.3.3 岗位配备的个人防护用品的种类、型号;作业人员在工作中正确佩戴个人防护用品情况;结合工作场所接触的职业病危害因素的浓度或强度,分析各种个人防护用品的有效防护效果。

2.4 职业卫生管理调查分析

2.4.1 调查职业健康监护制度及执行情况。

2.4.2 调查职业病危害告知及培训情况。

2.4.3 调查职业健康监护档案及档案管理情况。

2.4.4 调查职业禁忌证、疑似职业病和职业病病人的处置情况。

2.5 职业健康损害与职业接触相关性

2.5.1 列出关联表 E2 和表 E3,分析个体检出的异常指标与接触的职业病危害因素是否存在关联性。

表 E2   **个体异常指标与职业病危害因素关联一览表**

序号	姓名	异常指标		可能引起的职业病危害因素	与职业因素的关联性			
		名称	结果		有	无	不能确定	判断理由(依据)

表 E3   **职业病危害因素对作业人员健康影响一览表**

异常指标			相应的职业病危害因素		异常指标与职业病危害因素有关联		职业病危害因素对作业人员健康的影响程度
名称	例数	百分比	名称	强度或浓度	例数	百分比	

2.5.2 疑似职业病人员的临床复查和职业病诊断结果,列出历年某病患病率。

2.5.3 用图表法描绘接触职业病危害因素与各种相关异常指标的散点图,加以分析。

2.5.4 采用回归与相关的统计分析方法分析职业病危害因素接触浓度或强度的动态变化与异常指标(发生率和异常程度)变量间的关系,分析相关系数。

2.6 职业健康危害程度分析与评价

2.6.1 分析与评价与接触职业病危害因素密切相关的主要的异常指标,并以曲线图表示其变化趋势。

2.6.2 结合工作场所职业病危害因素检测报告和现场职业卫生学调查结果,分析导致健康损害的主要原因,进行职业健康风险评估。

2.6.3 分析与评估健康损害造成的直接和间接经济损失。

3 结论

根据作业人员接触职业病危害因素的浓度或强度、职业病危害防护设施、个人防护用品的情况和历年职业健康检查结果,综合分析职业健康异常指标与所接触的职业病危害因素的关联性及相关程度,其发生、发展规律,以及接触一反应(效应)关系的总体评价结论。

4 建议

明确指出企业存在的主要问题以及原因,提出具体干预措施建议,包括改善作业环境条件,改革生产工艺,采用有效的防护设施和个人防护用品,以及职业病患者及疑似职业病和职业禁忌人员处置等方面有针对性的建议。

第十一章 个体防护

个人防护用品也称劳动防护用品,是一类由从业人员使用的,为防御物理、化学、生物物等外界因素伤害的防护产品的总称,涉及从头到脚的防护,包括对安全性危害因素和健康性危害因素的防护,例如:安全帽和安全鞋可对头和足部提供针对物体击打、坠落物和机械性伤害的保护;安全带可以使人在高空作业时避免坠落;使用呼吸器可防护控制污染物进入呼吸道,预防尘肺病、苯中毒、铅中毒等呼吸危害导致的职业病,空气呼吸器可在突发事件应急处置或救援中预防急性中毒或窒息;护耳器用于防噪声,可预防职业性噪声聋;眼面防护用品既能防护机械性伤害导致的事故,也防护有害性辐射,防止眼睛或皮肤患相关的职业病;防护服和防护手套,依据其设计和选材,可以防有毒、有害物质通过皮肤吸收或皮肤接触而导致的急、慢性疾病,也可以预防机械性伤害和静电、电击导致的安全隐患,还可以预防极端温度、微波等物理因素对人员构成的伤害。

第一节　呼吸防护用品的选择、使用与管理

呼吸防护用品也称呼吸器,是防御缺氧空气和空气污染物进入呼吸道的防护用品。根据我国职业病目录,80%以上的职业病都是由呼吸危害导致的,长期暴露于有害的空气污染物环境,如粉尘、烟、雾,或有毒有害的气体或蒸气,会导致各种慢性职业病,如硅肺病、焊工尘肺、苯中毒、铅中毒等,短时间暴露于高浓度的有毒、有害的气体,如一氧化碳或硫化氢,会导致急性中毒;暴露于缺氧环境中,会致死。呼吸防护用品是一类广泛使用的预防职业健康危害的个人防护用品。

一、呼吸防护用品的基本分类

呼吸防护用品从设计上分过滤式和供气式两类。

(1)过滤式呼吸器。过滤式呼吸器依靠过滤元件将空气污染物过滤掉后用于呼吸的呼吸器。使用者呼吸的空气来自污染环境,最常见的是自吸过滤式防颗粒物或防毒面罩。自吸过滤式呼吸器靠使用者自主呼吸克服过滤元件阻力,吸气时面罩内压力低于环境压力,属于负压呼吸器,具有明显的呼吸阻力;动力送风过滤式呼吸器靠机械动力或电力克服阻力,将过滤后的空气送到头面罩内呼吸,送风量可以大于一定劳动强度下的人的呼吸量,吸气过程中面罩内压力可维持高于环境气压,属于正压式呼吸器。

(2)供气式呼吸器。供气式呼吸器也称隔绝式,呼吸器将使用者的呼吸道完全与

污染空气隔绝,呼吸空气来自污染环境之外,其中长管呼吸器依靠一根长长的空气导管,将污染环境以外的洁净空气输送给使用者呼吸,对于靠使用者自主吸气导入外界空气的设计,或送风量低于使用者呼吸量的设计,吸气时面罩内呈负压,属于自吸式或负压式长管呼吸器;对于靠气泵或高压空气源输送空气,在一定劳动强度下能保持头面罩内压力高于环境压力,就属于正压长管呼吸器。自携气式呼吸器简称 SCBA,呼吸空气来自使用者携带的空气瓶,高压空气经降压后输送到全面罩内呼吸,而且能维持呼吸面罩内的正压,消防员灭火或抢险救援作业通常使用 SCBA。

二、呼吸防护用品的选择

针对尘、毒危害,在采取主动的工程控制措施后,如果作业现场仍存在呼吸危害,可采取个人防护措施,即使用呼吸器进行预防。选择呼吸器要考虑防护用品的防护能力,还要依据危害环境的危害水平,应按照 GB/T18664—2002《呼吸防护用品的选择、使用与维护》标准规定的方法选择。使用呼吸防护用品后,使用者预期接触的有害物浓度不应超过职业接触限值,并且,选择的呼吸器应适合使用者使用。

(一)呼吸危害环境的危害水平

存在呼吸危害的环境分两类,即极端危险的立即威胁生命和健康(IDLH)的环境,和一般危害环境(非 IDLH 环境)。IDLH 环境通常不是正常的生产作业环境,它包括如下 4 种情况:

(1)呼吸危害未知,包括污染物种类、毒性未知。

(2)空气污染物浓度未知。

(3)空气污染物浓度达到 IDLH 浓度(GB/T 18664 附录 B 提供)。

(4)缺氧或可能缺氧环境。

一般危害环境是空气中污染物浓度超标的环境,用危害因数表示危害水平,危害因数计算方法见式(11-1)。危害因数越大,说明危害水平越高,应选择防护水平(APF)越高的呼吸器。

$$危害因数 = \frac{空气污染物浓度}{国家职业卫生标准规定浓度} \tag{11-1}$$

(二)呼吸防护用品的防护能力

呼吸器种类繁多,设计多样,防护能力不同,GB/T 18664 对各类呼吸器的防护能力用指定防护因数(APF)作了划分,具体见表 11-1。

指定防护因数是一种或一类(如自吸过滤式半面罩)适宜功能的(指符合产品标准)呼吸防护用品,在适合使用者佩戴(指面罩与使用者脸型适配)且正确使用的前提下,预期能将空气污染物浓度降低的倍数。

无论是过滤式还是供气式半面罩,负压式呼吸器的 APF 相同,如防尘口罩、可更换半面罩和自吸式半面罩长管呼吸器的 APF 都是 10;自吸过滤式防毒全面罩或全面罩自吸长管呼吸器的 APF 都为 100;全面罩正压式 SCBA 的 APF 最高,其防护能力最强。

表 11-1　　　　　　　　　　各类呼吸防护用品的指定防护因数（APP）

呼吸防护用品类型	面罩类型	正压式[1]	负压式[2]
自吸过滤式	半面罩	不适用	10
自吸过滤式	全面罩	不适用	100
送风过滤式	半面罩	50	不适用
送风过滤式	全面罩	>200 且<1 000	不适用
送风过滤式	开放型面罩	25	不适用
送风过滤式	送气头罩	>200 且<1 000	不适用
长管呼吸器	半面罩	50	10
长管呼吸器	全面罩	1 000	100
长管呼吸器	开放型面罩	25	不适用
长管呼吸器	送气头罩	1 000	不适用
携气式 SCBA	半面罩	>1 000	10
携气式 SCBA	全面罩	>1 000	100

（三）根据危害环境种类和危害水平选择呼吸器

1. IDLH 环境下使用的呼吸器

GB/T 18664 规定，配全面罩的正压式 SCBA，和在配备适合的辅助逃生型呼吸器前提下，配全面罩或送气头罩的正压长管呼吸器，可以用于 IDLH 环境。这两种呼吸器都具有已知的防护时间，不随现场有害物浓度高低变化，都是正压模式，具有最高水平的防护能力，使用中可不受外界因素变化的影响，比其他类型的呼吸器都更安全。可用于抢险救援作业和进入缺氧环境作业。具体要求参见该标准。

2. 一般危害环境选择的呼吸器类型

依据一个作业场所的危害因数，选择指定防护因数大于危害因数的呼吸器作为适合的呼吸器类型，具体见式(11-2)。

$$工作场所的危害因数（HF）<呼吸器的指定防护因数（APF）\qquad(11\text{-}2)$$

若作业现场同时存在一种以上的空气污染物，应分别计算每种空气污染物的危害因数，取数值最大的作为代表。防尘半面罩（包括防尘口罩）可以用于粉尘浓度不超过10 倍的职业卫生标准的环境，防毒全面罩可用于有毒有害气体浓度不超过 100 倍职业卫生标准的环境，但有一种情况例外：当污染物的 IDLH 浓度低于 100 倍的职业卫生标准时，例如硫化氢最高允许浓度 MAC 是 10 mg/m³，其立即威胁生命和健康的浓度（IDLH 浓度）是 426 mg/m³，IDLH 浓度是职业卫生标准的 42 倍，虽然全面罩 APF 是100，仍然不能使用，必须使用 SCBA。

3. 举例

某作业现场存在异丙醇，异丙醇的职业卫生标准是 8 h 时间加权平均浓度350 mg/m³，现场异丙醇 8 h 的暴露浓度是 1 560 mg/m³。

首先计算危害因数：异丙醇的现场暴露浓度除以职业卫生标准，危害因数等于4.5，选择自吸过滤式半面罩、全面罩、长管呼吸器等都是适用的。在正确选用的前提下，使用半面罩可将异丙醇浓度降低 10 倍，使用者预期暴露浓度是 156 mg/m³；若使用全面罩，使用者暴露浓度预期是 15.6 mg/m³；若用全面罩正压长管呼吸器，预期暴露浓度仅 1.56 mg/m³。对呼吸器类型的确定，除了要根据职业卫生标准判断外，还取决于用人单位内部对毒物暴露的控制水平，以及对其他因素的考虑，如现场浓度波动水平，浓度测量准确性，对具体使用者保护水平的特殊考虑等。

（四）根据空气污染物选择适合的过滤元件

过滤式呼吸器依靠过滤元件过滤空气中的污染物，如果选择不当，呼吸器就不能起作用。过滤式呼吸器适合对各类颗粒物的防护，也适合对某些气体或蒸气的防护，但也受到限制。对有些气态的毒物，如环氧乙烷，目前还缺少有效的，并能安全使用的过滤技术，遇到这种情况，就必须选择长管呼吸器。

过滤式呼吸器的选择依赖危害辨识，首先必须区分是颗粒物防护，还是气体或蒸气的防护，或两者并存。

1. 颗粒物过滤

粉尘、烟和雾都需要使用防颗粒物呼吸器。在区分颗粒物是否为油性的基础上，应根据毒性高低选择过滤效率水平。一般来说，毒性越高的污染物的职业卫生标准越严格，另外，还应参考其致癌性、致敏性等特点。以下是选择建议：

（1）80%～90%效率：用于一般性粉尘的防护，如煤尘、矿尘、水泥尘、棉尘等。

（2）94%～95%效率：烟、雾和高毒性的粉尘首选，如焊接烟、铸造烟、重金属烟尘（铅尘或铅烟）、农药喷雾、喷漆雾、药粉尘等。

（3）99%～99.99%效率：放射性、剧毒、致癌颗粒物首选，如放射性尘埃、沥青烟、焦炉烟、铍烟等。

2. 有毒、有害气体或蒸气的过滤

可以选择过滤式呼吸器防护某些有毒、有害的气体或蒸气，但并非所有气体或蒸气都有适合和有效的过滤方法，GB 2890 对防毒过滤元件按照气体的类别加以分类，具有指导作用（参见对 GB 2890 的介绍），但选择时仍需要注意一些特例，如普通防酸性气体的过滤元件，并不保证能适用于氮氧化物，即二氧化氮和一氧化氮气体的防护；对磷化氢、砷化氢、甲醛等气体或蒸气的有效防护，必须根据对这些气体的防毒时间测量数据来判断（GB 2890 标准并未包括），不能贸然使用；对常温、常压下以气态存在的有机物，如甲烷、环氧乙烷、溴甲烷等，也都缺少可靠的过滤方法，应选择长管呼吸器。

3. "尘毒组合"防护

当作业场所存在多种污染物，分别以颗粒物和气态存在情况下，过滤式呼吸器应选择尘毒组合的过滤元件，如某些树脂砂铸造同时存在铸造烟（颗粒物）和有机蒸气；喷漆作业产生的漆雾是挥发性颗粒物，同时存在有机蒸气危害；一些高沸点的有机物，在加热情况下会同时以蒸气和颗粒物状态存在；一些焊接作业同时产生有害气体等，这些都需要选择尘毒组合的综合性过滤防护。

（五）其他选择因素

选择呼吸器类型还要考虑一些其他因素，如污染物对皮肤的刺激或对眼睛的伤害等；工作中，劳动者会同时使用不同的防护用品，这些防护用品不应彼此妨碍，对作业尽量不产生限制；在可能的条件下，应考虑可提高劳动效率，改善作业舒适性的产品设计；劳动者因性别、年龄和体征的不同，单一类型或型号的呼吸器可能无法适合所有人。

1. 一些首选全面罩的情况

若空气污染物同时刺激眼睛或皮肤（如氨气、矿物棉粉尘），或可经皮肤吸收（如苯、溴甲烷和许多农药），或对皮肤有腐蚀性（如氟化氢），或存在打磨飞溅物危及眼睛等，可首选全面罩。

2. 焊接作业

电焊或气割作业产生有害弧光、火花和高温辐射，同时产生焊接烟和一些有害的气体，虽然焊接作业中可以使用局部通风设备降低焊烟的浓度，但由于工人的呼吸带非常靠近焊接点，大量焊烟仍会存在于呼吸带，因此仍然需要呼吸防护。选择的呼吸防护面罩必须能够和焊接防护面屏相互匹配，不应妨碍面屏佩戴位置；焊接火花溅到防尘口罩表面，容易烧穿口罩材料，造成口罩提早报废，选用具备抗火花功能的焊接专用产品更适合；对高强度焊接作业，选择配焊接面屏的动力送风呼吸器，不仅改善作业舒适性，还能提高劳动效率。

3. 易燃易爆环境

这种环境中使用的呼吸器要考虑本质安全性，如在选择电动送风呼吸器时必须使用本质安全设计的电机。

4. 高温、高湿、高强度作业

高温、高湿作业环境可考虑选择带有降温功能的供气式呼吸防护，降低作业人员承受的热应激，选择硅胶材质的面罩还可以耐老化。高强度、长时间作业，应选择呼吸阻力较低的呼吸防护用品，如双过滤元件设计的面罩，或带呼气阀的防尘口罩，或同类产品中阻力较低的产品。

5. 现场布局的限制

选择长管呼吸器时需考虑作业地点的设备布局，以及人员或机动车等流动情况，注意气源与作业点之间的距离，空气管的布置方法不能妨碍其他作业人员作业和活动，避免供气管被意外切断或损伤。

6. 脸型特点

密合型面罩（如口罩、可更换半面罩和全面罩）必须和使用者脸部紧密贴合，不存在明显的泄漏，否则防护会失效。除按照脸型大小，尽可能选择号型适合的面罩外，借助"适合性检验"，可帮助选择适合使用者脸型的面罩型号和号型。

7. 视野、视觉要求

若作业对视觉、视野有要求，应选择宽视野的面罩；若使用者必须佩戴矫正镜片（无法使用隐形眼镜的情况），选择的全面罩必须提供眼镜架，或选择用松配合头罩的电动送风呼吸器或长管呼吸器。

8．不适合使用呼吸器的身体状况

心肺系统有某种疾患的人，额外的呼吸负荷会加重他们的病情；有些人对狭小空间有本能的恐惧感，易产生焦虑，或有被隔离感，这种心理反应会影响作业的准确性和工作效率，甚至带来危险。GB/T 18664—2002 附录 F"对呼吸防护用品使用能力的医学评价"部分，介绍了从生理、心理方面应考虑的因素，有助于甄别不适合使用的人群。

三、呼吸防护用品的维护、更换和使用管理

呼吸防护用品的使用寿命是有限的，使用中应注意检查、清洗和储存几个环节。

1．日常检查

（1）检查过滤元件有效期。国家标准规定，防毒过滤元件必须提供失效期信息，购买防毒面具要查验过滤元件是否在有效期内。防毒过滤元件一旦从原包装中取出存放，其使用寿命将受到影响。

（2）检查和更换面罩。对呼吸器面罩通常没有标注失效期的要求，其使用寿命取决于使用、维护和储存条件。每次使用后在清洗保养时，应注意检查面罩本体及部件是否变形，如果呼气阀、吸气阀、过滤元件接口垫片等变形，或丢失，应用备件更换；若头带失去弹性，或无法调节，也应更换；如果面罩的密封圈部分变形、破损，需整体更换。

2．清洗

禁止清洗呼吸器过滤元件，包括随弃式防尘口罩、可更换防颗粒物和防毒的过滤元件。可更换式面罩应在每次使用后清洗，按照使用说明书的要求，使用适合的清洗方法。不要用有机溶剂（如丙酮、油漆稀料等）清洗沾有油漆的面罩和镜片，这些都会使面罩老化。

3．储存

使用后，应在无污染、干燥、常温、无阳光直射的环境存放呼吸器，不经常使用时，应在密封袋内储存。防毒过滤元件不应敞口储存。储存时应避免橡胶面罩受压变形，最好在原包装内保存。

4．呼吸保护计划

呼吸保护计划是在使用呼吸器的用人单位内部建立的管理制度，它规范呼吸防护的各个环节，从危害辨识到呼吸器选择，从使用者培训到呼吸器使用、维护以及监督管理等，对建立呼吸保护计划进行了详细的说明，并对呼吸保护培训内容提出要求。

第二节　护耳器的选择、使用与管理

护耳器也称护听器，是预防噪声危害的个人防护用品。当作业现场噪声水平超过职业卫生标准规定的限值时，为预防噪声聋等由噪声引起的职业健康危害，应选择使用护耳器。护耳器（也称护听器）主要分耳塞和耳罩两类产品。

一、护耳器简介

（一）耳塞

耳塞是可以插入外耳道的有隔声作用的材料。耳塞形状和选材各异,总体分慢回弹类和预成型两类。慢回弹耳塞使用泡沫型材料,压扁后回弹速度比较慢,允许有足够的时间将揉搓细小的耳塞插入耳道,耳塞慢慢膨胀将外耳道封堵,起隔声目的。预成型耳塞由橡胶类材料制成,预先模压成某些形状,可直接插入耳道。

耳塞体积小,便于携带,不妨碍其他防护用品和眼镜的佩戴,由于比较容易丢失,因此带线耳塞的设计用于解决此类问题,不用时耳塞可挂在脖子上;慢回弹耳塞需要用手揉搓细后插入耳道,手必须干净,因此不适合手脏的人使用,更不适合患有耳疾的人使用;慢回弹耳塞脏了以后通常不适合水洗,需要废弃;预成型耳塞可水洗,比较耐用。从佩戴方法看,由于人的外耳道是弯曲的,插入耳塞需要使用正确的方法,否则耳塞难以起到足够的降噪效果,因此,需要培训耳塞的佩戴方法。

（二）耳罩

耳罩的形状像耳机,用隔声的罩子将外耳罩住,耳罩之间用有适当夹紧力的头带或颈带将耳罩固定在头上,并可以调节耳罩佩戴的高度、角度等,取得一定的佩戴舒适度。为和安全帽同时使用,有些耳罩设计可直接插在安全帽两侧的耳罩孔内固定。

耳罩的佩戴位置稳定,容易取得稳定的降噪效果,由于体积较大,有可能会和已经使用的安全帽、呼吸器、眼镜等防护用品有冲突,无法佩戴,或降低降噪能力;耳罩使用寿命较长,平时需要维护保养。

（三）护耳器降噪值

护耳器的降噪能力是按照标准的测试方法,经人佩戴测试降噪能力后得出的,用单值降噪值(SNR)表示,单位是分贝,国际标准 ISO 4869-1 是一个常用的测定方法。护耳器 SNR 值在产品包装或说明书中提供,用于根据现场噪声水平选择适用的护耳器。

二、护耳器的选择

选择护耳器之前首先要评价作业场所的噪声水平,然后确定需要护耳器的 SNR 值,并要根据作业和使用者的需求特点,选择具体式样的护耳器。目前有两种根据现场噪声水平选择护耳器 SNR 值的方法,分别是卫生部于 1999 年颁布的《工业企业职工听力保护规范》(卫法监发[1999]第 620 号)和 2009 年颁布生效的 GB/T 23466—2009《护听器选择方法》。

1. 依据 C 声级噪声选择

GB/T 23466—2009 要求用现场噪声 C 声级 L_c。监测结果选择护耳器。方法是:用 L_c。减去护耳器 SNR 值后应大于职业卫生标准 85 dB(A),该标准同时要求,使用护耳器后,使用者接触噪声的最佳范围是 75～80 dB,举例如下:

某作业场所 8 h 的噪声水平为 98 dB(A),C 声级噪声为 100 dB(C),推算护耳器最佳 SNR 值公式如下:

$$护耳器最佳 SNR 值 = L_c - 85 \ dB(A) + (5 - 10) \ dB$$

$$= 100 \text{ dB(C)} - 85 \text{ dB(A)} + (5 \sim 10)\text{dB}$$
$$= (20 \sim 25)\text{dB} \tag{11-3}$$

2. 依据 A 声级噪声选择

《工业企业职工听力保护规范》要求用作业场所噪声 A 声级噪声 L_A。监测结果选择护耳器。方法是：用护耳器的 SNR 值乘以 0.6，结果应大于噪声超标值，举例如下：

某作业场所 8 h 的噪声水平为 95 dB（A），职业卫生标准 85 dB（A），超标 10 dB，计算护耳器的最小 SNR 值计算公式如下：

$$\text{护耳器最小 SNR 值} = [L_A - 85 \text{ dB(A)}] \div 0.6$$
$$= [95 \text{ dB(A)} - 85 \text{ dB(A)}] \div 0.6 \tag{11-4}$$
$$= 17 \text{ dB(A)}$$

同样，考虑到使用者佩戴护耳器后实际接触噪声值应在 75～80 dB，因此最终可选择 SNR 值在 22～27 dB 范围的护耳器。

3. 选择护耳器式样需考虑的因素

选择护耳器的式样（耳塞或耳罩），要考虑作业条件和使用者的特殊需求：

（1）佩戴时间：佩戴时间越长，越需要选择舒适性高的护耳器，舒适性可由使用者通过试戴和比较得出。

（2）手脏：首选耳罩，或预成型耳塞，或提供方便的洗手设施，否则避免选择慢回弹耳塞。

（3）高温、高湿环境：首选耳塞。

（4）必须佩戴防护眼镜或其他校正镜片：首选耳塞。

（5）必须佩戴安全帽：首选耳塞，或者选颈带式耳罩；若安全帽的设计允许挂耳罩，选可挂安全帽的耳罩。

（6）耐用：首选预成型耳塞，或耳罩。

（7）简单的佩戴方法：首选耳罩，或预成型耳塞。

（8）轻巧且防丢失：带线的耳塞。

（9）同时戴眼镜和耳罩，眼镜腿插入耳罩杯垫：应对耳罩实际降噪能力扣减 5 dB。

（10）单独用耳塞或耳罩降噪能力都不够：同时使用"耳塞和耳罩"，实际降噪水平以其中 SNR 值较大者做折算，再增加 5 dB 降噪值。

三、护耳器的使用、更换和维护

1. 耳塞的佩戴和摘取方法

戴慢回弹耳塞之前，务必清洗双手！左耳佩戴耳塞时，一边用左手将耳塞压扁、揉细，一边用右手从头的后方向上、向外拉左耳耳廓，尽量把耳道拉直，同时用左手将耳塞塞入耳道，并在耳道外堵大约半分钟，防止耳塞因膨胀退出耳道；反过来用同样方法佩戴右边的耳塞。戴预成型耳塞也必须用手拉开耳道，插入耳塞后不需要在耳道外堵。

佩戴好后，做耳塞佩戴气密性检查：进入噪声环境，用双手手掌盖住双耳，听外面的噪声，然后将双手移开，如果感觉前后听到的噪声水平没有区别，说明密合良好，反之，应重新佩戴。

摘耳塞时必须慢慢旋转,把耳塞取出,切忌拉耳塞。佩戴良好的耳塞可以和耳道形成比较气密的空间,强行拉耳塞,所形成的负压有可能损伤鼓膜。

2.佩戴耳罩的方法

不同的耳罩,佩戴方法会有所不同,应阅读说明书,了解耳罩在头带、颈带上的调节方法。应尽量调节耳罩杯在头带、颈带上的位置,使两耳位于罩杯中心,并完全覆盖耳廓;头带应垂直安放在头顶位置;尽量将头发移到合适的位置,避免妨碍耳罩杯垫的密封,如果耳饰影响密封,应摘下耳饰。

3.使用护耳器的注意事项

佩戴护耳器后,使用者往往会感觉"异样",会更多听到身体骨骼传导的声音,或感觉有些闷或者晕,需要一段时间适应。有些人感觉说话沟通有困难,主要是因为听到周围声音变小了,自己的说话声自然会放低,所以噪声环境中仍要大声说话,以便和对方沟通。

佩戴时间不足是导致防护失效的一个重要原因。由于噪声对听力的损害很大程度上取决于暴露剂量,暴露时间起着至关重要的作用。

4.护耳器的更换和维护

护耳器的使用寿命有限,需要更换和维护,应注意以下几点:

(1)慢回弹耳塞脏污、破损时应废弃,更换新耳塞。

(2)预成型耳塞可水洗,破损或变形时废弃。

(3)耳罩杯垫可用布蘸肥皂水擦拭干净,但不能将整个耳罩浸入水中,尽可能不要接触化学物质,以免损坏。

(4)耳罩泡沫耳垫的正常使用寿命是 6 个月,建议每年更换两次。

(5)耳罩头带变松后,应更换新耳罩。

(6)在清洁、干燥的环境中储存,避免阳光直晒。不要将耳罩存放在温度高于55 ℃的地方。

第三节　眼面防护用品的选择和使用

眼面防护用品主要用于防护一些高速粒子或飞屑冲击、物体击打、有害光等物理因素及化学物等对眼睛和面部构成的伤害,主要分为防护眼镜、防护眼罩、防护面屏和呼吸器全面罩等。

一、眼面防护用品基本功能

几类常见的眼面防护用品的功能、设计特点和不适合的应用见表11-2。从表11-2中可以看到,所有眼面防护用品都首先具备防冲击功能,并会兼备其他的防护性能。应注意,防激光的产品是特殊设计的,表11-2中介绍的眼面防护用品都不具备防激光的功能。

表 11-2　　　　　　　　眼面防护用品常见分类、基本防护功能和选择要点

产品类型	基本防护功能	其他设计特点	不 适 合
防护眼镜	√护冲击	一侧翼，防护来自侧面的冲击物 一防雾镜片 一有遮光号	×防尘 ×防液体喷溅 ×防气体 ×防焊接弧光
防护眼罩	√防冲击 √防液体喷溅	一具有间接通气孔 一防雾镜片	×防气体 ×防焊接弧光
焊接面屏	√防焊接弧光 √防冲击	一遮光号 一和某些安全帽匹配（配安全帽用）	×防尘 ×防液体喷溅 ×防气体
防冲击面屏	√防冲击 √防液体喷溅	一和某些安全帽匹配（配安全帽用） 一防熔融金属飞溅	×防气体 ×单独用于防冲击 ×防焊接弧光
防红外面罩	√防冲击 √防液体喷溅	一金属镀层（如铝、金） 一有遮光号的镜片 一防熔融金属飞溅	×防尘 ×防气体 ×防焊接弧光
呼吸器 全面罩	√防冲击 √防液体喷溅 √防尘 √防气体和蒸气	一戴眼镜架	×防焊接弧光

二、眼面防护用品的选用、更换和维护

1. 眼面防护用品的选用

GB/T 11651—2008 对需要使用眼面防护用品的作业作了规定，表 11-3 对其中的常见作业作了汇总。

表 11-3　　　　　　　　　　　　眼面防护用品的选择

作业类别A	举　　例	防护需求	防护用品举例
（A02）B：有碎屑飞溅的作业 （A03）：操作转运机械作业	维修、钉、刨、切割、击打、锯、钻、车、铣、打磨、研磨、抛光等	防冲击	防护眼镜
（A11）：高温作业 （A25）：强光作业 （可见光、紫外线或红外线）	焊接、冶炼、铸造、锻造	防有害光辐射	焊接面屏、防红外线及强光面屏或护目镜
（A22）：沾染性毒物作业	喷漆、喷涂、清洗、清理、维修、包装等	防液体或颗粒物进入眼睛，或刺激眼睛及皮肤，或沾染面部皮肤	呼吸器全面罩、防护眼罩、防护面屏

作业类别^A	举　例	防护需求	防护用品举例
（A23）：生物性毒物作业	防疫、生物安全实验室、去污、消毒等	防病原微生物携带体（颗粒物或液体）通过眼黏膜侵入人体	防护眼罩、防护面屏，或呼吸器全面罩
（A26）：激光作业	激光切割	防激光	防激光护目镜^C
（A30）：腐蚀性作业	使用某些化学品的作业，如酸洗、电镀、清洗、配料、装卸、维修等	防液体飞溅、防有毒有害气体或蒸气刺激眼睛或经皮肤吸收	呼吸器全面罩、防护眼罩、防护面屏
（A35）：野外作业 （A37）：车辆驾驶作业	野外勘探、野外架设、野外维护、驾驶员等	防户外强日光和日光紫外线，意外飞溅物	有一定遮光作业防护眼镜

注：A——摘录自 GB/T 11651—2008 表 3 的需使用眼面防护用品的部分作业。

B——对应 GB/T 11651—2008 表 3 的作业类别编号。

C——我国目前尚未建立防激光护目镜标准，应选择符合国外标准的产品。

当进入作业场，现场有高速运动、转动的工具或机械在使用，如打磨、切削、铣、刨等，工作人员都要佩戴防冲击眼护具，防止来自正面和侧面的冲击物对眼睛的伤害；防冲击面屏虽然能覆盖眼睛和面部皮肤，对冲击危害起到防护作用，但如果面屏可掀起并暴露眼睛，就必须同时使用防护眼镜。

在使用液态化学品或其他液体的作业场所，当存在液体喷溅对眼睛构成伤害的潜在风险时，应选择防护眼罩，如喷漆作业，如果化学品的挥发物可通过皮肤吸收，应首选呼吸器全面罩；在焊接作业场所中，应选择可防护焊接弧光和冲击物伤害的焊接面屏，除手持式焊接面屏、头带式或配安全帽式焊接面屏，应能和防颗粒物口罩、面罩配合使用；如果工人需要同时做焊接和打磨，应在焊接面屏内加戴防护眼镜；防高温辐射的面屏是依靠表面金属镀层反射红外辐射，如镀铝或镀金（效果更好），有些镜片同时还有一定遮光性能（深浅不等的墨绿色），可过滤强光；呼吸器全面罩的面镜可防冲击性危害，并能防护化学液体喷溅，防止化学气体或粉尘等对眼睛的刺激，或经眼睛吸收等。

带有一定遮光号的防护眼镜可以用于户外日光的防护，也可以用于电阻焊（点焊），因为电阻焊并不产生弧光，在汽车生产线上很常见，防护眼镜起到防强光和飞溅物的作用，另外焊接辅助工也可以使用这类防护眼镜防护附近的焊接作业点所散发的紫外线，但这种防护镜不能用于产生弧光的焊接，而且也不应用于室内其他只需要单独防冲击的作业，因为过暗的光线不利于作业安全。

选择防护眼镜的一个关键是试戴，每个人的瞳距不同，脸型不同，有些人使用不合适的眼镜会感觉头晕；试戴时还要观察侧面，确认防护眼镜侧翼或有弧度的镜片能保护到眼睛的侧面，防止来自侧面的飞溅物伤害；眼镜腿应可伸缩调节长度，甚至可以转动调节角度，保证佩戴稳定，并适合脸型；如果经常摘眼镜，可选择眼镜腿有穿孔的设计，方便用线绳把眼镜挂在颈部，便于携带。

2. 眼面防护用品的更换和维护

通常，眼面防护用品都是重复使用的，配发给个人使用，不建议共用。眼面防护用品使用后需要清洗和维护，防护眼镜和眼罩可以用水清洗表面附着的灰尘，用肥皂清除一些污渍,清洗后晾干;不要用干布擦脏污的镜片,避免镜片刮花,降低透明度;如果在使用过程中化学液体喷溅到眼面防护用品上,应尽早摘掉防护用品进行清理,防止化学液体沾染皮肤;如果沾染了难以清除的油漆,可以用矿物油(如柴油)试着溶解清除,但不应用有机溶剂,否则有可能破坏镜片。有金属镀层的防护面屏的清理要格外小心,避免不当操作破坏镀层,应向供应商咨询。呼吸器全面罩也是可以清洗,甚至消毒的,具体方法应阅读供应商提供的产品说明书。

不使用时,应将眼面防护用品带离工作现场,清理后在洁净的场所保存。每次使用前后,应检查眼面防护用品是否有破损或部件缺失,当镜片出现裂纹,或镜片支架开裂、变形或破损时,应立即更换;镜片如果有轻微的擦痕,通常并不会影响镜片的抗冲击性能;但当镜片透明度明显降低,影响视物时,也应更换。

第四节　煤矿个人防护用品

煤矿企业必须采用有效的职业病防护设施,并为劳动者提供个人使用的职业病防护用品。

1. 煤矿个体防护用品的种类

煤矿井下生产条件复杂,煤矿企业应该结合本矿各工种岗位的实际情况,根据国家有关法规装配个人防护用品,为工人配备有生产许可证和安全鉴定证的个人防护用品。煤矿个体防护用品很多,主要有以下类别。

(1)矿灯。

(2)矿灯带。

(3)自救器。

(4)擦拭及洗涤护肤用品。主要有毛巾、肥皂、香皂(或浴液)、洗发液。

(5)安全帽。

(6)防尘口罩。

(7)防冲击眼护具。包括防冲击眼镜、眼罩和面罩。

(8)上肢防护类。煤矿常用的上肢防护类用品有布手套、线手套、浸胶手套、防振手套,绝缘手套、护肘等。

(9)下肢防护类。下肢防护类主要有胶靴、布袜、护膝和护腿等。

(10)听力防护类。听力防护类主要有耳塞和耳罩等。

(11)防护服装类。主要有矿工普通工作服、劳动防护雨衣、棉上衣、绒衣裤、秋衣裤、棉背心等。

(12)防寒用品类。主要有棉大衣、棉帽、皮大衣等。

煤矿井下工种的职业卫生个体防护用品配备标准见表11-4。

表 11-4　　　　　　　　　　　　　　　　　　　　　　　　**煤矿职业安全卫生**

序号	工种	矿灯	矿灯带	自救器	毛巾	肥皂	香皂	浴液	洗发液	安全帽	工作帽	防尘口罩	防冲击眼镜	焊接护目镜	化学护目镜	布手套	线手套	浸胶手套	防振手套	耐酸碱手套	电焊手套	绝缘手套
计量单位		个	条	个	条	块	块	500 mL	500 mL	顶		个	副		副	副	副			副		副
更换期限		月	月	月	月	月	月	月	月	月		月	月		月	月	月			月		月
1	采煤工(薄煤层)	备	12	备	1	1/4	1	1	1	30		1	6			1/4	3					
2	采煤工(中、厚煤层)	备	12	备	1	1/4	1	1	1	30		1	6			1/3	3					
3	综采工(机采工)	备	12	备	1	1/4	1	1	1	30		1	6			1/3	3					
4	掘进工	备	12	备	1	1/4	1	1	1	30		1	6			1/4						
5	爆破工	备	12	备	2	1/4	1	1	1	40		2	6			1/2						
6	喷工	备	12	备	1	1/4	1	1	1	30		1	6			1/2						
7	充填工	备	12	备	1	1/4	1	1	1	30		1	12			1/2	3					
8	巷道维修工	备	12	备	2	1/3	2	2	2	30		2	12			1/4	3					
9	电机车司机和车工	备	12	备	2	1/3	2	2	2	30						1						
10	绞车司机	备	12	备	2	1/3	2	2	2	36						1						
11	皮带、链板司机	备	12	备	2	1/3	2	2	2	36		2				1						
12	运搬、运料工	备	12	备	2	1/3	2	2	2	36						1/2	3					
13	钉道工、搬运工	备	12	备	2	1/3	2	2	2	36		2				1/2	3					
14	机电维修工	备	12	备	2	1/3	2	2	2	36						1/2						3
15	机电安装工	备	12	备	2	1/3	2	2	2	36						1/2						
16	采掘机电维修工	备	12	备	2	1/3	2	2	2	36		3				1/2						3
17	水泵司机	备	18	备	2	1/3	2	2	2	36						2						
18	配电工	备	18	备	2	1/3	2	2	2	36						2						3
19	充电工	备	18	备	2	1/3	2	2	2	36			24		2					3		
20	瓦斯检查员(测气工)	备	12	备	2	1/3	2	2	2	36		2			2							6
21	接风筒工	备	12	备	2	1/3	2	2	2	36						1						
22	通风密闭工	备	12	备	2	1/3	2	2	2	36		3				1/4						

个体防护用品配备标准一览表

护肘	防砸胶鞋	工矿靴	耐酸碱胶靴	绝缘胶靴	布袜	护腿	护膝	听力防护用品	矿工服	反光背心	防护雨衣	防护胶鞋	耐酸碱围裙	棉上衣	绒衣裤	秋衣裤	皮上衣	皮裤	护腰	棉背心	备注
副	双	双	双	双	双	副	副	副	套	件	件		件	件	套	套	件	条	副	件	个
月	月	月	月	月	月	月	月	月	月	月	月		月	月	月	月	月	月	月	月	月
3	6				1	24	3	备	6	12				24	12	6			24	24	
	6				1	24		备	6	12				24	12	6			24	24	
	6				1	24		备	6	12				24	12	6			24	24	
	6				1	24		备	6	12	12			24	12	6			24	24	
	6				1	24		备	6	12	12			24	12	6			24	24	
	6				1	24			6	12	12			24	12	6				24	
	6				1	24			6	12				24	12	6			24	24	
	6				1	24			6	24				24	12	6				24	
	12				1			备	12	24				36	12	9	36	36		36	
					1				12	24				24	12	9	36	36		24	
					1				12	24				24	12	9	36			24	
	6				1	24			6	24				24	12	9				24	
	12				1	24			12	24				24	12	9				24	
	12			6	1				12	24				24	12	9				24	
	12				1				12	24				24	12	6				24	
	6			6	1				6	24				24	12	6				24	
		6			2				12	24				36	12	9				36	
			6		2				12	24				36	12	9				36	
	12	2	12		24	24		36	12	9		36									
		1	12		24				24	12	6	24									
	6	1	12		24				24	12	6	24									
	6	1	6		24				24	12	6	24									

序号		矿灯	矿灯带	自救器	毛巾	肥皂	香皂	浴液	洗发液	安全帽	工作帽	防尘口罩	防冲击眼镜	焊接护目镜	化学护目镜	布手套	线手套	浸胶手套	防振手套	耐酸碱手套	电焊手套	绝缘手套
	计量单位	个	条	个	条	块	块	500mL	500mL	顶		个	副		副	副		副	副	副		副
	更换期限	月	月	月	月	月	月	月	月	月		月	月		月	月		月	月	月		月
23	采样工	备	12	备	2	1/3	2	2	2	36					1							
24	安全检查员	备	12	备	2	1/3	2	2	2	36						2						12
25	测量员	备	18	备	2	1/3	2	2	2	36						1						
26	管子工	备	12	备	2	1/3	2	2	2	36						1						6
27	井下测尘工	备	18	备	2	1/3	2	2	2	36		2				1						
28	井下保健员	备	18	备	2	1/3	2	2	2	36					1/2							
29	井下钻探工	备	12	备	2	1/3	2	2	2	36						1			3	3		6
30	井下炸药发放工	备	18	备	2	1/3	2	2	2	36			24			1						
31	井下送水、饭、清洁工	备	12	备	2	1/3	2	2	2	36		3				2						
32	井底信号工	备	18	备	2	1/3	2	2	2	36						1						
33	验收员、管柱工	备	12	备	2	1/3	2	2	2	36		3				1						12
34	井筒维修工	备	12	备	2	1/3	2	2	2	36						1						12
35	井下其他辅助工	备	18	备	2	1/3	2	2	2	36						2						12
36	跟班生产采、掘区（队）长																					
37	采掘区队长、采、掘、基建、通、运、修区工程技术人员	备	18	备	2	1/2	2	2	2	36		3				1						
38	其他下井技术人员	备	18	备	2	1/2	2	2	2	36						2						
39	其他下井管理干部	备	18	备	2	1/2	2	2	2	36						2						

护肘	防砸胶鞋	工矿靴	耐酸碱胶靴	绝缘胶靴	布袜	护腿	护膝	听力防护用品	矿工服	反光背心	防护雨衣	防护胶鞋	耐酸碱围裙	棉上衣	绒衣裤	秋衣裤	皮上衣	皮裤	护腰	棉背心	备注
副	双	双	双	双	双	副	副	副	套	件	件		件	件	套	套	件	条	副	件	个
月	月	月	月	月	月	月	月	月	月	月	月		月	月	月	月	月	月	月	月	月
6		1		12	24			24	12	9	24										
		1		12	24			24	12	9	24										
6		2		12	24		24	24	12	9	24										
		1		12	24		12	24	12	9	24										
6		1		12	24			24	12	9	24										
12		2		18	24		24	24	12	9	24										
		1	备	6	24		24	24	12	6	24										
12		2		12	24			24	12	9	24										
6		1		12	24		24	24	12	6	24										
12		2		12	24		24	24	12	6	24										
		1		12	24			36	12	9	36										
		2		12	24		12	24	12	6	24										
		2		12	24			24			24										
12		2		12	24			36	12	9	36										
12		2		12	24			36	12	9	36										
12		2		12	24			36	12	9	36										

2. 正确使用个人防护用品

正确使用个人防护用品是保障从业人员人身安全健康的最后一道防线,也是保障生产经营单位安全生产的基础。生产经营单位发放个人防护用品是为了预防事故和职业伤害,保障职工的人身安全和健康。在以往发生的许多事故中,有的并不是由于生产经营单位没有发放个人防护用品,也不是因为个人防护用品不符合要求,而是从业人员没有按照使用规则佩戴或者使用个人防护用品。出现这种情况的原因可能是从业人员不知道正确的使用佩戴方法,也可能是知道但没有按照正确的要求去做。

《安全生产法》中规定,生产经营单位有责任监督和教育从业人员按照使用规则,正确使用和佩戴个人防护用品。生产经营单位要加强使用个人防护用品的教育和培训,监督教育从业人员按照个人防护用品的使用规则和防护要求正确佩戴、使用。

生产经营单位开展安全教育培训时,要有正确佩戴、使用个人防护用品的内容,说明不遵守个人防护用品使用规则而发生的事故严重性,及由此所需承担的后果,并制定规章制度,对不带、不使用的从业人员要给予必要的处分,使从业人员把正确佩戴和使用个人防护用品变成日常自觉的行动。

3. 选用个人防护用品时的注意事项

(1) 凡是从事特种作业的人员,应按其主要工种的劳动环境配备个人防护用品,如配备的个人防护用品在从事其他作业时不合适,应另配或借用其他个人防护用品。

(2) 纱布口罩不能用做防尘口罩。

(3) 防毒护具使用的滤毒罐,应当根据毒物的种类正确选择,每次使用前应仔细检查是否有效,并按照国家标准规定定期更换。

(4) 帆布、纱布、绒布、皮、橡胶、塑料、乳胶等材质制成的手套统称为劳动防护手套,应根据在劳动环境中防割、烧、烫、冻、电击、静电、腐蚀、浸水等伤害的实际需要,配备不同防护性能的手套和防护头盔类护听器。

(5) 绝缘手套和绝缘鞋要定期更换,使用前要做绝缘性能的检查并且每半年做一次绝缘性能复测。

(6) 对眼部可能受到铁屑等杂物飞戳伤害的工种,必须佩戴防冲击眼镜。

(7) 在生产设备受损或者失效时,有毒有害气体可能泄漏的作业场所,除对作业人员配备常规的防护用品外,还应在现场醒目处放置必需的防毒护具以备逃生、抢救时应急使用;高处作业场所必须按规定架设安全网,作业人员根据不同的作业环境合理选用相应种类的安全带。

(8) 根据作业场所噪声的强度和频率,配备耳塞、耳罩。

第十二章　煤矿职业病诊断与职业病病人保障

第一节　煤矿职业病诊断

一、职业病诊断的医疗机构的选取

职业病诊断应该坚持便民的原则,即有利于患病劳动者方便、及时地得到职业病诊断。劳动者可以选择的职业病诊断机构主要包括以下两大类:

(1)用人单位所在地的职业病诊断机构。

若劳动者在工作期间发病,可及时由用人单位安排或自行前往当地的职业病诊断机构申请进行诊断,有利于劳动者得到及时诊断。在有些情况下,职业病诊断过程中,需要了解用人单位工作场所的职业病危害情况,由用人单位所在地的职业病诊断机构去用人单位进行调查取证比较方便。所以大多数职业病诊断都选择用人单位所在地的职业病诊断机构。

(2)劳动者本人户籍所在地或者经常居住地的职业病诊断机构。

当前我国劳动者流动就业情况比较突出,部分患者往往是在离开原用人单位时才发病,发病时劳动者已经回家或者到别的用人单位去工作了,在其他地方居住,这时其再回原来用人单位所在地的职业病诊断机构进行职业病诊断,既没必要,也不方便。

劳动者有在以上两类职业病诊断机构进行职业病诊断的自由,但是所选定的职业病诊断机构必须是经省、自治区、直辖市人民政府卫生行政部门批准,具有职业病诊断资格。

二、职业病诊断所需要的资料

(1)用人单位应提供的资料。用人单位应当如实提供职业病诊断、鉴定所需要的劳动者职业史和职业病接触史、工作场所职业病危害因素检测结果等资料。

(2)劳动者应当提供的资料。劳动者应当提供的资料包括劳动者掌握的劳动关系证明以及其他有关资料,如劳动合同、在用人单位领取工资的证明等。

(3)有关机构应当提供的资料。有关机构应当提供的资料包括安监部门掌握的工作场所职业病危害因素检测、评价资料,劳动保障行政部门掌握的用人单位的用工情况等。

三、职业病诊断鉴定

(1)当事人对职业病诊断有异议的,可以向作出诊断的医疗卫生机构所在地地方人民政府卫生行政部门申请鉴定。

（2）职业病诊断争议由设区的市级以上地方人民政府卫生行政部门根据当事人的申请，组织职业病诊断鉴定委员会进行鉴定。

（3）当事人对设区的市级职业病诊断鉴定委员会的鉴定结论不服的，可以向省、自治区、直辖市人民政府卫生行政部门申请再鉴定。

通常的职业病诊断鉴定流程如图 12-1 所示。

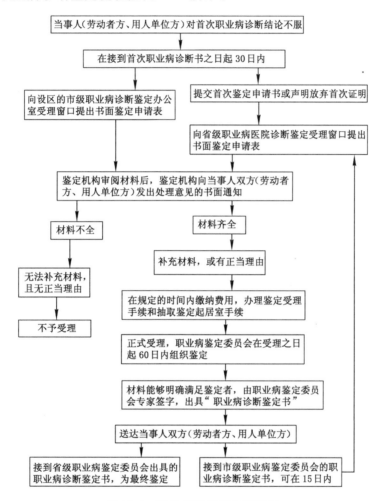

图 12-1　职业病诊断鉴定流程图

四、职业病诊断应综合分析的因素

（1）病人的职业病史中，即职业病病人从事过的职业及从业年限。

（2）职业病接触史和工作场所职业危害情况。

（3）临床表现及辅助检查结果等。

五、职业病诊断的程序

（1）承担职业病诊断的医疗卫生机构在进行职业病诊断时，应当组织三名以上取得职业病诊断资格的执业医师集体诊断。

（2）职业病诊断证明书由参与诊断的医师共同签署，不能只是由部分医师签署。

（3）经承担职业病诊断的医疗机构盖章。

上述三项内容同时满足，职业病诊断证明书才具有法律效力。

（1）职业病诊断机构不能够因为劳动者无法提供上述有关资料而拒绝受理职业病诊断鉴定申请。劳动者的劳动关系无法确认的，应通过劳动仲裁或诉讼确认劳动关系。

（2）职业病诊断、鉴定过程中，用人单位不提供工作场所职业病危害因素检测结果等资料的，诊断、鉴定机构应当结合劳动者的临床表现、辅助检查结果和劳动者的职业史、职业病危害接触史，并参考劳动者的自述、安全生产监督管理部门提供的日常监督检查信息等，作出职业病诊断、鉴定结论。

第二节　职业病病人保障

一、疑似职业病病人的保障

实践中，对有些职业病作出诊断需要较长的诊断观察时间，在医疗卫生机构疑诊为职业病而没有最后确诊前，患病人成为疑似职业病人。

用人单位应当及时安排对疑似职业病病人进行诊断；在疑似职业病病人诊断或者医学观察期间，不得解除或者终止与其订立的劳动合同。

疑似职业病病人在诊断、医学观察期间的费用，由用人单位承担。

1. 疑似职业病病人

通常情况下，有下列情况之一者，可视为疑似职业病病人：

（1）劳动者所患疾病或健康损害表现与其所接触的工作场所职业病危害因素的关系不能排除的。

（2）在同一作环境中，同时或短期内发生两例及以上健康损害表现相同或相似病例，病因不明确，又不能以常见病、传染病、地方病等群体性疾病解释的。

（3）同一工作环境中已经发现职业病病人，其他劳动者出现相似健康损害表现的。

（4）职业健康检查机构、职业病诊断机构根据职业病诊断标准，认为需要作进一步的检查、医学观察或诊断性治疗以明确诊断的。

（5）劳动者已出现职业病危害因素造成的健康损害表现，但未达到职业病诊断标准规定的诊断条件，而健康损害还可能继续发展的，如职业病诊断标准中规定的观察对象等。

2. 用人单位对疑似职业病病人的义务

首先，用人单位应当及时安排对疑似职业病病人进行诊断，及早确定劳动者是否罹患职业病以便于进行救治，不能为逃避责任而拒绝安排疑似职业病病人进行诊断。其次，用人单位在疑似职业病病人诊断或者医学观察期间，不得解除或者终止与其订立的劳动合同，这也是劳动合同法的明确要求。劳动合同是指劳动者与用人单位之间为确立劳动关系，明确双方权利和义务的协议，订立劳动合同，对于用人单位而言，是生产劳动过程所必要的条件；对劳动者而言，是参与劳动过程、获得劳动防护和劳动报酬的重要根据。疑似职业病病人因遭受职业病危害在健康、技能等方面会有一定程度的减弱,为防止用人单位在发现疑似职业病病人后寻找借口终止或者解除劳动合同,推卸责任,同时也为了保障疑似职业病病人在发病后的基本经济来源,禁止用人单位在疑似职业病人诊断和医学观察期间解除或者终止劳动合同。

3. 诊断、医学观察期间的费用承担

疑似职业病病人诊断、医学观察期间的费用,由用人单位承担。疑似职业病病人诊断、医学观察期间的费用通常包括工作场所职业流行病学调查费用、健康损害体检费用、实验室检验费用、诊断性治疗费用及住院费等。由于疑似职业病病人并不能按照规定享受工伤保险待遇,上述费用无法按照工伤保险程序报销,所以需要由用人单位承担,以保障疑似职业病病人的应有权利,同时也有利于诊断和治疗的顺利进行。

二、确诊职业病病人的保障

职业病病人在长期的职业活动中为国家的经济建设作出了重要贡献,同时也因所从事的职业活动患职业病,许多人丧失了劳动能力,应当受到国家和社会的关爱,以解决他们的医疗救治和生活保障问题。

1. 职业病待遇

(1)用人单位应当保障职业病病人依法享受国家规定的职业病待遇。

职业病待遇相比工伤保险待遇而言,内容更为宽泛,劳动者被确诊为职业病后,除经过工伤认定享受相应的工伤保险待遇外,还享受一系列的权利和待遇。

(2)用人单位应当按照国家有关规定,安排职业病病人进行治疗、康复和定期检查。

由于相当一部分职业病的治疗需要较长的过程,许多职业病还具有不可逆性,其后续的治疗和康复涉及的费用等问题,需要由用人单位予以承担。职业病康复是从体能上、心理上启发并训练患病者对工作与就业岗位的积极心态和正确的自我价值认识。康复包括医学康复、教育康复、职业康复。

(3)用人单位对不适宜继续从事原工作的职业病病人,应当调离原岗位,并妥善安置。

职业病病人在原有岗位上因遭受职业病危害,已经被诊断为职业病的,如果继续从事原工作,可能会加剧病情,不利于劳动者的健康保护;用人单位不得强令职业病病人继续从事接触职业病危害的作业,对于不适宜继续从事原工作的这部分职业病病人,用人单位要将其调离原岗位,防止其继续遭受危害,同时要予以妥善安置。

(4)对从事接触职业病危害作业的劳动者,应当给予适当岗位津贴。

在经济上给予从事接触职业病危害的作业的劳动者以必要的补偿,是由职业病危害岗位的具体性质所决定的。岗位津贴不是一般意义上的工资,而是在普通工资的基础上,针对存在职业病危害因素的岗位而提供具有特殊补偿性质的劳务报酬。从事接触职业病危害的作业,相比普通岗位而言患病的风险和几率都比较大,劳动者本人为此承担的精神压力和因自我防护采取措施的成本也较大,给予适当的岗位津贴,可以在一定程度上对这部分劳动者进行补偿。

2. 职业病人的工伤保险待遇

职业病病人的诊疗、康复费用，伤残以及丧失劳动能力的职业病病人的社会保障，按照国家有关工伤保险的规定执行。

工伤保险是对因工伤亡者全过程的保障，包括工伤医疗（如医药、诊治、手术费用），工伤生活待遇（如长期生活费补贴、工伤残疾补助金、丧葬补贴、遗属抚恤金），以及工伤康复费用和转业培训费用等。工伤保险的待遇较养老和失业保险的都要高，相对于失业保险和养老保险，工伤保险除了保障基本生活、失业后的生活保障外，还可以根据伤残情况补偿因工受伤的经济损失。享受工伤保险待遇不受年龄、工龄条件的限制，凡是因工伤残的均予以相应待遇。在缴纳保险费方面，用人单位单方缴纳保险费，与其他社会保险项目需要用人单位和劳动者共同负担有所不同。将职业病纳入工伤范畴，可以有效地保障职业病病人的医疗和生活。

（1）工伤医疗待遇。职业病病人在治疗过程中，享受工伤医疗待遇，所需费用符合工伤保险诊疗项目目录、工伤保险药品目录、工伤保险住院服务标准的，从工伤保险基金支付；住院治疗的伙食补助费，以及经医疗机构出具证明，报经办机构同意，到统筹地区以外就医所需的交通、食宿费用从工伤保险基金支付。需要指出的是，作出认定为工伤的决定后发生行政复议、行政诉讼的，复议和诉讼期间不停止支付职业病病人的医疗费用。

（2）留薪待遇。职业病病人需要暂停工作接受工伤医疗的，在停工留薪期内，享受正常工作期间标准的工资福利，由所在单位按月支付；停工留薪期一般不超过 12 个月。伤情严重或者情况特殊，经设区的市级劳动能力鉴定委员会确认，可以适当延长，但延长不得超过 12 个月。工伤职工评定伤残等级后，停发原待遇：按照有关规定享受伤残待遇。在停工留薪期满后仍需治疗的，继续享受工伤医疗待遇。生活不能自理的，在停工留薪期需要护理的，由所在单位负责。

（3）伤残待遇。职业病病人经过劳动能力鉴定，根据劳动功能障碍程度和生活自理障碍程度被确定为相应的伤残等级后，按照不同的等级享受对应的伤残待遇：

① 被鉴定为一级至四级伤残的，保留劳动关系，退出工作岗位，领取一次性伤残补助金，并按月领取伤残津贴；达到退休年龄并办理退休手续后，停止领取伤残津贴，按照国家有关规定享受基本养老保险待遇。基本养老保险待遇低于伤残津贴的，由工伤保险基金补足差额。

② 被鉴定为五级、六级伤残的，领取一次性伤残补助金，保留与用人单位的劳动关系，由用人单位安排适当工作。难以安排工作的，由用人单位按月发给伤残津贴，并由用人单位按照规定为其缴纳各项社会保险费。经职业病病人提出，可以与用人单位解除或者终止劳动关系，领取一次性工伤医疗补助金，并由用人单位支付一次性伤残就业补助金。

③ 被鉴定为七级至十级伤残的，领取一次性伤残补助金；劳动、聘用合同期满终止，或者职业病病人提出解除劳动、聘用合同的，由工伤保险基金支付一次性工伤医疗补助金，并由用人单位支付一次性伤残就业补助金。一次性伤残补助金和伤残津贴的

标准根据不同的伤残等级执行不同的标准。

3．职业病人的民事赔偿权利

职业病病人除依法享有工伤保险外，依照有关民事法律，尚有获得赔偿的权利的，有权向用人单位提出赔偿要求。

在实际中，有的职业病病人遭受了很严重的职业病危害，病期长达数年甚至更长，职业病病人因而丧失劳动能力，且生活也有不少困难，职业病危害对职业病病人造成的损害已经超出了工伤保险所能够保障的范围。有的用人单位还存在违章指挥、玩忽职守、不讲科学冒险蛮干的行为，对劳动者患职业病存在过错。因此，职业病病人除依法享有工伤保险外，还可以根据民事法律向用人单位提出赔偿要求。受伤害的职工，在获得工伤保险补偿后，可以就未获得补偿的部分再向所属用人单位提出赔偿主张。职业病病人向用人单位提出民事赔偿请求，遭受拒绝的，可以向人民法院起诉。

4．用人单位不参加工伤保险的责任

劳动者被诊断患有职业病，但用人单位没有依法参加工伤保险的，其医疗和生活保障由该用人单位承担。

实践中，一部分用人单位为了降低用工成本，逃避社会责任，不依法参加工伤保险，这些单位的劳动者患职业病的，无法通过工伤保险途径享受相应的待遇。在这种情况下用人单位应当承担职业病病人的医疗和生活保障。医疗和生活保障的具体标准，应当比照《职业病防治法》和工伤保险规定的有关待遇标准执行。如果用人单位不支付工伤医疗保险费用，社会保险经办机构应当根据实际情况替用人单位先行支付，以免影响职业病病人的治疗。社会保险经办机构再依法向用人单位追偿。

5．用人单位发生变化时职业病人的保障

职业病病人变动工作单位，其依法享有的待遇不变。用人单位在发生分立、合并、解散、破产等情形时，应当对从事接触职业病危害的作业的劳动者进行健康检查，并按照国家有关规定妥善安置职业病病人。

用人单位发生变更前就应按照国家有关规定妥善安置职业病病人。如继续安排好对职业病病人的诊断、治疗、康复，使职业病病人获得应有的生活保障等。此外，还应按照公司企业管理的有关规定对职业病病人的工作、生活等进行合理安排。如根据工伤保险的规定，用人单分立、合并、转让的，继承单位应当承担原用人单位的工伤保险责任，原用人单位已经参加工伤保险的，继承单位应当到当地经办机构办理工伤保险的变更登记，企业破产的，在破产清算时依法拨付应当由用人单位支付的工伤保险待遇费用。职业病病人依法享受的职业病待遇不应受工作岗位变动和用人单位变更和消失的影响。

6．职业病人的救助

用人单位已经不存在或者无法确认劳动关系的职业病病人，可以向地方人民政府民政部门申请医疗救助和生活等方面的救助。

地方各级人民政府应当根据本地区的实际情况，采取其他措施，使职业病病人获得医疗救治。

根据现有的社会保障体系,对于用人单位已经不存在或者无法确认劳动关系的职业病患者,已经参加基本医疗保险、基本养老保险等社会保险的,可以按照有关规定享受医疗、养老保险待遇,在一定程度上解决他们医疗和生活等方面的困难。但是,由于职业病患者的情况比较特殊,其治疗不同于其他普通疾病的治疗,所需的花费较高,且职业病患者因患病影响了劳动能力,有的甚至丧失劳动能力,其生活比一般的患病人员更为困难,基本医疗和养老保险待遇可能无法满足这部分职业病病人的医疗和生活需要,因此,有必要将其纳入社会救助的范畴,即用人单位已经不存在或无法确认劳动关系的职业病病人可以向地方人民政府民政部门申请医疗和生活等方面的救助。目前的社会救助主要包括城市低保制度、农村低保制度、城乡医疗救助制度、临时救济制度、社会互助制度等内容,符合条件的职业病病人,可以获得相应的社会救助。

地方各级人民政府还应当采取除医疗和生活救助以外的其他措施对这部分职业病病人进行救治,因地制宜地解决好这部分职业病病人的医疗保障问题,保证此类职业病病人获得社会救助。

【案例 12-1】 1997 年,胡某某到 A 煤矿做采煤工,2002 年 1 月 4 日,A 煤矿发生瓦斯爆炸造成胡某某等人受伤,胡某某治疗终结后即在家务农。2006 年 3 月,胡某某又到 B 煤矿做采煤工。2008 年 6 月 2 日,胡某某被重庆市职业病防治医院诊断为Ⅲ期尘肺病;2008 年 9 月 8 日,垫江县劳动和社会保障局认定胡某某所患职业病为工伤;2008 年 10 月 12 日,垫江县劳动能力鉴定委员会鉴定胡某某为三级伤残。胡某某对 A 煤矿和 B 煤矿提起了诉讼。胡某某的Ⅲ期尘肺病虽然是在 B 煤矿工作时确诊的,但是尘肺病的形成是多年的煤矿井下接尘史造成的,是长年累积的结果,不是短时间能造成的,况且 A 煤矿也未提供证据证明胡某某的尘肺病与其无关。因此根据公平原则,胡某某的工伤待遇应由 B 煤矿和 A 煤矿按照胡某某在其单位工作的时间进行分担。法院判决,赔偿胡某某共计 213 752.51 元,由垫江县新民镇 B 煤矿支付 71 250.84 元,由垫江县新民镇 A 煤矿支付 142 501.67 元。

附　　录

附录一　中华人民共和国职业病防治法

（根据 2018 年 12 月 29 日第十三届全国人民代表大会常务委员会第七次会议《关于修改〈中华人民共和国劳动法〉等七部法律的决定》第四次修正。）

第一章　总　　则

第一条　为了预防、控制和消除职业病危害,防治职业病,保护劳动者健康及其相关权益,促进经济社会发展,根据宪法,制定本法。

第二条　本法适用于中华人民共和国领域内的职业病防治活动。

本法所称职业病,是指企业、事业单位和个体经济组织等用人单位的劳动者在职业活动中,因接触粉尘、放射性物质和其他有毒、有害因素而引起的疾病。

职业病的分类和目录由国务院卫生行政部门会同国务院劳动保障行政部门制定、调整并公布。

第三条　职业病防治工作坚持预防为主、防治结合的方针,建立用人单位负责、行政机关监管、行业自律、职工参与和社会监督的机制,实行分类管理、综合治理。

第四条　劳动者依法享有职业卫生保护的权利。

用人单位应当为劳动者创造符合国家职业卫生标准和卫生要求的工作环境和条件,并采取措施保障劳动者获得职业卫生保护。

工会组织依法对职业病防治工作进行监督,维护劳动者的合法权益。用人单位制定或者修改有关职业病防治的规章制度,应当听取工会组织的意见。

第五条　用人单位应当建立、健全职业病防治责任制,加强对职业病防治的管理,提高职业病防治水平,对本单位产生的职业病危害承担责任。

第六条　用人单位的主要负责人对本单位的职业病防治工作全面负责。

第七条　用人单位必须依法参加工伤保险。

国务院和县级以上地方人民政府劳动保障行政部门应当加强对工伤保险的监督管理,确保劳动者依法享受工伤保险待遇。

第八条　国家鼓励和支持研制、开发、推广、应用有利于职业病防治和保护劳动者健康的新技术、新工艺、新设备、新材料,加强对职业病的机理和发生规律的基础研究,提高职业病防治科学技术水平;积极采用有效的职业病防治技术、工艺、设备、材料;限制使用或者淘汰职业病危害严重的技术、工艺、设备、材料。

国家鼓励和支持职业病医疗康复机构的建设。

第九条 国家实行职业卫生监督制度。

国务院卫生行政部门、劳动保障行政部门依照本法和国务院确定的职责，负责全国职业病防治的监督管理工作。国务院有关部门在各自的职责范围内负责职业病防治的有关监督管理工作。

县级以上地方人民政府卫生行政部门、劳动保障行政部门依据各自职责，负责本行政区域内职业病防治的监督管理工作。县级以上地方人民政府有关部门在各自的职责范围内负责职业病防治的有关监督管理工作。

县级以上人民政府卫生行政部门、劳动保障行政部门（以下统称职业卫生监督管理部门）应当加强沟通，密切配合，按照各自职责分工，依法行使职权，承担责任。

第十条 国务院和县级以上地方人民政府应当制定职业病防治规划，将其纳入国民经济和社会发展计划，并组织实施。

县级以上地方人民政府统一负责、领导、组织、协调本行政区域的职业病防治工作，建立健全职业病防治工作体制、机制，统一领导、指挥职业卫生突发事件应对工作；加强职业病防治能力建设和服务体系建设，完善、落实职业病防治工作责任制。

乡、民族乡、镇的人民政府应当认真执行本法，支持职业卫生监督管理部门依法履行职责。

第十一条 县级以上人民政府职业卫生监督管理部门应当加强对职业病防治的宣传教育，普及职业病防治的知识，增强用人单位的职业病防治观念，提高劳动者的职业健康意识、自我保护意识和行使职业卫生保护权利的能力。

第十二条 有关防治职业病的国家职业卫生标准，由国务院卫生行政部门组织制定并公布。

国务院卫生行政部门应当组织开展重点职业病监测和专项调查，对职业健康风险进行评估，为制定职业卫生标准和职业病防治政策提供科学依据。

县级以上地方人民政府卫生行政部门应当定期对本行政区域的职业病防治情况进行统计和调查分析。

第十三条 任何单位和个人有权对违反本法的行为进行检举和控告。有关部门收到相关的检举和控告后，应当及时处理。

对防治职业病成绩显著的单位和个人，给予奖励。

第二章 前期预防

第十四条 用人单位应当依照法律、法规要求，严格遵守国家职业卫生标准，落实职业病预防措施，从源头上控制和消除职业病危害。

第十五条 产生职业病危害的用人单位的设立除应当符合法律、行政法规规定的设立条件外，其工作场所还应当符合下列职业卫生要求：

（一）职业病危害因素的强度或者浓度符合国家职业卫生标准；

（二）有与职业病危害防护相适应的设施；

（三）生产布局合理，符合有害与无害作业分开的原则；

（四）有配套的更衣间、洗浴间、孕妇休息间等卫生设施；

（五）设备、工具、用具等设施符合保护劳动者生理、心理健康的要求；

（六）法律、行政法规和国务院卫生行政部门关于保护劳动者健康的其他要求。

第十六条　国家建立职业病危害项目申报制度。

用人单位工作场所存在职业病目录所列职业病的危害因素的，应当及时、如实向所在地卫生行政部门申报危害项目，接受监督。

职业病危害因素分类目录由国务院卫生行政部门制定、调整并公布。职业病危害项目申报的具体办法由国务院卫生行政部门制定。

第十七条　新建、扩建、改建建设项目和技术改造、技术引进项目（以下统称建设项目）可能产生职业病危害的，建设单位在可行性论证阶段应当进行职业病危害预评价。

医疗机构建设项目可能产生放射性职业病危害的，建设单位应当向卫生行政部门提交放射性职业病危害预评价报告。卫生行政部门应当自收到预评价报告之日起三十日内，作出审核决定并书面通知建设单位。未提交预评价报告或者预评价报告未经卫生行政部门审核同意的，不得开工建设。

职业病危害预评价报告应当对建设项目可能产生的职业病危害因素及其对工作场所和劳动者健康的影响作出评价，确定危害类别和职业病防护措施。

建设项目职业病危害分类管理办法由国务院卫生行政部门制定。

第十八条　建设项目的职业病防护设施所需费用应当纳入建设项目工程预算，并与主体工程同时设计，同时施工，同时投入生产和使用。

建设项目的职业病防护设施设计应当符合国家职业卫生标准和卫生要求；其中，医疗机构放射性职业病危害严重的建设项目的防护设施设计，应当经卫生行政部门审查同意后，方可施工。

建设项目在竣工验收前，建设单位应当进行职业病危害控制效果评价。

医疗机构可能产生放射性职业病危害的建设项目竣工验收时，其放射性职业病防护设施经卫生行政部门验收合格后，方可投入使用；其他建设项目的职业病防护设施应当由建设单位负责依法组织验收，验收合格后，方可投入生产和使用。卫生行政部门应当加强对建设单位组织的验收活动和验收结果的监督核查。

第十九条　国家对从事放射性、高毒、高危粉尘等作业实行特殊管理。具体管理办法由国务院制定。

第三章　劳动过程中的防护与管理

第二十条　用人单位应当采取下列职业病防治管理措施：

（一）设置或者指定职业卫生管理机构或者组织，配备专职或者兼职的职业卫生管理人员，负责本单位的职业病防治工作；

（二）制定职业病防治计划和实施方案；

（三）建立、健全职业卫生管理制度和操作规程；

（四）建立、健全职业卫生档案和劳动者健康监护档案；

（五）建立、健全工作场所职业病危害因素监测及评价制度；

（六）建立、健全职业病危害事故应急救援预案。

第二十一条 用人单位应当保障职业病防治所需的资金投入，不得挤占、挪用，并对因资金投入不足导致的后果承担责任。

第二十二条 用人单位必须采用有效的职业病防护设施，并为劳动者提供个人使用的职业病防护用品。

用人单位为劳动者个人提供的职业病防护用品必须符合防治职业病的要求；不符合要求的，不得使用。

第二十三条 用人单位应当优先采用有利于防治职业病和保护劳动者健康的新技术、新工艺、新设备、新材料，逐步替代职业病危害严重的技术、工艺、设备、材料。

第二十四条 产生职业病危害的用人单位，应当在醒目位置设置公告栏，公布有关职业病防治的规章制度、操作规程、职业病危害事故应急救援措施和工作场所职业病危害因素检测结果。

对产生严重职业病危害的作业岗位，应当在其醒目位置，设置警示标识和中文警示说明。警示说明应当载明产生职业病危害的种类、后果、预防以及应急救治措施等内容。

第二十五条 对可能发生急性职业损伤的有毒、有害工作场所，用人单位应当设置报警装置，配置现场急救用品、冲洗设备、应急撤离通道和必要的泄险区。

对放射工作场所和放射性同位素的运输、贮存，用人单位必须配置防护设备和报警装置，保证接触放射线的工作人员佩戴个人剂量计。

对职业病防护设备、应急救援设施和个人使用的职业病防护用品，用人单位应当进行经常性的维护、检修，定期检测其性能和效果，确保其处于正常状态，不得擅自拆除或者停止使用。

第二十六条 用人单位应当实施由专人负责的职业病危害因素日常监测，并确保监测系统处于正常运行状态。

用人单位应当按照国务院卫生行政部门的规定，定期对工作场所进行职业病危害因素检测、评价。检测、评价结果存入用人单位职业卫生档案，定期向所在地卫生行政部门报告并向劳动者公布。

职业病危害因素检测、评价由依法设立的取得国务院卫生行政部门或者设区的市级以上地方人民政府卫生行政部门按照职责分工给予资质认可的职业卫生技术服务机构进行。职业卫生技术服务机构所作检测、评价应当客观、真实。

发现工作场所职业病危害因素不符合国家职业卫生标准和卫生要求时，用人单位应当立即采取相应治理措施，仍然达不到国家职业卫生标准和卫生要求的，必须停止存在职业病危害因素的作业；职业病危害因素经治理后，符合国家职业卫生标准和卫生要求的,方可重新作业。

第二十七条 职业卫生技术服务机构依法从事职业病危害因素检测、评价工作,接受卫生行政部门的监督检查。卫生行政部门应当依法履行监督职责。

第二十八条 向用人单位提供可能产生职业病危害的设备的,应当提供中文说明书,并在设备的醒目位置设置警示标识和中文警示说明。警示说明应当载明设备性能、可能产生的职业病危害、安全操作和维护注意事项、职业病防护以及应急救治措施等内容。

第二十九条 向用人单位提供可能产生职业病危害的化学品、放射性同位素和含有放射性物质的材料的,应当提供中文说明书。说明书应当载明产品特性、主要成份、存在的有害因素、可能产生的危害后果、安全使用注意事项、职业病防护以及应急救治措施等内容。产品包装应当有醒目的警示标识和中文警示说明。贮存上述材料的场所应当在规定的部位设置危险物品标识或者放射性警示标识。

国内首次使用或者首次进口与职业病危害有关的化学材料,使用单位或者进口单位按照国家规定经国务院有关部门批准后,应当向国务院卫生行政部门报送该化学材料的毒性鉴定以及经有关部门登记注册或者批准进口的文件等资料。

进口放射性同位素、射线装置和含有放射性物质的物品的,按照国家有关规定办理。

第三十条 任何单位和个人不得生产、经营、进口和使用国家明令禁止使用的可能产生职业病危害的设备或者材料。

第三十一条 任何单位和个人不得将产生职业病危害的作业转移给不具备职业病防护条件的单位和个人。不具备职业病防护条件的单位和个人不得接受产生职业病危害的作业。

第三十二条 用人单位对采用的技术、工艺、设备、材料,应当知悉其产生的职业病危害,对有职业病危害的技术、工艺、设备、材料隐瞒其危害而采用的,对所造成的职业病危害后果承担责任。

第三十三条 用人单位与劳动者订立劳动合同(含聘用合同,下同)时,应当将工作过程中可能产生的职业病危害及其后果、职业病防护措施和待遇等如实告知劳动者,并在劳动合同中写明,不得隐瞒或者欺骗。

劳动者在已订立劳动合同期间因工作岗位或者工作内容变更,从事与所订立劳动合同中未告知的存在职业病危害的作业时,用人单位应当依照前款规定,向劳动者履行如实告知的义务,并协商变更原劳动合同相关条款。

用人单位违反前两款规定的,劳动者有权拒绝从事存在职业病危害的作业,用人单位不得因此解除与劳动者所订立的劳动合同。

第三十四条 用人单位的主要负责人和职业卫生管理人员应当接受职业卫生培训,遵守职业病防治法律、法规,依法组织本单位的职业病防治工作。

用人单位应当对劳动者进行上岗前的职业卫生培训和在岗期间的定期职业卫生培训,普及职业卫生知识,督促劳动者遵守职业病防治法律、法规、规章和操作规程,指导劳动者正确使用职业病防护设备和个人使用的职业病防护用品。

劳动者应当学习和掌握相关的职业卫生知识,增强职业病防范意识,遵守职业病防治法律、法规、规章和操作规程,正确使用、维护职业病防护设备和个人使用的职业病防护用品,发现职业病危害事故隐患应当及时报告。

劳动者不履行前款规定义务的,用人单位应当对其进行教育。

第三十五条 对从事接触职业病危害的作业的劳动者,用人单位应当按照国务院卫生行政部门的规定组织上岗前、在岗期间和离岗时的职业健康检查,并将检查结果书面告知劳动者。职业健康检查费用由用人单位承担。

用人单位不得安排未经上岗前职业健康检查的劳动者从事接触职业病危害的作业;不得安排有职业禁忌的劳动者从事其所禁忌的作业;对在职业健康检查中发现有与所从事的职业相关的健康损害的劳动者,应当调离原工作岗位,并妥善安置;对未进行离岗前职业健康检查的劳动者不得解除或者终止与其订立的劳动合同。

职业健康检查应当由取得《医疗机构执业许可证》的医疗卫生机构承担。卫生行政部门应当加强对职业健康检查工作的规范管理,具体管理办法由国务院卫生行政部门制定。

第三十六条 用人单位应当为劳动者建立职业健康监护档案,并按照规定的期限妥善保存。

职业健康监护档案应当包括劳动者的职业史、职业病危害接触史、职业健康检查结果和职业病诊疗等有关个人健康资料。

劳动者离开用人单位时,有权索取本人职业健康监护档案复印件,用人单位应当如实、无偿提供,并在所提供的复印件上签章。

第三十七条 发生或者可能发生急性职业病危害事故时,用人单位应当立即采取应急救援和控制措施,并及时报告所在地卫生行政部门和有关部门。卫生行政部门接到报告后,应当及时会同有关部门组织调查处理;必要时,可以采取临时控制措施。卫生行政部门应当组织做好医疗救治工作。

对遭受或者可能遭受急性职业病危害的劳动者,用人单位应当及时组织救治、进行健康检查和医学观察,所需费用由用人单位承担。

第三十八条 用人单位不得安排未成年工从事接触职业病危害的作业;不得安排孕期、哺乳期的女职工从事对本人和胎儿、婴儿有危害的作业。

第三十九条 劳动者享有下列职业卫生保护权利:

(一)获得职业卫生教育、培训;

(二)获得职业健康检查、职业病诊疗、康复等职业病防治服务;

(三)了解工作场所产生或者可能产生的职业病危害因素、危害后果和应当采取的职业病防护措施;

(四)要求用人单位提供符合防治职业病要求的职业病防护设施和个人使用的职业病防护用品,改善工作条件;

(五)对违反职业病防治法律、法规以及危及生命健康的行为提出批评、检举和控告；

（六）拒绝违章指挥和强令进行没有职业病防护措施的作业；

（七）参与用人单位职业卫生工作的民主管理，对职业病防治工作提出意见和建议。

用人单位应当保障劳动者行使前款所列权利。因劳动者依法行使正当权利而降低其工资、福利等待遇或者解除、终止与其订立的劳动合同的，其行为无效。

第四十条　工会组织应当督促并协助用人单位开展职业卫生宣传教育和培训，有权对用人单位的职业病防治工作提出意见和建议，依法代表劳动者与用人单位签订劳动安全卫生专项集体合同，与用人单位就劳动者反映的有关职业病防治的问题进行协调并督促解决。

工会组织对用人单位违反职业病防治法律、法规，侵犯劳动者合法权益的行为，有权要求纠正；产生严重职业病危害时，有权要求采取防护措施，或者向政府有关部门建议采取强制性措施；发生职业病危害事故时，有权参与事故调查处理；发现危及劳动者生命健康的情形时，有权向用人单位建议组织劳动者撤离危险现场，用人单位应当立即作出处理。

第四十一条　用人单位按照职业病防治要求，用于预防和治理职业病危害、工作场所卫生检测、健康监护和职业卫生培训等费用，按照国家有关规定，在生产成本中据实列支。

第四十二条　职业卫生监督管理部门应当按照职责分工，加强对用人单位落实职业病防护管理措施情况的监督检查，依法行使职权，承担责任。

第四章　职业病诊断与职业病病人保障

第四十三条　职业病诊断应当由取得《医疗机构执业许可证》的医疗卫生机构承担。卫生行政部门应当加强对职业病诊断工作的规范管理，具体管理办法由国务院卫生行政部门制定。

承担职业病诊断的医疗卫生机构还应当具备下列条件：

（一）具有与开展职业病诊断相适应的医疗卫生技术人员；

（二）具有与开展职业病诊断相适应的仪器、设备；

（三）具有健全的职业病诊断质量管理制度。

承担职业病诊断的医疗卫生机构不得拒绝劳动者进行职业病诊断的要求。

第四十四条　劳动者可以在用人单位所在地、本人户籍所在地或者经常居住地依法承担职业病诊断的医疗卫生机构进行职业病诊断。

第四十五条　职业病诊断标准和职业病诊断、鉴定办法由国务院卫生行政部门制定。职业病伤残等级的鉴定办法由国务院劳动保障行政部门会同国务院卫生行政部门制定。

第四十六条　职业病诊断，应当综合分析下列因素：

（一）病人的职业史；

（二）职业病危害接触史和工作场所职业病危害因素情况；

（三）临床表现以及辅助检查结果等。

没有证据否定职业病危害因素与病人临床表现之间的必然联系的，应当诊断为职业病。

职业病诊断证明书应当由参与诊断的取得职业病诊断资格的执业医师签署，并经承担职业病诊断的医疗卫生机构审核盖章。

第四十七条 用人单位应当如实提供职业病诊断、鉴定所需的劳动者职业史和职业病危害接触史、工作场所职业病危害因素检测结果等资料；卫生行政部门应当监督检查和督促用人单位提供上述资料；劳动者和有关机构也应当提供与职业病诊断、鉴定有关的资料。

职业病诊断、鉴定机构需要了解工作场所职业病危害因素情况时，可以对工作场所进行现场调查，也可以向卫生行政部门提出，卫生行政部门应当在十日内组织现场调查。用人单位不得拒绝、阻挠。

第四十八条 职业病诊断、鉴定过程中，用人单位不提供工作场所职业病危害因素检测结果等资料的，诊断、鉴定机构应当结合劳动者的临床表现、辅助检查结果和劳动者的职业史、职业病危害接触史，并参考劳动者的自述、卫生行政部门提供的日常监督检查信息等，作出职业病诊断、鉴定结论。

劳动者对用人单位提供的工作场所职业病危害因素检测结果等资料有异议，或者因劳动者的用人单位解散、破产，无用人单位提供上述资料的，诊断、鉴定机构应当提请卫生行政部门进行调查，卫生行政部门应当自接到申请之日起三十日内对存在异议的资料或者工作场所职业病危害因素情况作出判定；有关部门应当配合。

第四十九条 职业病诊断、鉴定过程中，在确认劳动者职业史、职业病危害接触史时，当事人对劳动关系、工种、工作岗位或者在岗时间有争议的，可以向当地的劳动人事争议仲裁委员会申请仲裁；接到申请的劳动人事争议仲裁委员会应当受理，并在三十日内作出裁决。

当事人在仲裁过程中对自己提出的主张，有责任提供证据。劳动者无法提供由用人单位掌握管理的与仲裁主张有关的证据的，仲裁庭应当要求用人单位在指定期限内提供；用人单位在指定期限内不提供的，应当承担不利后果。

劳动者对仲裁裁决不服的，可以依法向人民法院提起诉讼。

用人单位对仲裁裁决不服的，可以在职业病诊断、鉴定程序结束之日起十五日内依法向人民法院提起诉讼；诉讼期间，劳动者的治疗费用按照职业病待遇规定的途径支付。

第五十条 用人单位和医疗卫生机构发现职业病病人或者疑似职业病病人时，应当及时向所在地卫生行政部门报告。确诊为职业病的，用人单位还应当向所在地劳动保障行政部门报告。接到报告的部门应当依法作出处理。

第五十一条 县级以上地方人民政府卫生行政部门负责本行政区域内的职业病统计报告的管理工作，并按照规定上报。

第五十二条　当事人对职业病诊断有异议的,可以向作出诊断的医疗卫生机构所在地地方人民政府卫生行政部门申请鉴定。

职业病诊断争议由设区的市级以上地方人民政府卫生行政部门根据当事人的申请,组织职业病诊断鉴定委员会进行鉴定。

当事人对设区的市级职业病诊断鉴定委员会的鉴定结论不服的,可以向省、自治区、直辖市人民政府卫生行政部门申请再鉴定。

第五十三条　职业病诊断鉴定委员会由相关专业的专家组成。

省、自治区、直辖市人民政府卫生行政部门应当设立相关的专家库,需要对职业病争议作出诊断鉴定时,由当事人或者当事人委托有关卫生行政部门从专家库中以随机抽取的方式确定参加诊断鉴定委员会的专家。

职业病诊断鉴定委员会应当按照国务院卫生行政部门颁布的职业病诊断标准和职业病诊断、鉴定办法进行职业病诊断鉴定,向当事人出具职业病诊断鉴定书。职业病诊断、鉴定费用由用人单位承担。

第五十四条　职业病诊断鉴定委员会组成人员应当遵守职业道德,客观、公正地进行诊断鉴定,并承担相应的责任。职业病诊断鉴定委员会组成人员不得私下接触当事人,不得收受当事人的财物或者其他好处,与当事人有利害关系的,应当回避。

人民法院受理有关案件需要进行职业病鉴定时,应当从省、自治区、直辖市人民政府卫生行政部门依法设立的相关的专家库中选取参加鉴定的专家。

第五十五条　医疗卫生机构发现疑似职业病病人时,应当告知劳动者本人并及时通知用人单位。

用人单位应当及时安排对疑似职业病病人进行诊断;在疑似职业病病人诊断或者医学观察期间,不得解除或者终止与其订立的劳动合同。

疑似职业病病人在诊断、医学观察期间的费用,由用人单位承担。

第五十六条　用人单位应当保障职业病病人依法享受国家规定的职业病待遇。

用人单位应当按照国家有关规定,安排职业病病人进行治疗、康复和定期检查。

用人单位对不适宜继续从事原工作的职业病病人,应当调离原岗位,并妥善安置。

用人单位对从事接触职业病危害的作业的劳动者,应当给予适当岗位津贴。

第五十七条　职业病病人的诊疗、康复费用,伤残以及丧失劳动能力的职业病病人的社会保障,按照国家有关工伤保险的规定执行。

第五十八条　职业病病人除依法享有工伤保险外,依照有关民事法律,尚有获得赔偿的权利的,有权向用人单位提出赔偿要求。

第五十九条　劳动者被诊断患有职业病,但用人单位没有依法参加工伤保险的,其医疗和生活保障由该用人单位承担。

第六十条　职业病病人变动工作单位,其依法享有的待遇不变。

用人单位在发生分立、合并、解散、破产等情形时,应当对从事接触职业病危害的作业的劳动者进行健康检查,并按照国家有关规定妥善安置职业病病人。

第六十一条　用人单位已经不存在或者无法确认劳动关系的职业病病人,可以向地方人民政府医疗保障、民政部门申请医疗救助和生活等方面的救助。

地方各级人民政府应当根据本地区的实际情况,采取其他措施,使前款规定的职业病病人获得医疗救治。

第五章 监 督 检 查

第六十二条 县级以上人民政府职业卫生监督管理部门依照职业病防治法律、法规、国家职业卫生标准和卫生要求,依据职责划分,对职业病防治工作进行监督检查。

第六十三条 卫生行政部门履行监督检查职责时,有权采取下列措施:

(一)进入被检查单位和职业病危害现场,了解情况,调查取证;

(二)查阅或者复制与违反职业病防治法律、法规的行为有关的资料和采集样品;

(三)责令违反职业病防治法律、法规的单位和个人停止违法行为。

第六十四条 发生职业病危害事故或者有证据证明危害状态可能导致职业病危害事故发生时,卫生行政部门可以采取下列临时控制措施:

(一)责令暂停导致职业病危害事故的作业;

(二)封存造成职业病危害事故或者可能导致职业病危害事故发生的材料和设备;

(三)组织控制职业病危害事故现场。

在职业病危害事故或者危害状态得到有效控制后,卫生行政部门应当及时解除控制措施。

第六十五条 职业卫生监督执法人员依法执行职务时,应当出示监督执法证件。

职业卫生监督执法人员应当忠于职守,秉公执法,严格遵守执法规范;涉及用人单位的秘密的,应当为其保密。

第六十六条 职业卫生监督执法人员依法执行职务时,被检查单位应当接受检查并予以支持配合,不得拒绝和阻碍。

第六十七条 卫生行政部门及其职业卫生监督执法人员履行职责时,不得有下列行为:

(一)对不符合法定条件的,发给建设项目有关证明文件、资质证明文件或者予以批准;

(二)对已经取得有关证明文件的,不履行监督检查职责;

(三)发现用人单位存在职业病危害的,可能造成职业病危害事故,不及时依法采取控制措施;

(四)其他违反本法的行为。

第六十八条 职业卫生监督执法人员应当依法经过资格认定。

职业卫生监督管理部门应当加强队伍建设,提高职业卫生监督执法人员的政治、业务素质,依照本法和其他有关法律、法规的规定,建立、健全内部监督制度,对其工作人员执行法律、法规和遵守纪律的情况,进行监督检查。

第六章　法律责任

第六十九条　建设单位违反本法规定,有下列行为之一的,由卫生行政部门给予警告,责令限期改正;逾期不改正的,处十万元以上五十万元以下的罚款;情节严重的,责令停止产生职业病危害的作业,或者提请有关人民政府按照国务院规定的权限责令停建、关闭:

(一)未按照规定进行职业病危害预评价的;

(二)医疗机构可能产生放射性职业病危害的建设项目未按照规定提交放射性职业病危害预评价报告,或者放射性职业病危害预评价报告未经卫生行政部门审核同意,开工建设的;

(三)建设项目的职业病防护设施未按照规定与主体工程同时设计、同时施工、同时投入生产和使用的;

(四)建设项目的职业病防护设施设计不符合国家职业卫生标准和卫生要求,或者医疗机构放射性职业病危害严重的建设项目的防护设施设计未经卫生行政部门审查同意擅自施工的;

(五)未按照规定对职业病防护设施进行职业病危害控制效果评价的;

(六)建设项目竣工投入生产和使用前,职业病防护设施未按照规定验收合格的。

第七十条　违反本法规定,有下列行为之一的,由卫生行政部门给予警告,责令限期改正;逾期不改正的,处十万元以下的罚款:

(一)工作场所职业病危害因素检测、评价结果没有存档、上报、公布的;

(二)未采取本法第二十条规定的职业病防治管理措施的;

(三)未按照规定公布有关职业病防治的规章制度、操作规程、职业病危害事故应急救援措施的;

(四)未按照规定组织劳动者进行职业卫生培训,或者未对劳动者个人职业病防护采取指导、督促措施的;

(五)国内首次使用或者首次进口与职业病危害有关的化学材料,未按照规定报送毒性鉴定资料以及经有关部门登记注册或者批准进口的文件的。

第七十一条　用人单位违反本法规定,有下列行为之一的,由卫生行政部门责令限期改正,给予警告,可以并处五万元以上十万元以下的罚款:

(一)未按照规定及时、如实向卫生行政部门申报产生职业病危害的项目的;

(二)未实施由专人负责的职业病危害因素日常监测,或者监测系统不能正常监测的;

(三)订立或者变更劳动合同时,未告知劳动者职业病危害真实情况的;

(四)未按照规定组织职业健康检查、建立职业健康监护档案或者未将检查结果书面告知劳动者的;

(五)未依照本法规定在劳动者离开用人单位时提供职业健康监护档案复印件的。

第七十二条　用人单位违反本法规定,有下列行为之一的,由卫生行政部门给予警告,责令限期改正,逾期不改正的,处五万元以上二十万元以下的罚款;情节严重的,责令停止产生职业病危害的作业,或者提请有关人民政府按照国务院规定的权限责令关闭:

(一)工作场所职业病危害因素的强度或者浓度超过国家职业卫生标准的;

(二)未提供职业病防护设施和个人使用的职业病防护用品,或者提供的职业病防护设施和个人使用的职业病防护用品不符合国家职业卫生标准和卫生要求的;

(三)对职业病防护设备、应急救援设施和个人使用的职业病防护用品未按照规定进行维护、检修、检测,或者不能保持正常运行、使用状态的;

(四)未按照规定对工作场所职业病危害因素进行检测、评价的;

(五)工作场所职业病危害因素经治理仍然达不到国家职业卫生标准和卫生要求时,未停止存在职业病危害因素的作业的;

(六)未按照规定安排职业病病人、疑似职业病病人进行诊治的;

(七)发生或者可能发生急性职业病危害事故时,未立即采取应急救援和控制措施或者未按照规定及时报告的;

(八)未按照规定在产生严重职业病危害的作业岗位醒目位置设置警示标识和中文警示说明的;

(九)拒绝职业卫生监督管理部门监督检查的;

(十)隐瞒、伪造、篡改、毁损职业健康监护档案、工作场所职业病危害因素检测评价结果等相关资料,或者拒不提供职业病诊断、鉴定所需资料的;

(十一)未按照规定承担职业病诊断、鉴定费用和职业病病人的医疗、生活保障费用的。

第七十三条 向用人单位提供可能产生职业病危害的设备、材料,未按照规定提供中文说明书或者设置警示标识和中文警示说明的,由卫生行政部门责令限期改正,给予警告,并处五万元以上二十万元以下的罚款。

第七十四条 用人单位和医疗卫生机构未按照规定报告职业病、疑似职业病的,由有关主管部门依据职责分工责令限期改正,给予警告,可以并处一万元以下的罚款;弄虚作假的,并处二万元以上五万元以下的罚款;对直接负责的主管人员和其他直接责任人员,可以依法给予降级或者撤职的处分。

第七十五条 违反本法规定,有下列情形之一的,由卫生行政部门责令限期治理,并处五万元以上三十万元以下的罚款;情节严重的,责令停止产生职业病危害的作业,或者提请有关人民政府按照国务院规定的权限责令关闭:

(一)隐瞒技术、工艺、设备、材料所产生的职业病危害而采用的;

(二)隐瞒本单位职业卫生真实情况的;

(三)可能发生急性职业损伤的有毒、有害工作场所、放射工作场所或者放射性同位素的运输、贮存不符合本法第二十五条规定的;

(四)使用国家明令禁止使用的可能产生职业病危害的设备或者材料的;

(五)将产生职业病危害的作业转移给没有职业病防护条件的单位和个人,或者没有职业病防护条件的单位和个人接受产生职业病危害的作业的；

（六）擅自拆除、停止使用职业病防护设备或者应急救援设施的；

（七）安排未经职业健康检查的劳动者、有职业禁忌的劳动者、未成年工或者孕期、哺乳期女职工从事接触职业病危害的作业或者禁忌作业的；

（八）违章指挥和强令劳动者进行没有职业病防护措施的作业的。

第七十六条　生产、经营或者进口国家明令禁止使用的可能产生职业病危害的设备或者材料的，依照有关法律、行政法规的规定给予处罚。

第七十七条　用人单位违反本法规定，已经对劳动者生命健康造成严重损害的，由卫生行政部门责令停止产生职业病危害的作业，或者提请有关人民政府按照国务院规定的权限责令关闭，并处十万元以上五十万元以下的罚款。

第七十八条　用人单位违反本法规定，造成重大职业病危害事故或者其他严重后果，构成犯罪的，对直接负责的主管人员和其他直接责任人员，依法追究刑事责任。

第七十九条　未取得职业卫生技术服务资质认可擅自从事职业卫生技术服务的，由卫生行政部门责令立即停止违法行为，没收违法所得；违法所得五千元以上的，并处违法所得二倍以上十倍以下的罚款；没有违法所得或者违法所得不足五千元的，并处五千元以上五万元以下的罚款；情节严重的，对直接负责的主管人员和其他直接责任人员，依法给予降级、撤职或者开除的处分。

第八十条　从事职业卫生技术服务的机构和承担职业病诊断的医疗卫生机构违反本法规定，有下列行为之一的，由卫生行政部门责令立即停止违法行为，给予警告，没收违法所得；违法所得五千元以上的，并处违法所得二倍以上五倍以下的罚款；没有违法所得或者违法所得不足五千元的，并处五千元以上二万元以下的罚款；情节严重的，由原认可或者登记机关取消其相应的资格；对直接负责的主管人员和其他直接责任人员，依法给予降级、撤职或者开除的处分；构成犯罪的，依法追究刑事责任：

（一）超出资质认可或者诊疗项目登记范围从事职业卫生技术服务或者职业病诊断的；

（二）不按照本法规定履行法定职责的；

（三）出具虚假证明文件的。

第八十一条　职业病诊断鉴定委员会组成人员收受职业病诊断争议当事人的财物或者其他好处的，给予警告，没收收受的财物，可以并处三千元以上五万元以下的罚款，取消其担任职业病诊断鉴定委员会组成人员的资格，并从省、自治区、直辖市人民政府卫生行政部门设立的专家库中予以除名。

第八十二条　卫生行政部门不按照规定报告职业病和职业病危害事故的，由上一级行政部门责令改正，通报批评，给予警告；虚报、瞒报的，对单位负责人、直接负责的主管人员和其他直接责任人员依法给予降级、撤职或者开除的处分。

第八十三条　县级以上地方人民政府在职业病防治工作中未依照本法履行职责，本行政区域出现重大职业病危害事故、造成严重社会影响的，依法对直接负责的主管人员和其他直接责任人员给予记大过直至开除的处分。

县级以上人民政府职业卫生监督管理部门不履行本法规定的职责,滥用职权、玩忽职守、徇私舞弊,依法对直接负责的主管人员和其他直接责任人员给予记大过或者降级的处分;造成职业病危害事故或者其他严重后果的,依法给予撤职或者开除的处分。

第八十四条 违反本法规定,构成犯罪的,依法追究刑事责任。

第七章 附 则

第八十五条 本法下列用语的含义:

职业病危害,是指对从事职业活动的劳动者可能导致职业病的各种危害。职业病危害因素包括:职业活动中存在的各种有害的化学、物理、生物因素以及在作业过程中产生的其他职业有害因素。

职业禁忌,是指劳动者从事特定职业或者接触特定职业病危害因素时,比一般职业人群更易于遭受职业病危害和罹患职业病或者可能导致原有自身疾病病情加重,或者在从事作业过程中诱发可能导致对他人生命健康构成危险的疾病的个人特殊生理或者病理状态。

第八十六条 本法第二条规定的用人单位以外的单位,产生职业病危害的,其职业病防治活动可以参照本法执行。

劳务派遣用工单位应当履行本法规定的用人单位的义务。

中国人民解放军参照执行本法的办法,由国务院、中央军事委员会制定。

第八十七条 对医疗机构放射性职业病危害控制的监督管理,由卫生行政部门依照本法的规定实施。

第八十八条 本法自 2002 年 5 月 1 日起施行。

附录二　煤矿作业场所职业病危害防治规定

（2015 年 1 月 16 日国家安全生产监督管理总局局长办公会议审议通过，自 2015 年 4 月 1 日起施行。）

第一章　总　　则

第一条　为加强煤矿作业场所职业病危害的防治工作，强化煤矿企业职业病危害防治主体责任，预防、控制职业病危害，保护煤矿劳动者健康，依据《中华人民共和国职业病防治法》、《中华人民共和国安全生产法》、《煤矿安全监察条　例》等法律、行政法规，制定本规定。

第二条　本规定适用于中华人民共和国领域内各类煤矿及其所属为煤矿服务的矿井建设施工、洗煤厂、选煤厂等存在职业病危害的作业场所职业病危害预防和治理活动。

第三条　本规定所称煤矿作业场所职业病危害（以下简称职业病危害），是指由粉尘、噪声、热害、有毒有害物质等因素导致煤矿劳动者职业病的危害。

第四条　煤矿是本企业职业病危害防治的责任主体。

职业病危害防治坚持以人为本、预防为主、综合治理的方针，按照源头治理、科学防治、严格管理、依法监督的要求开展工作。

第二章　职业病危害防治管理

第五条　煤矿主要负责人（法定代表人、实际控制人，下同）是本单位职业病危害防治工作的第一责任人，对本单位职业病危害防治工作全面负责。

第六条　煤矿应当建立健全职业病危害防治领导机构，制定职业病危害防治规划，明确职责分工和落实工作经费，加强职业病危害防治工作。

第七条　煤矿应当设置或者指定职业病危害防治的管理机构，配备专职职业卫生管理人员，负责职业病危害防治日常管理工作。

第八条　煤矿应当制定职业病危害防治年度计划和实施方案，并建立健全下列制度：

（一）职业病危害防治责任制度；

（二）职业病危害警示与告知制度；

（三）职业病危害项目申报制度；

（四）职业病防治宣传、教育和培训制度；

（五）职业病防护设施管理制度；

（六）职业病个体防护用品管理制度；

（七）职业病危害日常监测及检测、评价管理制度；

（八）建设项目职业病防护设施与主体工程同时设计、同时施工、同时投入生产和

使用(以下简称建设项目职业卫生"三同时")的制度;

(九)劳动者职业健康监护及其档案管理制度;

(十)职业病诊断、鉴定及报告制度;

(十一)职业病危害防治经费保障及使用管理制度;

(十二)职业卫生档案管理制度;

(十三)职业病危害事故应急管理制度;

(十四)法律、法规、规章规定的其他职业病危害防治制度。

第九条　煤矿应当配备专职或者兼职的职业病危害因素监测人员,装备相应的监测仪器设备。监测人员应当经培训合格;未经培训合格的,不得上岗作业。

第十条　煤矿应当以矿井为单位开展职业病危害因素日常监测,并委托具有资质的职业卫生技术服务机构,每年进行一次作业场所职业病危害因素检测,每三年进行一次职业病危害现状评价。根据监测、检测、评价结果,落实整改措施,同时将日常监测、检测、评价、落实整改情况存入本单位职业卫生档案。检测、评价结果向所在地安全生产监督管理部门和驻地煤矿安全监察机构报告,并向劳动者公布。

第十一条　煤矿不得使用国家明令禁止使用的可能产生职业病危害的技术、工艺、设备和材料,限制使用或者淘汰职业病危害严重的技术、工艺、设备和材料。

第十二条　煤矿应当优化生产布局和工艺流程,使有害作业和无害作业分开,减少接触职业病危害的人数和接触时间。

第十三条　煤矿应当按照《煤矿职业安全卫生个体防护用品配备标准》(AQ1051)规定,为接触职业病危害的劳动者提供符合标准的个体防护用品,并指导和督促其正确使用。

第十四条　煤矿应当履行职业病危害告知义务,与劳动者订立或者变更劳动合同时,应当将作业过程中可能产生的职业病危害及其后果、防护措施和相关待遇等如实告知劳动者,并在劳动合同中载明,不得隐瞒或者欺骗。

第十五条　煤矿应当在醒目位置设置公告栏,公布有关职业病危害防治的规章制度、操作规程和作业场所职业病危害因素检测结果;对产生严重职业病危害的作业岗位,应当在醒目位置设置警示标识和中文警示说明。

第十六条　煤矿主要负责人、职业卫生管理人员应当具备煤矿职业卫生知识和管理能力,接受职业病危害防治培训。培训内容应当包括职业卫生相关法律、法规、规章和标准,职业病危害预防和控制的基本知识,职业卫生管理相关知识等内容。

煤矿应当对劳动者进行上岗前、在岗期间的定期职业病危害防治知识培训,督促劳动者遵守职业病防治法律、法规、规章、标准和操作规程,指导劳动者正确使用职业病防护设备和个体防护用品。上岗前培训时间不少于4学时,在岗期间的定期培训时间每年不少于2学时。

第十七条　煤矿应当建立健全企业职业卫生档案。企业职业卫生档案应当包括下列内容:

(一)职业病防治责任制文件;

（二）职业卫生管理规章制度；

（三）作业场所职业病危害因素种类清单、岗位分布以及作业人员接触情况等资料；

（四）职业病防护设施、应急救援设施基本信息及其配置、使用、维护、检修与更换等记录；

（五）作业场所职业病危害因素检测、评价报告与记录；

（六）职业病个体防护用品配备、发放、维护与更换等记录；

（七）煤矿企业主要负责人、职业卫生管理人员和劳动者的职业卫生培训资料；

（八）职业病危害事故报告与应急处置记录；

（九）劳动者职业健康检查结果汇总资料，存在职业禁忌证、职业健康损害或者职业病的劳动者处理和安置情况记录；

（十）建设项目职业卫生"三同时"有关技术资料；

（十一）职业病危害项目申报情况记录；

（十二）其他有关职业卫生管理的资料或者文件。

第十八条　煤矿应当保障职业病危害防治专项经费，经费在财政部、国家安全监管总局《关于印发〈企业安全生产费用提取和使用管理办法〉的通知》（财企〔2012〕16 号）第十七条　"（十）其他与安全生产直接相关的支出"中列支。

第十九条　煤矿发生职业病危害事故，应当及时向所在地安全生产监督管理部门和驻地煤矿安全监察机构报告，同时积极采取有效措施，减少或者消除职业病危害因素，防止事故扩大。对遭受或者可能遭受急性职业病危害的劳动者，应当及时组织救治，并承担所需费用。

煤矿不得迟报、漏报、谎报或者瞒报煤矿职业病危害事故。

第三章　建设项目职业病防护设施"三同时"管理

第二十条　煤矿建设项目职业病防护设施必须与主体工程同时设计、同时施工、同时投入生产和使用。职业病防护设施所需费用应当纳入建设项目工程预算。

第二十一条　煤矿建设项目在可行性论证阶段，建设单位应当委托具有资质的职业卫生技术服务机构进行职业病危害预评价，编制预评价报告。

第二十二条　煤矿建设项目在初步设计阶段，应当委托具有资质的设计单位编制职业病防护设施设计专篇。

第二十三条　煤矿建设项目完工后，在试运行期内，应当委托具有资质的职业卫生技术服务机构进行职业病危害控制效果评价，编制控制效果评价报告。

第四章　职业病危害项目申报

第二十四条　煤矿在申领、换发煤矿安全生产许可证时，应当如实向驻地煤矿安全监察机构申报职业病危害项目，同时抄报所在地安全生产监督管理部门。

第二十五条　煤矿申报职业病危害项目时，应当提交下列文件、资料：

（一）煤矿的基本情况；

（二）煤矿职业病危害防治领导机构、管理机构情况；

（三）煤矿建立职业病危害防治制度情况；

（四）职业病危害因素名称、监测人员及仪器设备配备情况；

（五）职业病防护设施及个体防护用品配备情况；

（六）煤矿主要负责人、职业卫生管理人员及劳动者职业卫生培训情况证明材料；

（七）劳动者职业健康检查结果汇总资料，存在职业禁忌证、职业健康损害或者职业病的劳动者处理和安置情况记录；

（八）职业病危害警示标识设置与告知情况；

（九）煤矿职业卫生档案管理情况；

（十）法律、法规和规章规定的其他资料。

第二十六条　安全生产监督管理部门和煤矿安全监察机构及其工作人员应当对煤矿企业职业病危害项目申报材料中涉及的商业和技术等秘密保密。违反有关保密义务的，应当承担相应的法律责任。

第五章　职业健康监护

第二十七条　对接触职业病危害的劳动者，煤矿应当按照国家有关规定组织上岗前、在岗期间和离岗时的职业健康检查，并将检查结果书面告知劳动者。职业健康检查费用由煤矿承担。职业健康检查由省级以上人民政府卫生行政部门批准的医疗卫生机构承担。

第二十八条　煤矿不得安排未经上岗前职业健康检查的人员从事接触职业病危害的作业；不得安排有职业禁忌的人员从事其所禁忌的作业；不得安排未成年工从事接触职业病危害的作业；不得安排孕期、哺乳期的女职工从事对本人和胎儿、婴儿有危害的作业。

第二十九条　劳动者接受职业健康检查应当视同正常出勤，煤矿企业不得以常规健康检查代替职业健康检查。接触职业病危害作业的劳动者的职业健康检查周期按照表1执行。

表 1　　　　　　　　接触职业病危害作业的劳动者的职业健康检查周期

接触有害物质	体检对象	检查周期
煤尘（以煤尘为主）	在岗人员	2 年 1 次
	在岗人员，观察对象、Ⅰ期煤工尘肺患者	
岩尘（以岩尘为主）	在岗人员	每年 1 次
噪声	在岗人员	
高温		
化学毒物		
接触粉尘危害作业退休人员的职业健康检查周期按照有关规定执行		

第三十条　煤矿不得以劳动者上岗前职业健康检查代替在岗期间定期的职业健康检查,也不得以劳动者在岗期间职业健康检查代替离岗时职业健康检查,但最后一次在岗期间的职业健康检查在离岗前的 90 日内的,可以视为离岗时检查。对未进行离岗前职业健康检查的劳动者,煤矿不得解除或者终止与其订立的劳动合同。

第三十一条　煤矿应当根据职业健康检查报告,采取下列措施:

(一)对有职业禁忌的劳动者,调离或者暂时脱离原工作岗位;

(二)对健康损害可能与所从事的职业相关的劳动者,进行妥善安置;

(三)对需要复查的劳动者,按照职业健康检查机构要求的时间安排复查和医学观察;

(四)对疑似职业病病人,按照职业健康检查机构的建议安排其进行医学观察或者职业病诊断;

(五)对存在职业病危害的岗位,改善劳动条件,完善职业病防护设施。

第三十二条　煤矿应当为劳动者个人建立职业健康监护档案,并按照有关规定的期限妥善保存。

职业健康监护档案应当包括劳动者个人基本情况、劳动者职业史和职业病危害接触史,历次职业健康检查结果及处理情况,职业病诊疗等资料。

劳动者离开煤矿时,有权索取本人职业健康监护档案复印件,煤矿必须如实、无偿提供,并在所提供的复印件上签章。

第三十三条　劳动者健康出现损害需要进行职业病诊断、鉴定的,煤矿企业应当如实提供职业病诊断、鉴定所需的劳动者职业史和职业病危害接触史、作业场所职业病危害因素检测结果等资料。

第六章　粉尘危害防治

第三十四条　煤矿应当在正常生产情况下对作业场所的粉尘浓度进行监测。粉尘浓度应当符合表 2 的要求;不符合要求的,应当采取有效措施。

表 2　　　　　　　　　　　　　煤矿作业场所粉尘浓度要求

粉尘种类	游离 SiO_2 含量/%	时间加权平均容许浓度/(mg/m³)	
		总粉尘	呼吸性粉尘
煤尘	<10	4	2.5
矽尘	10≤~≤50	1	0.7
	50<~≤80	0.7	0.3
	>80	0.5	0.2
水泥尘	<10	4	1.5

第三十五条　煤矿进行粉尘监测时,其监测点的选择和布置应当符合表 3 的要求。

表 3　　　　　　　　　　　煤矿作业场所测尘点的选择和布置要求

类别	生产工艺	测尘点布置
采煤工作面	司机操作采煤机、打眼、人工落煤及攉煤	工人作业地点
	多工序同时作业	回风巷距工作面 10～15 m 处
掘进工作面	司机操作掘进机、打眼、装岩（煤）、锚喷支护	工人作业地点
	多工序同时作业（爆破作业除外）	距掘进头 10～15 m 回风侧
其他场所	翻罐笼作业、巷道维修、转载点	工人作业地点
露天煤矿	穿孔机作业、挖掘机作业	下风侧 3～5 m 处
	司机操作穿孔机、司机操作挖掘机、汽车运输	操作室内
地面作业场所	地面煤仓、储煤场、输送机运输等处生产作业	作业人员活动范围内

第三十六条　粉尘监测采用定点或者个体方法进行,推广实时在线监测系统。粉尘监测应当符合下列要求:

（一）总粉尘浓度,煤矿井下每月测定 2 次或者采用实时在线监测,地面及露天煤矿每月测定 1 次或者采用实时在线监测;

（二）呼吸性粉尘浓度每月测定 1 次;

（三）粉尘分散度每 6 个月监测 1 次;

（四）粉尘中游离 SiO_2 含量,每 6 个月测定 1 次,在变更工作面时也应当测定 1 次。

第三十七条　煤矿应当使用粉尘采样器、直读式粉尘浓度测定仪等仪器设备进行粉尘浓度的测定。井工煤矿的采煤工作面回风巷、掘进工作面回风侧应当设置粉尘浓度传感器,并接入安全监测监控系统。

第三十八条　井工煤矿必须建立防尘洒水系统。永久性防尘水池容量不得小于 200 m^3,且贮水量不得小于井下连续 2 h 的用水量,备用水池贮水量不得小于永久性防尘水池的 50%。

防尘管路应当敷设到所有能产生粉尘和沉积粉尘的地点,没有防尘供水管路的采掘工作面不得生产。静压供水管路管径应当满足矿井防尘用水量的要求,强度应当满足静压水压力的要求。

防尘用水水质悬浮物的含量不得超过 30 mg/L,粒径不大于 0.3 mm,水的 pH 值应当在 6～9 范围内,水的碳酸盐硬度不超过 3 mmol/L。使用降尘剂时,降尘剂应当无毒、无腐蚀、不污染环境。

第三十九条　井工煤矿掘进井巷和硐室时,必须采用湿式钻眼,使用水炮泥,爆破前后冲洗井壁巷帮,爆破过程中采用高压喷雾(喷雾压力不低于 8 MPa)或者压气喷雾降尘、装岩(煤)洒水和净化风流等综合防尘措施。

第四十条　井工煤矿在煤、岩层中钻孔,应当采取湿式作业。煤(岩)与瓦斯突出煤层或者软煤层中难以采取湿式钻孔时,可以采取干式钻孔,但必须采取除尘器捕尘、除尘,除尘器的呼吸性粉尘除尘效率不得低于 90%。

第四十一条　井工煤矿炮采工作面应当采取湿式钻眼,使用水炮泥,爆破前后应当冲洗煤壁,爆破时应当采用高压喷雾(喷雾压力不低于 8 MPa)或者压气喷雾降尘,出煤时应当洒水降尘。

第四十二条　井工煤矿采煤机作业时,必须使用内、外喷雾装置。内喷雾压力不得低于 2 MPa,外喷雾压力不得低于 4 MPa。内喷雾装置不能正常使用时,外喷雾压力不得低于 8 MPa,否则采煤机必须停机。液压支架必须安装自动喷雾降尘装置,实现降柱、移架同步喷雾。破碎机必须安装防尘罩,并加装喷雾装置或者除尘器。放顶煤采煤工作面的放煤口,必须安装高压喷雾装置(喷雾压力不低于 8 MPa)或者采取压气喷雾降尘。

第四十三条　井工煤矿掘进机作业时,应当使用内、外喷雾装置和控尘装置、除尘器等构成的综合防尘系统。掘进机内喷雾压力不得低于 2 MPa,外喷雾压力不得低于 4 MPa。内喷雾装置不能正常使用时,外喷雾压力不得低于 8 MPa;除尘器的呼吸性粉尘除尘效率不得低于 90%。

第四十四条　井工煤矿的采煤工作面回风巷、掘进工作面回风侧应当分别安设至少 2道自动控制风流净化水幕。

第四十五条　煤矿井下煤仓放煤口、溜煤眼放煤口以及地面带式输送机走廊必须安设喷雾装置或者除尘器,作业时进行喷雾降尘或者用除尘器除尘。煤仓放煤口、溜煤眼放煤口采用喷雾降尘时,喷雾压力不得低于 8 MPa。

第四十六条　井工煤矿的所有煤层必须进行煤层注水可注性测试。对于可注水煤层必须进行煤层注水。煤层注水过程中应当对注水流量、注水量及压力等参数进行监测和控制,单孔注水总量应当使该钻孔预湿煤体的平均水分含量增量不得低于 1.5%,封孔深度应当保证注水过程中煤壁及钻孔不漏水、不跑水。在厚煤层分层开采时,在确保安全前提下,应当采取在上一分层的采空区内灌水,对下一分层的煤体进行湿润。

第四十七条　井工煤矿打锚杆眼应当实施湿式钻孔,喷射混凝土时应当采用潮喷或者湿喷工艺,喷射机、喷浆点应当配备捕尘、除尘装置,距离锚喷作业点下风向 100 m 内,应当设置 2 道以上自动控制风流净化水幕。

第四十八条　井工煤矿转载点应当采用自动喷雾降尘(喷雾压力应当大于 0.7 MPa)或者密闭尘源除尘器抽尘净化等措施。转载点落差超过 0.5 m,必须安装溜槽或者导向板。装煤点下风侧 20 m 内,必须设置一道自动控制风流净化水幕。运输巷道内应当设置自动控制风流净化水幕。

第四十九条　露天煤矿粉尘防治应当符合下列要求:

(一)设置有专门稳定可靠供水水源的加水站(池),加水能力满足洒水降尘所需的最大供给量;

(二)采取湿式钻孔;不能实现湿式钻孔时,设置有效的孔口捕尘装置;

(三)破碎作业时,密闭作业区域并采用喷雾降尘或者除尘器除尘;

(四)加强对穿孔机、挖掘机、汽车等司机操作室的防护;

(五)挖掘机装车前,对煤(岩)洒水,卸煤(岩)时喷雾降尘;

(六)对运输路面经常清理浮尘、洒水,加强维护,保持路面平整。

第五十条 洗选煤厂原煤准备(给煤、破碎、筛分、转载)过程中宜密闭尘源,并采取喷雾降尘或者除尘器除尘。

第五十一条 储煤场厂区应当定期洒水抑尘,储煤场四周应当设抑尘网,装卸煤炭应当喷雾降尘或者洒水车降尘,煤炭外运时应当采取密闭措施。

第七章 噪声危害防治

第五十二条 煤矿作业场所噪声危害依照下列标准判定:

(一)劳动者每天连续接触噪声时间达到或者超过8h的,噪声声级限值为85dB(A);

(二)劳动者每天接触噪声时间不足8h的,可以根据实际接触噪声的时间,按照接触噪声时间减半、噪声声级限值增加3dB(A)的原则确定其声级限值。

第五十三条 煤矿应当配备2台以上噪声测定仪器,并对作业场所噪声每6个月监测1次。

第五十四条 煤矿作业场所噪声的监测地点主要包括:

(一)井工煤矿的主要通风机、提升机、空气压缩机、局部通风机、采煤机、掘进机、风动凿岩机、风钻、乳化液泵、水泵等地点;

(二)露天煤矿的挖掘机、穿孔机、矿用汽车、输送机、排土机和爆破作业等地点;

(三)选煤厂破碎机、筛分机、空压机等地点。

煤矿进行监测时,应当在每个监测地点选择3个测点,监测结果以3个监测点的平均值为准。

第五十五条 煤矿应当优先选用低噪声设备,通过隔声、消声、吸声、减振、减少接触时间、佩戴防护耳塞(罩)等措施降低噪声危害。

第八章 热害防治

第五十六条 井工煤矿采掘工作面的空气温度不得超过26℃,机电设备硐室的空气温度不得超过30℃。当空气温度超过上述要求时,煤矿必须缩短超温地点工作人员的工作时间,并给予劳动者高温保健待遇。采掘工作面的空气温度超过30℃、机电设备硐室的空气温度超过34℃时,必须停止作业。

第五十七条 井工煤矿采掘工作面和机电设备硐室应当设置温度传感器。

第五十八条 井工煤矿应当采取通风降温、采用分区式开拓方式缩短入风线路长度等措施,降低工作面的温度;当采用上述措施仍然无法达到作业环境标准温度的,应当采用制冷等降温措施。

第五十九条 井工煤矿地面辅助生产系统和露天煤矿应当合理安排劳动者工作时间,减少高温时段室外作业。

第九章 职业中毒防治

第六十条 煤矿作业场所主要化学毒物浓度不得超过表4的要求。

表 4	煤矿主要化学毒物最高允许浓度
化学毒物名称	最高允许浓度/%
CO	0.002 4
H_2S	0.000 66
NO(换算成 NO_2)	0.000 25
SO_2	0.000 5

第六十一条　煤矿进行化学毒物监测时,应当选择有代表性的作业地点,其中包括空气中有害物质浓度最高、作业人员接触时间最长的作业地点。采样应当在正常生产状态下进行。

第六十二条　煤矿应当对 NO(换算成 NO_2)、CO、SO_2 每 3 个月至少监测 1 次,对 H_2S 每月至少监测 1 次。煤层有自燃倾向的,应当根据需要随时监测。

第六十三条　煤矿作业场所应当加强通风降低有害气体的浓度,在采用通风措施无法达到表 4 的规定时,应当采用净化、化学吸收等措施降低有害气体的浓度。

第十章　法 律 责 任

第六十四条　煤矿违反本规定,有下列行为之一的,给予警告,责令限期改正;逾期不改正的,处十万元以下的罚款:

（一）作业场所职业病危害因素检测、评价结果没有存档、上报、公布的;

（二）未设置职业病防治管理机构或者配备专职职业卫生管理人员的;

（三）未制定职业病防治计划或者实施方案的;

（四）未建立健全职业病危害防治制度的;

（五）未建立健全企业职业卫生档案或者劳动者职业健康监护档案的;

（六）未公布有关职业病防治的规章制度、操作规程、职业病危害事故应急救援措施的;

（七）未组织劳动者进行职业卫生培训,或者未对劳动者个人职业病防护采取指导、督促措施的。

第六十五条　煤矿违反本规定,有下列行为之一的,给予警告,可以并处五万元以上十万元以下的罚款:

（一）未如实申报产生职业病危害的项目的;

（二）未实施由专人负责的职业病危害因素日常监测,或者监测系统不能正常监测的;

（三）订立或者变更劳动合同时,未告知劳动者职业病危害真实情况的;

（四）未组织职业健康检查、建立职业健康监护档案,或者未将检查结果书面告知劳动者的;

（五）未在劳动者离开煤矿企业时提供职业健康监护档案复印件的。

第六十六条　煤矿违反本规定,有下列行为之一的,责令限期改正,逾期不改正的,处五万元以上二十万元以下的罚款;情节严重的,责令停止产生职业病危害的作业,或者提请有关人民政府按照国务院规定的权限责令关闭:

（一）作业场所职业病危害因素的强度或者浓度超过本规定要求的；

（二）未提供职业病防护设施和个人使用的职业病防护用品，或者提供的职业病防护设施和个人使用的职业病防护用品不符合本规定要求的；

（三）未对作业场所职业病危害因素进行检测、评价的；

（四）作业场所职业病危害因素经治理仍然达不到本规定要求时，未停止存在职业病危害因素的作业的；

（五）发生或者可能发生急性职业病危害事故时，未立即采取应急救援和控制措施，或者未按照规定及时报告的；

（六）未按照规定在产生严重职业病危害的作业岗位醒目位置设置警示标识和中文警示说明的。

第六十七条 煤矿违反本规定，有下列情形之一的，责令限期治理，并处五万元以上三十万元以下的罚款；情节严重的，责令停止产生职业病危害的作业，或者暂扣、吊销煤矿安全生产许可证：

（一）隐瞒本单位职业卫生真实情况的；

（二）使用国家明令禁止使用的可能产生职业病危害的设备或者材料的；

（三）安排未经职业健康检查的劳动者、有职业禁忌的劳动者、未成年工或者孕期、哺乳期女职工从事接触职业病危害的作业或者禁忌作业的。

第六十八条 煤矿违反本规定，有下列行为之一的，给予警告，责令限期改正，逾期不改正的，处三万元以下的罚款：

（一）未投入职业病防治经费的；

（二）未建立职业病防治领导机构的；

（三）煤矿企业主要负责人、职业卫生管理人员和职业病危害因素监测人员未接受职业卫生培训的。

第六十九条 煤矿违反本规定，造成重大职业病危害事故或者其他严重后果，构成犯罪的，对直接负责的主管人员和其他直接责任人员，依法追究刑事责任。

第七十条 煤矿违反本规定的其他违法行为，依照《中华人民共和国职业病防治法》和其他行政法规、规章的规定给予行政处罚。

第七十一条 本规定设定的行政处罚，由煤矿安全监察机构实施。

第十一章　附　　则

第七十二条 本规定中未涉及的其他职业病危害因素，按照国家有关规定执行。

第七十三条 本规定自 2015 年 4 月 1 日起施行。

附录三　职业病诊断与鉴定管理办法

（2013 年 4 月 10 日起施行）

第一章　总　　则

第一条　为了规范职业病诊断与鉴定工作，加强职业病诊断与鉴定管理，根据《中华人民共和国职业病防治法》（以下简称《职业病防治法》），制定本办法。

第二条　职业病诊断与鉴定工作应当按照《职业病防治法》、本办法的有关规定及国家职业病诊断标准进行，遵循科学、公正、及时、便民的原则。

第三条　职业病诊断机构的设置必须适应职业病防治工作实际需要，充分利用现有医疗卫生资源，实现区域覆盖。

第四条　各地要加强职业病诊断机构能力建设，提供必要的保障条件，配备相关的人员、设备和工作经费，以满足职业病诊断工作的需要。

第二章　诊　断　机　构

第五条　省、自治区、直辖市人民政府卫生行政部门（以下简称省级卫生行政部门）应当结合本行政区域职业病防治工作制定职业病诊断机构设置规划，报省级人民政府批准后实施。

第六条　职业病诊断机构应当具备下列条件：

（一）持有《医疗机构执业许可证》；

（二）具有相应的诊疗科目及与开展职业病诊断相适应的职业病诊断医师等相关医疗卫生技术人员；

（三）具有与开展职业病诊断相适应的场所和仪器、设备；

（四）具有健全的职业病诊断质量管理制度。

第七条　医疗卫生机构申请开展职业病诊断，应当向省级卫生行政部门提交以下资料：

（一）职业病诊断机构申请表；

（二）《医疗机构执业许可证》及副本的复印件；

（三）与申请开展的职业病诊断项目相关的诊疗科目及相关资料；

（四）与申请项目相适应的职业病诊断医师等相关医疗卫生技术人员情况；

（五）与申请项目相适应的场所和仪器、设备清单；

（六）职业病诊断质量管理制度有关资料；

（七）省级卫生行政部门规定提交的其他资料。

第八条　省级卫生行政部门收到申请材料后，应当在五个工作日内作出是否受理的决定，不受理的应当说明理由并书面通知申请单位。

决定受理的，省级卫生行政部门应当及时组织专家组进行技术评审。专家组应当自卫生行政部门受理申请之日起六十日内完成和提交技术评审报告，并对提交的技术评审报告负责。

第九条 省级卫生行政部门应当自收到技术评审报告之日起二十个工作日内，作出是否批准的决定。

对批准的申请单位颁发职业病诊断机构批准证书；不批准的应当说明理由并书面通知申请单位。

职业病诊断机构批准证书有效期为五年。

第十条 职业病诊断机构需要延续依法取得的职业病诊断机构批准证书有效期的，应当在批准证书有效期届满三十日前，向原批准机关申请延续。经原批准机关审核合格的，延续批准证书。

第十一条 符合本办法第六条 规定的公立医疗卫生机构可以申请开展职业病诊断工作。

设区的市没有医疗卫生机构申请开展职业病诊断的，省级卫生行政部门应当根据职业病诊断工作的需要，指定公立医疗卫生机构承担职业病诊断工作，并使其在规定时间内达到本办法第六条 规定的条件。

第十二条 职业病诊断机构的职责是：

（一）在批准的职业病诊断项目范围内开展职业病诊断；

（二）报告职业病；

（三）报告职业病诊断工作情况；

（四）承担《职业病防治法》中规定的其他职责。

第十三条 职业病诊断机构依法独立行使诊断权，并对其作出的职业病诊断结论负责。

第十四条 职业病诊断机构应当建立和健全职业病诊断管理制度，加强职业病诊断医师等有关医疗卫生人员技术培训和政策、法律培训，并采取措施改善职业病诊断工作条件，提高职业病诊断服务质量和水平。

第十五条 职业病诊断机构应当公开职业病诊断程序，方便劳动者进行职业病诊断。

职业病诊断机构及其相关工作人员应当尊重、关心、爱护劳动者，保护劳动者的隐私。

第十六条 从事职业病诊断的医师应当具备下列条件，并取得省级卫生行政部门颁发的职业病诊断资格证书：

（一）具有医师执业证书；

（二）具有中级以上卫生专业技术职务任职资格；

（三）熟悉职业病防治法律法规和职业病诊断标准；

（四）从事职业病诊断、鉴定相关工作三年以上；

（五）按规定参加职业病诊断医师相应专业的培训，并考核合格。

第十七条 职业病诊断医师应当依法在其资质范围内从事职业病诊断工作，不得从事超出其资质范围的职业病诊断工作。

第十八条 省级卫生行政部门应当向社会公布本行政区域内职业病诊断机构名单、地址、诊断项目等相关信息。

第三章　诊　断

第十九条　劳动者可以选择用人单位所在地、本人户籍所在地或者经常居住地的职业病诊断机构进行职业病诊断。

第二十条　职业病诊断机构应当按照《职业病防治法》、本办法的有关规定和国家职业病诊断标准,依据劳动者的职业史、职业病危害接触史和工作场所职业病危害因素情况、临床表现以及辅助检查结果等,进行综合分析,作出诊断结论。

第二十一条　职业病诊断需要以下资料:

(一)劳动者职业史和职业病危害接触史(包括在岗时间、工种、岗位、接触的职业病危害因素名称等);

(二)劳动者职业健康检查结果;

(三)工作场所职业病危害因素检测结果;

(四)职业性放射性疾病诊断还需要个人剂量监测档案等资料;

(五)与诊断有关的其他资料。

第二十二条　劳动者依法要求进行职业病诊断的,职业病诊断机构应当接诊,并告知劳动者职业病诊断的程序和所需材料。劳动者应当填写《职业病诊断就诊登记表》,并提交其掌握的本办法第二十一条规定的职业病诊断资料。

第二十三条　在确认劳动者职业史、职业病危害接触史时,当事人对劳动关系、工种、工作岗位或者在岗时间有争议的,职业病诊断机构应当告知当事人依法向用人单位所在地的劳动人事争议仲裁委员会申请仲裁。

第二十四条　职业病诊断机构进行职业病诊断时,应当书面通知劳动者所在的用人单位提供其掌握的本办法第二十一条规定的职业病诊断资料,用人单位应当在接到通知后的十日内如实提供。

第二十五条　用人单位未在规定时间内提供职业病诊断所需要资料的,职业病诊断机构可以依法提请安全生产监督管理部门督促用人单位提供。

第二十六条　劳动者对用人单位提供的工作场所职业病危害因素检测结果等资料有异议,或者因劳动者的用人单位解散、破产,无用人单位提供上述资料的,职业病诊断机构应当依法提请用人单位所在地安全生产监督管理部门进行调查。

职业病诊断机构在安全生产监督管理部门作出调查结论或者判定前应当中止职业病诊断。

第二十七条　职业病诊断机构需要了解工作场所职业病危害因素情况时,可以对工作场所进行现场调查,也可以依法提请安全生产监督管理部门组织现场调查。

第二十八条　经安全生产监督管理部门督促,用人单位仍不提供工作场所职业病危害因素检测结果、职业健康监护档案等资料或者提供资料不全的,职业病诊断机构应当结合劳动者的临床表现、辅助检查结果和劳动者的职业史、职业病危害接触史,并参考劳动者自述、安全生产监督管理部门提供的日常监督检查信息等,作出职业病诊断结论。仍不能作出职业病诊断的,应当提出相关医学意见或者建议。

第二十九条 职业病诊断机构在进行职业病诊断时,应当组织三名以上单数职业病诊断医师进行集体诊断。

职业病诊断医师应当独立分析、判断、提出诊断意见,任何单位和个人无权干预。

第三十条 职业病诊断机构在进行职业病诊断时,诊断医师对诊断结论有意见分歧的,应当根据半数以上诊断医师的一致意见形成诊断结论,对不同意见应当如实记录。参加诊断的职业病诊断医师不得弃权。

第三十一条 职业病诊断机构可以根据诊断需要,聘请其他单位职业病诊断医师参加诊断。必要时,可以邀请相关专业专家提供咨询意见。

第三十二条 职业病诊断机构作出职业病诊断结论后,应当出具职业病诊断证明书。

职业病诊断证明书应当包括以下内容:

(一)劳动者、用人单位基本信息;

(二)诊断结论。确诊为职业病的,应当载明职业病的名称、程度(期别)、处理意见;

(三)诊断时间。

职业病诊断证明书应当由参加诊断的医师共同签署,并经职业病诊断机构审核盖章。

职业病诊断证明书一式三份,劳动者、用人单位各一份,诊断机构存档一份。

职业病诊断证明书的格式由卫生部统一规定。

第三十三条 职业病诊断机构应当建立职业病诊断档案并永久保存,档案应当包括:

(一)职业病诊断证明书;

(二)职业病诊断过程记录,包括参加诊断的人员、时间、地点、讨论内容及诊断结论;

(三)用人单位、劳动者和相关部门、机构提交的有关资料;

(四)临床检查与实验室检验等资料;

(五)与诊断有关的其他资料。

第三十四条 职业病诊断机构发现职业病病人或者疑似职业病病人时,应当及时向所在地卫生行政部门和安全生产监督管理部门报告。

确诊为职业病的,职业病诊断机构可以根据需要,向相关监管部门、用人单位提出专业建议。

第三十五条 未取得职业病诊断资质的医疗卫生机构,在诊疗活动中怀疑劳动者健康损害可能与其所从事的职业有关时,应当及时告知劳动者到职业病诊断机构进行职业病诊断。

第四章 鉴 定

第三十六条 当事人对职业病诊断机构作出的职业病诊断结论有异议的,可以在接到职业病诊断证明书之日起三十日内,向职业病诊断机构所在地设区的市级卫生行政部门申请鉴定。

设区的市级职业病诊断鉴定委员会负责职业病诊断争议的首次鉴定。

当事人对设区的市级职业病鉴定结论不服的,可以在接到鉴定书之日起十五日内,向原鉴定组织所在地省级卫生行政部门申请再鉴定。

职业病鉴定实行两级鉴定制,省级职业病鉴定结论为最终鉴定。

第三十七条　卫生行政部门可以指定办事机构,具体承担职业病鉴定的组织和日常性工作。职业病鉴定办事机构的职责是:

(一)接受当事人申请;

(二)组织当事人或者接受当事人委托抽取职业病鉴定专家;

(三)组织职业病鉴定会议,负责会议记录、职业病鉴定相关文书的收发及其他事务性工作;

(四)建立并管理职业病鉴定档案;

(五)承担卫生行政部门委托的有关职业病鉴定的其他工作。

职业病诊断机构不能作为职业病鉴定办事机构。

第三十八条　设区的市级以上地方卫生行政部门应当向社会公布本行政区域内依法承担职业病鉴定工作的办事机构的名称、工作时间、地点和鉴定工作程序。

第三十九条　省级卫生行政部门应当设立职业病鉴定专家库(以下简称专家库),并根据实际工作需要及时调整其成员。专家库可以按照专业类别进行分组。

第四十条　专家库应当以取得各类职业病诊断资格的医师为主要成员,吸收临床相关学科、职业卫生、放射卫生等相关专业的专家组成。专家应当具备下列条件:

(一)具有良好的业务素质和职业道德;

(二)具有相关专业的高级专业技术职务任职资格;

(三)熟悉职业病防治法律法规和职业病诊断标准;

(四)身体健康,能够胜任职业病鉴定工作。

第四十一条　参加职业病鉴定的专家,应当由申请鉴定的当事人或者当事人委托的职业病鉴定办事机构从专家库中按照专业类别以随机抽取的方式确定。抽取的专家组成职业病鉴定专家组(以下简称专家组)。

经当事人同意,职业病鉴定办事机构可以根据鉴定需要聘请本省、自治区、直辖市以外的相关专业专家作为专家组成员,并有表决权。

第四十二条　专家组人数为五人以上单数,其中相关专业职业病诊断医师应当为本次专家人数的半数以上。疑难病例应当增加专家组人数,充分听取意见。专家组设组长一名,由专家组成员推举产生。

职业病鉴定会议由专家组组长主持。

第四十三条　参与职业病鉴定的专家有下列情形之一的,应当回避:

(一)是职业病鉴定当事人或者当事人近亲属的;

(二)已参加当事人职业病诊断或者首次鉴定的;

(三)与职业病鉴定当事人有利害关系的;

(四)与职业病鉴定当事人有其他关系,可能影响鉴定公正的。

第四十四条　当事人申请职业病鉴定时,应当提供以下资料:

(一)职业病鉴定申请书;

(二)职业病诊断证明书,申请省级鉴定的还应当提交市级职业病鉴定书;

（三）卫生行政部门要求提供的其他有关资料。

第四十五条 职业病鉴定办事机构应当自收到申请资料之日起五个工作日内完成资料审核，对资料齐全的发给受理通知书；资料不全的，应当书面通知当事人补充。资料补充齐全的，应当受理申请并组织鉴定。

职业病鉴定办事机构收到当事人鉴定申请之后，根据需要可以向原职业病诊断机构或者首次职业病鉴定的办事机构调阅有关的诊断、鉴定资料。原职业病诊断机构或者首次 职业病鉴定办事机构应当在接到通知之日起十五日内提交。

职业病鉴定办事机构应当在受理鉴定申请之日起六十日内组织鉴定、形成鉴定结论，并在鉴定结论形成后十五日内出具职业病鉴定书。

第四十六条 根据职业病鉴定工作需要，职业病鉴定办事机构可以向有关单位调取与职业病诊断、鉴定有关的资料，有关单位应当如实、及时提供。

专家组应当听取当事人的陈述和申辩，必要时可以组织进行医学检查。

需要了解被鉴定人的工作场所职业病危害因素情况时，职业病鉴定办事机构根据专家组的意见可以对工作场所进行现场调查，或者依法提请安全生产监督管理部门组织现场调查。依法提请安全生产监督管理部门组织现场调查的，在现场调查结论或者判定作出前，职业病鉴定应当中止。

职业病鉴定应当遵循客观、公正的原则，专家组进行职业病鉴定时，可以邀请有关单位人员旁听职业病鉴定会。所有参与职业病鉴定的人员应当依法保护被鉴定人的个人隐私。

第四十七条 专家组应当认真审阅鉴定资料，依照有关规定和职业病诊断标准，经充分合议后，根据专业知识独立进行鉴定。在事实清楚的基础上，进行综合分析，作出鉴定结论，并制作鉴定书。

鉴定结论应当经专家组三分之二以上成员通过。

第四十八条 职业病鉴定书应当包括以下内容：

（一）劳动者、用人单位的基本信息及鉴定事由；

（二）鉴定结论及其依据，如果为职业病，应当注明职业病名称、程度（期别）；

（三）鉴定时间。

鉴定书加盖职业病诊断鉴定委员会印章。

首次鉴定的职业病鉴定书一式四份，劳动者、用人单位、原诊断机构各一份，职业病鉴定办事机构存档一份；再次鉴定的职业病鉴定书一式五份，劳动者、用人单位、原诊断机构、首次职业病鉴定办事机构各一份，再次职业病鉴定办事机构存档一份。

职业病鉴定书的格式由卫生部统一规定。

第四十九条 职业病鉴定书应当于鉴定结论作出之日起二十日内由职业病鉴定办事机构送达当事人。

第五十条 鉴定结论与诊断结论或者首次鉴定结论不一致的，职业病鉴定办事机构应当及时向相关卫生行政部门和安全生产监督管理部门报告。

第五十一条 职业病鉴定办事机构应当如实记录职业病鉴定过程，内容应当包括：

（一）专家组的组成；

（二）鉴定时间；

（三）鉴定所用资料；

（四）鉴定专家的发言及其鉴定意见；

（五）表决情况；

（六）经鉴定专家签字的鉴定结论；

（七）与鉴定有关的其他资料。

有当事人陈述和申辩的,应当如实记录。

鉴定结束后,鉴定记录应当随同职业病鉴定书一并由职业病鉴定办事机构存档,永久保存。

第五章　监　督　管　理

第五十二条　县级以上地方卫生行政部门应当制定职业病诊断机构年度监督检查计划,定期对职业病诊断机构进行监督检查,检查内容包括:

（一）法律法规、标准的执行情况；

（二）规章制度建立情况；

（三）人员、岗位职责落实和培训等情况；

（四）职业病报告情况等。

省级卫生行政部门每年应当至少组织一次监督检查;设区的市级卫生行政部门每年应当至少组织一次监督检查并不定期抽查;县级卫生行政部门负责日常监督检查。

第五十三条　设区的市级以上地方卫生行政部门应当加强对职业病鉴定办事机构的监督管理,对职业病鉴定工作程序、制度落实情况及职业病报告等相关工作情况进行监督检查。

第五十四条　省级卫生行政部门负责对职业病诊断机构进行定期考核。

第六章　法　律　责　任

第五十五条　医疗卫生机构未经批准擅自从事职业病诊断的,由县级以上地方卫生行政部门按照《职业病防治法》第八十条　的规定进行处罚。

第五十六条　职业病诊断机构有下列行为之一的,由县级以上地方卫生行政部门按照《职业病防治法》第八十一条　的规定进行处罚:

（一）超出批准范围从事职业病诊断的；

（二）不按照《职业病防治法》规定履行法定职责的；

（三）出具虚假证明文件的。

第五十七条　职业病诊断机构未按照规定报告职业病、疑似职业病的,由县级以上地方卫生行政部门按照《职业病防治法》第七十五条　的规定进行处罚。

第五十八条　职业病诊断机构违反本办法规定,有下列情形之一的,由县级以上地方卫生行政部门责令限期改正;逾期不改正的,给予警告,并可以根据情节轻重处以二万元以下的罚款:

（一）未建立职业病诊断管理制度；

（二）不按照规定向劳动者公开职业病诊断程序；

（三）泄露劳动者涉及个人隐私的有关信息、资料；

（四）其他违反本办法的行为。

第五十九条　职业病诊断鉴定委员会组成人员收受职业病诊断争议当事人的财物或者其他好处的，由省级卫生行政部门按照《职业病防治法》第八十二条的规定进行处罚。

第六十条　县级以上地方卫生行政部门及其工作人员未依法履行职责，按照《职业病防治法》第八十五条第二款的规定进行处理。

第七章　附　　则

第六十一条　职业病诊断、鉴定的费用由用人单位承担。

第六十二条　本办法由卫生部解释。

第六十三条　本办法自 2013 年 4 月 10 日起施行。2002 年 3 月 28 日卫生部公布的《职业病诊断与鉴定管理办法》同时废止。

附录四　职业卫生监督协管服务技术规范

（国卫办监督函〔2019〕567 号）

一、职责任务

职业卫生监督协管员主要职责任务是巡查辖区内煤矿、非煤矿山、冶金、建材等行业领域的用人单位职业卫生情况，及时报告发现的问题隐患，协助卫生监督执法人员开展职业卫生监督检查和查处违法行为。

二、工作内容和方式

（一）巡查。按照《中华人民共和国职业病防治法》要求，开展辖区内煤矿、非煤矿山、冶金、建材等行业领域的用人单位职业卫生巡查，辖区内没有上述行业领域的可根据辖区情况自定行业领域开展巡查。巡查主要内容如下：

1. 职业病危害项目申报情况；

2. 建设项目的职业病危害预评价报告、职业病防护设施设计、职业病危害控制效果评价报告完成情况；

3. 工作场所职业病危害因素检测与评价情况；

4. 劳动者职业健康监护档案情况；

5. 工作场所异常情况（粉尘、噪声等）；

6. 群众投诉举报情况。

上述第 1-4 项巡查方式为检查资料有无（非建设项目第 2 项可为合理缺项），第 5-6 项为发现线索。

（二）协查。协助卫生监督执法人员对辖区内职业病危害严重行业的用人单位职业病防治情况进行监督检查；协助卫生监督执法机构对违法行为进行查处。

（三）信息报告。协管员定期进行巡查，按照技术规范的要求填写相关工作表（见附表），发现问题隐患及时报告。

（四）完成卫生监督执法机构布置的其他工作。

三、主要工作指标

（一）职业病危害信息报告率＝报告的事件或线索次数/发现的事件或线索次数×100％。

报告的事件或线索包括以下内容：辖区内用人单位的违法相关信息、工作场所异常情况等。

（二）开展巡查次数：每半年至少开展一次巡查工作，有条件的地区可根据实际情况增加巡查次数。

（三）记录及报告：开展巡查工作应当填写相关工作表，做到及时、真实、准确；需要报告的信息要及时上报。

四、工作要求

各地县（区）级卫生健康行政部门要加强职业卫生监督协管队伍建设，协管员配备数量与辖区内职责任务相匹配，有条件的地方可以采取乡聘村用的方式，将计生专干、村医等人员纳入协管队伍，实行网格化管理，同时加强指导、培训和考核评估，确保完成职业卫生监督协管工作任务。

承担职业卫生监督协管工作的人员，要按照法律法规和服务技术规范等要求，认真做好职业卫生监督协管相关工作表的填写及信息报送，重要情况立即报告。

附表 1 　　　　　　　　　**职业卫生监督协管巡查个案信息表**

用人单位名称		地　址	
法定代表人		联系电话	
序号	巡查内容		有/无
1	职业病危害项目申报情况		
2	建设项目的职业病危害预评价报告、职业病防护设施设计、职业病危害控制效果评价报告完成情况		
3	工作场所职业病危害因素检测与评价情况		
4	劳动者职业健康监护档案情况		
5	工作场所异常情况		
6	群众投诉举报情况		

用人单位陪同人员签字：　　　　　　协管员签字：　　　　　　巡查时间：

附表 2 　　　　　　　　　**职业卫生监督协管巡查工作登记表**

　　　　　　　　　　　　　　　　　　　　　　　　　　　　　————————年度

序号	巡查地点与内容	发现的主要问题	巡查日期	巡查人	备注		

注：此表为协管巡查工作登记表，根据个案信息表汇总形成。备注栏填写发现问题后的处置方式（如报告卫生监督执法机构或协助查处违法行为等内容）。

说明：

1. 起草背景

根据 2018 年国务院机构改革方案，原国家安全生产监督管理总局负责的职业安全健康监督管理职责划入国家卫生健康委员会。为加强职业卫生监督体系建设，筑牢基层职业卫生监督协管网底，国家卫生健康委员会组织专家研究、制定、印发了《职业卫生监督协管服务技术规范》,旨在围绕尘肺病等重点职业病,开展煤矿、非煤矿山、冶金、建材行业用人单位职业卫生监督协管工作,将职业卫生纳入监督协管服务内容,指导基层有效地开展职业卫生监督协管工作。

2. 主要内容

《职业卫生监督协管服务技术规范》明确了职业卫生监督协管的主要职责任务、工作内容和方式、主要工作指标及具体工作要求。《职业卫生监督协管服务技术规范》要求各地卫生健康行政部门要加强职业卫生监督协管队伍建设,加强指导、培训和考核评估;承担职业卫生监督协管工作的人员,要认真做好巡查、协查和信息报告等工作,确保完成职业卫生监督协管工作任务。

附录五　用人单位职业病危害因素定期检测管理规范

(2015 年 2 月 28 日起施行)

　　第一条　为了加强和规范用人单位职业病危害因素定期检测工作,及时有效地预防、控制和消除职业病危害,保护劳动者职业健康权益,依据《中华人民共和国职业病防治法》(以下简称《职业病防治法》)和《工作场所职业卫生监督管理规定》(国家安全监管总局令第 47 号),制定本规范。

　　第二条　产生职业病危害的用人单位对其工作场所进行职业病危害因素定期检测及其管理,适用本规范。

　　第三条　职业病危害因素定期检测是指用人单位定期委托具备资质的职业卫生技术服务机构对其产生职业病危害的工作场所进行的检测。

　　本规范所指职业病危害因素是指《职业病危害因素分类目录》中所列危害因素以及国家职业卫生标准中有职业接触限值及检测方法的危害因素。

　　第四条　用人单位应当建立职业病危害因素定期检测制度,每年至少委托具备资质的职业卫生技术服务机构对其存在职业病危害因素的工作场所进行一次全面检测。法律法规另有规定的,按其规定执行。

　　第五条　用人单位应当将职业病危害因素定期检测工作纳入年度职业病防治计划和实施方案,明确责任部门或责任人,所需检测费用纳入年度经费预算予以保障。

　　第六条　用人单位应当建立职业病危害因素定期检测档案,并纳入其职业卫生档案体系。

　　第七条　用人单位在与职业卫生技术服务机构签订定期检测合同前,应当对职业卫生技术服务机构的资质、计量认证范围等事项进行核对,并将相关资质证书复印存档。

　　定期检测范围应当包含用人单位产生职业病危害的全部工作场所,用人单位不得要求职业卫生技术服务机构仅对部分职业病危害因素或部分工作场所进行指定检测。

　　第八条　用人单位与职业卫生技术服务机构签订委托协议后,应将其生产工艺流程、产生职业病危害的原辅材料和设备、职业病防护设施、劳动工作制度等与检测有关的情况告知职业卫生技术服务机构。

　　用人单位应当在确保正常生产的状况下,配合职业卫生技术服务机构做好采样前的现场调查和工作日写实工作,并由陪同人员在技术服务机构现场记录表上签字确认。

　　第九条　职业卫生技术服务机构对用人单位工作场所进行现场调查后,结合用人单位提供的相关材料,制定现场采样和检测计划,用人单位主要负责人按照国家有关采样规范确认无误后,应当在现场采样和检测计划上签字。

　　第十条　职业卫生技术服务机构在进行现场采样检测时,用人单位应当保证生产过程处于正常状态,不得故意减少生产负荷或停产、停机。用人单位因故需要停产、停机或减负运行的,应当及时通知技术服务机构变更现场采样和检测计划。

用人单位应当对技术服务机构现场采样检测过程进行拍照或摄像留证。

第十一条　采样检测结束时,用人单位陪同人员应当对现场采样检测记录进行确认并签字。

第十二条　用人单位与职业卫生技术服务机构应当互相监督,保证采样检测符合以下要求:

(一)采用定点采样时,选择空气中有害物质浓度最高、劳动者接触时间最长的工作地点采样;采用个体采样时,选择接触有害物质浓度最高和接触时间最长的劳动者采样;

(二)空气中有害物质浓度随季节发生变化的工作场所,选择空气中有害物质浓度最高的时节为重点采样时段;同时风速、风向、温度、湿度等气象条件应满足采样要求;

(三)在工作周内,应当将有害物质浓度最高的工作日选择为重点采样日;在工作日内,应当将有害物质浓度最高的时段选择为重点采样时段;

(四)高温测量时,对于常年从事接触高温作业的,测量夏季最热月份湿球黑球温度;不定期接触高温作业的,测量工期内最热月份湿球黑球温度;从事室外作业的,测量夏季最热月份晴天有太阳辐射时湿球黑球温度。

第十三条　用人单位在委托职业卫生技术服务机构进行定期检测过程中不得有下列行为:

(一)委托不具备相应资质的职业卫生技术服务机构检测;

(二)隐瞒生产所使用的原辅材料成分及用量、生产工艺与布局等有关情况;

(三)要求职业卫生技术服务机构在异常气象条件、减少生产负荷、开工时间不足等不能反映真实结果的状态下进行采样检测;

(四)要求职业卫生技术服务机构更改采样检测数据;

(五)要求职业卫生技术服务机构对指定地点或指定职业病危害因素进行采样检测;

(六)以拒付少付检测费用等不正当手段干扰职业卫生技术服务机构正常采样检测工作;

(七)妨碍正常采样检测工作,影响检测结果真实性的其他行为。

第十四条　用人单位应当要求职业卫生技术服务机构及时提供定期检测报告,定期检测报告经用人单位主要负责人审阅签字后归档。

在收到定期检测报告后一个月之内,用人单位应当将定期检测结果向所在地安全生产监督管理部门报告。

第十五条　定期检测结果中职业病危害因素浓度或强度超过职业接触限值的,职业卫生技术服务机构应提出相应整改建议。用人单位应结合本单位的实际情况,制定切实有效的整改方案,立即进行整改。整改落实情况应有明确的记录并存入职业卫生档案备查。

第十六条　用人单位应当及时在工作场所公告栏向劳动者公布定期检测结果和相应的防护措施。

第十七条　安全生产监管部门应当加强对用人单位职业病危害因素定期检测工作的监督检查。发现用人单位违反本规范的,依据《职业病防治法》、《工作场所职业卫生监督管理规定》等法律法规及规章的规定予以处罚。

第十八条 本规范未规定的其他有关事项，依照《职业病防治法》和其他有关法律法规规章及职业卫生标准的规定执行。

附录六　用人单位劳动防护用品管理规范

（**2018 年 1 月 15 日发布并开始施行**）

第一章　总　　则

第一条　为规范用人单位劳动防护用品的使用和管理,保障劳动者安全健康及相关权益,根据《中华人民共和国安全生产法》、《中华人民共和国职业病防治法》等法律、行政法规和规章,制定本规范。

第二条　本规范适用于中华人民共和国境内企业、事业单位和个体经济组织等用人单位的劳动防护用品管理工作。

第三条　本规范所称的劳动防护用品,是指由用人单位为劳动者配备的,使其在劳动过程中免遭或者减轻事故伤害及职业病危害的个体防护装备。

第四条　劳动防护用品是由用人单位提供的,保障劳动者安全与健康的辅助性、预防性措施,不得以劳动防护用品替代工程防护设施和其他技术、管理措施。

第五条　用人单位应当健全管理制度,加强劳动防护用品配备、发放、使用等管理工作。

第六条　用人单位应当安排专项经费用于配备劳动防护用品,不得以货币或者其他物品替代。该项经费计入生产成本,据实列支。

第七条　用人单位应当为劳动者提供符合国家标准或者行业标准的劳动防护用品。使用进口的劳动防护用品,其防护性能不得低于我国相关标准。

第八条　劳动者在作业过程中,应当按照规章制度和劳动防护用品使用规则,正确佩戴和使用劳动防护用品。

第九条　用人单位使用的劳务派遣工、接纳的实习学生应当纳入本单位人员统一管理,并配备相应的劳动防护用品。对处于作业地点的其他外来人员,必须按照与进行作业的劳动者相同的标准,正确佩戴和使用劳动防护用品。

第二章　劳动防护用品选择

第十条　劳动防护用品分为以下十大类:

（一）防御物理、化学和生物危险、有害因素对头部伤害的头部防护用品。

（二）防御缺氧空气和空气污染物进入呼吸道的呼吸防护用品。

（三）防御物理和化学危险、有害因素对眼面部伤害的眼面部防护用品。

（四）防噪声危害及防水、防寒等的听力防护用品。

（五）防御物理、化学和生物危险、有害因素对手部伤害的手部防护用品。

（六）防御物理和化学危险、有害因素对足部伤害的足部防护用品。

（七）防御物理、化学和生物危险、有害因素对躯干伤害的躯干防护用品。

（八）防御物理、化学和生物危险、有害因素损伤皮肤或引起皮肤疾病的护肤用品。

（九）防止高处作业劳动者坠落或者高处落物伤害的坠落防护用品。

（十）其他防御危险、有害因素的劳动防护用品。

第十一条 用人单位应按照识别、评价、选择的程序（见附件1），结合劳动者作业方式和工作条件，并考虑其个人特点及劳动强度，选择防护功能和效果适用的劳动防护用品。

（一）接触粉尘、有毒、有害物质的劳动者应当根据不同粉尘种类、粉尘浓度及游离二氧化硅含量和毒物的种类及浓度配备相应的呼吸器（见附件2）、防护服、防护手套和防护鞋等。具体可参照《呼吸防护用品自吸过滤式防颗粒物呼吸器》（GB 2626）、《呼吸防护用品的选择、使用及维护》（GB/T 18664）、《防护服装化学防护服的选择、使用和维护》（GB/T 24536）、《手部防护防护手套的选择、使用和维护指南》（GB/T 29512）和《个体防护装备足部防护鞋（靴）的选择、使用和维护指南》（GB/T 28409）等标准。

（二）接触噪声的劳动者，当暴露于 80 dB≤LEX，8 h＜85 dB 的工作场所时，用人单位应当根据劳动者需求为其配备适用的护听器；当暴露于 LEX，8 h≥85 dB 的工作场所时，用人单位必须为劳动者配备适用的护听器，并指导劳动者正确佩戴和使用（见附件2）。具体可参照《护听器的选择指南》（GB/T 23466）。

（三）工作场所中存在电离辐射危害的，经危害评价确认劳动者需佩戴劳动防护用品的，用人单位可参照电离辐射的相关标准及《个体防护装备配备基本要求》（GB/T 29510）为劳动者配备劳动防护用品，并指导劳动者正确佩戴和使用。

（四）从事存在物体坠落、碎屑飞溅、转动机械和锋利器具等作业的劳动者，用人单位还可参照《个体防护装备选用规范》（GB/T 11651）、《头部防护安全帽选用规范》（GB/T 30041）和《坠落防护装备安全使用规范》（GB/T 23468）等标准，为劳动者配备适用的劳动防护用品。

第十二条 同一工作地点存在不同种类的危险、有害因素的，应当为劳动者同时提供防御各类危害的劳动防护用品。需要同时配备的劳动防护用品，还应考虑其可兼容性。

劳动者在不同地点工作，并接触不同的危险、有害因素，或接触不同的危害程度的有害因素的，为其选配的劳动防护用品应满足不同工作地点的防护需求。

第十三条 劳动防护用品的选择还应当考虑其佩戴的合适性和基本舒适性，根据个人特点和需求选择适合号型、式样。

第十四条 用人单位应当在可能发生急性职业损伤的有毒、有害工作场所配备应急劳动防护用品，放置于现场临近位置并有醒目标识。

用人单位应当为巡检等流动性作业的劳动者配备随身携带的个人应急防护用品。

第三章 劳动防护用品采购、发放、培训及使用

第十五条 用人单位应当根据劳动者工作场所中存在的危险、有害因素种类及危害程度、劳动环境条件、劳动防护用品有效使用时间制定适合本单位的劳动防护用品配备标准（见附件3）。

第十六条 用人单位应当根据劳动防护用品配备标准制定采购计划，购买符合标准的合格产品。

第十七条 用人单位应当查验并保存劳动防护用品检验报告等质量证明文件的原件或

复印件。

第十八条　用人单位应当按照本单位制定的配备标准发放劳动防护用品,并作好登记(见附件 4)。

第十九条　用人单位应当对劳动者进行劳动防护用品的使用、维护等专业知识的培训。

第二十条　用人单位应当督促劳动者在使用劳动防护用品前,对劳动防护用品进行检查,确保外观完好、部件齐全、功能正常。

第二十一条　用人单位应当定期对劳动防护用品的使用情况进行检查,确保劳动者正确使用。

第四章　劳动防护用品维护、更换及报废

第二十二条　劳动防护用品应当按照要求妥善保存,及时更换,保证其在有效期内。

公用的劳动防护用品应当由车间或班组统一保管,定期维护。

第二十三条　用人单位应当对应急劳动防护用品进行经常性的维护、检修,定期检测劳动防护用品的性能和效果,保证其完好有效。

第二十四条　用人单位应当按照劳动防护用品发放周期定期发放,对工作过程中损坏的,用人单位应及时更换。

第二十五条　安全帽、呼吸器、绝缘手套等安全性能要求高、易损耗的劳动防护用品,应当按照有效防护功能最低指标和有效使用期,到期强制报废。

第五章　附　则

第二十六条　本规范所称的工作地点,是指劳动者从事职业活动或进行生产管理而经常或定时停留的岗位和作业地点。

第二十七条　煤矿劳动防护用品的管理,按照《煤矿职业安全卫生个体防护用品配备标准》(AQ 1051)规定执行。

附件1

劳动防护用品选择程序

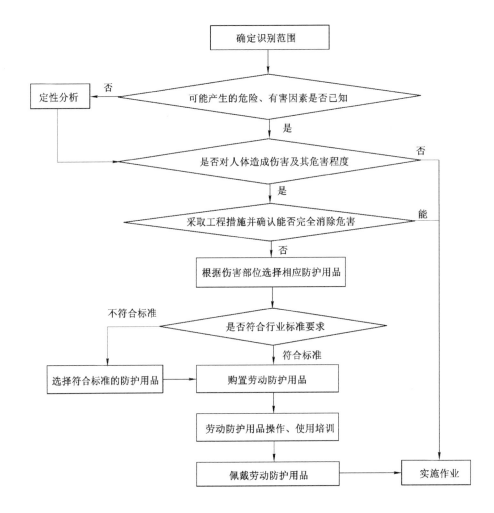

附件 2

呼吸器和护听器的选用

危害因素	分类	要求
颗粒物	一般粉尘,如煤尘、水泥尘、木粉尘你、云母尘、滑石尘及其他粉尘。	过滤效率至少满足《呼吸防护用品自吸过滤式防颗粒物呼吸器》(GB 2626)规定的 KN90 级别的防颗粒物呼吸器
	石棉	可更换式防颗粒物半面罩或全面罩,过滤效率至少满足 GB 2626 规定的 KN95 级别的防颗粒物呼吸器
	矽尘、金属粉尘(如铅尘、镉尘)、砷尘、烟(如焊接烟、铸造烟)	过滤效率至少满足 GB 2626 规定的 KN95 级别的防颗粒物呼吸器
	放射性颗粒物	过滤效率至少满足 GB 2626 规定的 KN100 级别的防颗粒物呼吸器
	致癌性油性颗粒物(如焦炉烟、沥青烟等)	过滤效率至少满足 GB 2626 规定的 KP95 级别的防颗粒物呼吸器
化学物质	窒息气体	隔绝式正压呼吸器
	无机气体、有机蒸气	防毒面具 面罩类型: 工作场所毒物浓度超标不大于 10 倍,使用送风或自吸过滤半面罩;工作场所毒物浓度超标不大于 100 倍,使用送风或自吸过滤全面罩;工作场所毒物浓度超标大于 100 倍,使用隔绝式或送风过滤式全面罩
	酸、碱性溶液、蒸气	防酸碱面罩、防酸碱手套、防酸碱服、防酸碱鞋
噪声	劳动者暴露于工作场所 80 dB≤LEX,8 h<85 dB 的	用人单位应根据劳动者需求为其配备适用的护听器
	劳动者暴露于工作场所 LEX,8 h≥85 dB 的	用人单位应为劳动者配备适用的护听器,并指导劳动者正确佩戴和使用。劳动者暴露于工作场所 LEX,8 h 为 85～95 dB 的应选用护听器 SNR 为 17～34 dB 的耳塞或耳罩;劳动者暴露于工作场所 LEX,8 h≥95 dB 的应选用护听器 SNR≥34 dB 的耳塞、耳罩或者同时佩戴耳塞和耳罩,耳塞和耳罩组合使用时的声衰减值,可按二者中较高的声衰减值增加 5 dB 估算

附件 3

用人单位劳动防护用品配备标准

岗位 /工种	作业者 数量	危险、有害 因素类别	危险、有害 因素浓度 /强度	配备的 防护用品 种类	防护用品 型号/级别	防护用品 发放周期	呼吸器过滤 元件更换周期

附件 4

劳动防护用品发放登记表

单位/车间：

序号	岗位/工种	员工姓名	防护用品名称	型号	数量	领用人签字	备注

发放人：　　　日期：　　年　月　日

附录七　用人单位职业病危害告知与警示标识管理规范

国家安全监管总局办公厅关于印发用人单位职业病危害告知与警示标识管理规范的通知

安监总厅安健〔2014〕111 号

各省、自治区、直辖市及新疆生产建设兵团安全生产监督管理局：

为指导和规范用人单位做好职业病危害告知与警示标识管理工作,依照《中华人民共和国职业病防治法》、《工作场所职业卫生监督管理规定》(国家安全监管总局令第 47 号)等法律规章,国家安全监管总局制定了《用人单位职业病危害告知与警示标识管理规范》(以下简称《规范》),现印发给你们,请认真贯彻落实。

职业病危害告知与警示标识管理工作是职业卫生管理的一项基础性工作,对于提高劳动者的自我防护意识、提升用人单位职业病防治水平具有重要作用。各地区要高度重视,认真安排部署,做好《规范》的宣传和落实工作。

各单位要通过多种方式组织用人单位学习《规范》,指导用人单位对职业病危害告知与警示标识管理工作进行一次全面自查,并按照《规范》要求完善职业病危害告知内容及档案材料,设置和维护好警示标识,保障劳动者的职业健康。

要把贯彻落实《规范》要求作为职业卫生监督执法的重要内容,指导用人单位落实职业病危害告知与警示标识管理各项要求,对拒不整改或整改不到位的用人单位,依法予以惩处,确保按期完成《国家职业病防治规划(2009—2015 年)》确定的 2015 年职业病危害告知率和警示标识设置率达到 90％以上的目标。

国家安全监管总局办公厅

2014 年 11 月 13 日

第一章　总　　则

第一条　为规范用人单位职业病危害告知与警示标识管理工作,预防和控制职业病危害,保障劳动者职业健康,根据《中华人民共和国职业病防治法》、《工作场所职业卫生监督管理规定》(国家安全监管总局令第47号)以及《工作场所职业病危害警示标识》(GBZ 158)、《高毒物品作业岗位职业病危害告知规范》(GBZ/T203)等法律、规章和标准,制定本规范。

第二条　职业病危害告知是指用人单位通过与劳动者签订劳动合同、公告、培训等方式,使劳动者知晓工作场所产生或存在的职业病危害因素、防护措施、对健康的影响以及健康检查结果等的行为。职业病危害警示标识是指在工作场所中设置的可以提醒劳动者对职业病危害产生警觉并采取相应防护措施的图形标识、警示线、警示语句和文字说明以及组合使用的标识等。

本规范所指的劳动者包括用人单位的合同制、聘用制、劳务派遣等性质的劳动者。

第三条　用人单位应当依法开展工作场所职业病危害因素检测评价,识别分析工作过程中可能产生或存在的职业病危害因素。

第四条　用人单位应将工作场所可能产生的职业病危害如实告知劳动者,在醒目位置设置职业病防治公告栏,并在可能产生严重职业病危害的作业岗位以及产生职业病危害的设备、材料、贮存场所等设置警示标识。

第五条　用人单位应当依法开展职业卫生培训,使劳动者了解警示标识的含义,并针对警示的职业病危害因素采取有效的防护措施。

第二章　职业病危害告知

第六条　产生职业病危害的用人单位应将工作过程中可能接触的职业病危害因素的种类、危害程度、危害后果、提供的职业病防护设施、个人使用的职业病防护用品、职业健康检查和相关待遇等如实告知劳动者,不得隐瞒或者欺骗。

第七条　用人单位与劳动者订立劳动合同(含聘用合同,下同)时,应当在劳动合同中写明工作过程可能产生的职业病危害及其后果、职业病危害防护措施和待遇(岗位津贴、工伤保险等)等内容。同时,以书面形式告知劳务派遣人员。

格式合同文本内容不完善的,应以合同附件形式签署职业病危害告知书(示例见附件1)。

第八条　劳动者在履行劳动合同期间因工作岗位或者工作内容变更,从事与所订立劳动合同中未告知的存在职业病危害的作业时,用人单位应当依照本规范第七条的规定,向劳动者履行如实告知的义务,并协商变更原劳动合同相关条款。

第九条　用人单位应对劳动者进行上岗前的职业卫生培训和在岗期间的定期职业卫生培训,使劳动者知悉工作场所存在的职业病危害,掌握有关职业病防治的规章制度、操作规程、应急救援措施、职业病防护设施和个人防护用品的正确使用维护方法及相关警示标识的含义,并经书面和实际操作考试合格后方可上岗作业。

第十条　产生职业病危害的用人单位应当设置公告栏,公布本单位职业病防治的规章制度等内容。

设置在办公区域的公告栏,主要公布本单位的职业卫生管理制度和操作规程等;设置在工作场所的公告栏,主要公布存在的职业病危害因素及岗位、健康危害、接触限值、应急救援措施,以及工作场所职业病危害因素检测结果、检测日期、检测机构名称等。

第十一条　用人单位要按照规定组织从事接触职业病危害作业的劳动者进行上岗前、在岗期间和离岗时的职业健康检查,并将检查结果书面告知劳动者本人。用人单位书面告知文件要留档备查。

第三章　职业病危害警示标识

第十二条　用人单位应在产生或存在职业病危害因素的工作场所、作业岗位、设备、材料(产品)包装、贮存场所设置相应的警示标识。

第十三条　产生职业病危害的工作场所,应当在工作场所入口处及产生职业病危害的作业岗位或设备附近的醒目位置设置警示标识:

(一)产生粉尘的工作场所设置"注意防尘"、"戴防尘口罩"、"注意通风"等警示标识,对皮肤有刺激性或经皮肤吸收的粉尘工作场所还应设置"穿防护服"、"戴防护手套"、"戴防护眼镜",产生含有有毒物质的混合性粉(烟)尘的工作场所应设置"戴防尘毒口罩";

(二)放射工作场所设置"当心电离辐射"等警示标识,在开放性同位素工作场所设置"当心裂变物质";

(三)有毒物品工作场所设置"禁止入内"、"当心中毒"、"当心有毒气体"、"必须洗手"、"穿防护服"、"戴防毒面具"、"戴防护手套"、"戴防护眼镜"、"注意通风"等警示标识,并标明"紧急出口"、"救援电话"等警示标识;

(四)能引起职业性灼伤或腐蚀的化学品工作场所,设置"当心腐蚀"、"腐蚀性"、"遇湿具有腐蚀性"、"当心灼伤"、"穿防护服"、"戴防护手套"、"穿防护鞋"、"戴防护眼镜"、"戴防毒口罩"等警示标识;

(五)产生噪声的工作场所设置"噪声有害"、"戴护耳器"等警示标识;

(六)高温工作场所设置"当心中暑"、"注意高温"、"注意通风"等警示标识;

(七)能引起电光性眼炎的工作场所设置"当心弧光"、"戴防护镜"等警示标识;

(八)生物因素所致职业病的工作场所设置"当心感染"等警示标识;

(九)存在低温作业的工作场所设置"注意低温"、"当心冻伤"等警示标识;

(十)密闭空间作业场所出入口设置"密闭空间作业危险"、"进入需许可"等警示标识;

(十一)产生手传振动的工作场所设置"振动有害"、"使用设备时必须戴防振手套"等警示标识;

(十二)能引起其他职业病危害的工作场所设置"注意××危害"等警示标识。

第十四条　生产、使用有毒物品工作场所应当设置黄色区域警示线。生产、使用高毒、剧毒物品工作场所应当设置红色区域警示线。警示线设在生产、使用有毒物品的车间周围外缘不少于 30 cm 处,警示线宽度不少于 10 cm。

第十五条　开放性放射工作场所监督区设置黄色区域警示线,控制区设置红色区域警示线;室外、野外放射工作场所及室外、野外放射性同位素及其贮存场所应设置相应警示线。

第十六条　对产生严重职业病危害的作业岗位,除按本规范第十三条的要求设置警示标识外,还应当在其醒目位置设置职业病危害告知卡(以下简称告知卡,示例见附件2)。

告知卡应当标明职业病危害因素名称、理化特性、健康危害、接触限值、防护措施、应急处理及急救电话、职业病危害因素检测结果及检测时间等。

符合以下条件之一,即为产生严重职业病危害的作业岗位:

1. 存在矽尘或石棉粉尘的作业岗位;

2. 存在"致癌"、"致畸"等有害物质或者可能导致急性职业性中毒的作业岗位;

3. 放射性危害作业岗位。

第十七条　使用可能产生职业病危害的化学品、放射性同位素和含有放射性物质的材料的,必须在使用岗位设置醒目的警示标识和中文警示说明(示例见附件3),警示说明应当载明产品特性、主要成份、存在的有害因素、可能产生的危害后果、安全使用注意事项、职业病防护以及应急救治措施等内容。

第十八条　贮存可能产生职业病危害的化学品、放射性同位素和含有放射性物质材料的场所,应当在入口处和存放处设置"当心中毒"、"当心电离辐射"、"非工作人员禁止入内"等警示标识。

第十九条　使用可能产生职业病危害的设备的,除按本规范第十三条的要求设置警示标识外,还应当在设备醒目位置设置中文警示说明。警示说明应当载明设备性能、可能产生的职业病危害、安全操作和维护注意事项、职业病防护以及应急救治措施等内容。

第二十条　为用人单位提供可能产生职业病危害的设备或可能产生职业病危害的化学品、放射性同位素和含有放射性物质的材料的,应当依法在设备或者材料的包装上设置警示标识和中文警示说明。

第二十一条　高毒、剧毒物品工作场所应急撤离通道设置"紧急出口",泄险区启用时应设置"禁止入内"、"禁止停留"等警示标识。

第二十二条　维护和检修装置时产生或可能产生职业病危害的,应在工作区域设置相应的职业病危害警示标识。

第四章　公告栏与警示标识的设置

第二十三条　公告栏应设置在用人单位办公区域、工作场所入口处等方便劳动者观看的醒目位置。告知卡应设置在产生或存在严重职业病危害的作业岗位附近的醒目位置。

第二十四条　公告栏和告知卡应使用坚固材料制成,尺寸大小应满足内容需要,高度应适合劳动者阅读,内容应字迹清楚、颜色醒目。

第二十五条　用人单位多处场所都涉及同一职业病危害因素的,应在各工作场所入口处均设置相应的警示标识。

第二十六条　工作场所内存在多个产生相同职业病危害因素的作业岗位的,临近的作业岗位可以共用警示标识、中文警示说明和告知卡。

第二十七条　警示标识(不包括警示线)采用坚固耐用、不易变形变质、阻燃的材料制作。有触电危险的工作场所使用绝缘材料。可能产生职业病危害的设备及化学品、放射性同位素和含放射性物质的材料(产品)包装上,可直接粘贴、印刷或者喷涂警示标识。

第二十八条 警示标识设置的位置应具有良好的照明条件。井下警示标识应用反光材料制作。

第二十九条 公告栏、告知卡和警示标识不应设在门窗或可移动的物体上,其前面不得放置妨碍认读的障碍物。

第三十条 多个警示标识在一起设置时,应按禁止、警告、指令、提示类型的顺序,先左后右、先上后下排列。

第三十一条 警示标识的规格要求等按照《工作场所职业病危害警示标识》(GBZ 158)执行。

第五章 公告栏与警示标识的维护更换

第三十二条 公告栏中公告内容发生变动后应及时更新,职业病危害因素检测结果应在收到检测报告之日起 7 日内更新。

生产工艺发生变更时,应在工艺变更完成后 7 日内补充完善相应的公告内容与警示标识。

第三十三条 告知卡和警示标识应至少每半年检查一次,发现有破损、变形、变色、图形符号脱落、亮度老化等影响使用的问题时应及时修整或更换。

第三十四条 用人单位应按照《国家安全监管总局办公厅关于印发职业卫生档案管理规范的通知》(安监总厅安健〔2013〕171 号)的要求,完善职业病危害告知与警示标识档案材料,并将其存放于本单位的职业卫生档案。

第六章 附 则

第三十五条 用人单位违反本规范的行为,应当依据《中华人民共和国职业病防治法》、《工作场所职业卫生监督管理规定》等法律法规及规章的规定予以处罚。

第三十六条 本规范未规定的其他有关事项,依照《中华人民共和国职业病防治法》和其他有关法律法规规章及职业卫生标准的规定执行。

附件:

1. 职业病危害告知书示例;

2. 职业病危害告知卡示例;

3. 中文警示说明示例。

附件1

职业病危害告知书示例

根据《职业病防治法》第三十四条的规定,用人单位(甲方)在与劳动者(乙方)订立劳动合同时应告知工作过程中可能产生的职业病危害及其后果、职业病防护措施和待遇等内容:

(一)所在工作岗位、可能产生的职业病危害、后果及职业病防护措施:

所在部门及 岗位名称	职业病 危害因素	职业禁忌证	可能导致的 职业病危害	职业病 防护措施
例:铸造车间 铸造工	粉尘	活动性肺结核病 慢性阻塞性肺病 慢性间质性肺病 伴肺功能损害的疾病	尘肺	除尘装置 防尘口罩

(二)甲方应依照《职业病防治法》及《职业健康监护技术规范》(GBZ188)的要求,做好乙方上岗前、在岗期间、离岗时的职业健康检查和应急检查。一旦发生职业病,甲方必须按照国家有关法律、法规的要求,为乙方如实提供职业病诊断、鉴定所需的劳动者职业史和职业病危害接触史、工作场所职业病危害因素检测结果等资料及相应待遇。

(三)乙方应自觉遵守甲方的职业卫生管理制度和操作规程,正确使用维护职业病防护设施和个人职业病防护用品,积极参加职业卫生知识培训,按要求参加上岗前、在岗期间和离岗时的职业健康检查。若被检查出职业禁忌证或发现与所从事的职业相关的健康损害的,必须服从甲方为保护乙方职业健康而调离原岗位并妥善安置的工作安排。

(四)当乙方工作岗位或者工作内容发生变更,从事告知书中未告知的存在职业病危害的作业时,甲方应与其协商变更告知书相关内容,重新签订职业病危害告知书。

(五)甲方未履行职业病危害告知义务,乙方有权拒绝从事存在职业病危害的作业,甲方不得因此解除与乙方所订立的劳动合同。

(六)职业病危害告知书作为甲方与乙方签订劳动合同的附件,具有同等的法律效力。

甲方(签章)　　　　　　　　　　　　乙方(签字)
　年　月　日　　　　　　　　　　　　　年　月　日

附件 2

职业病危害告知卡示例

工作场所存在苯，对人体有损害，请注意防护		
	理化特性	健康危害
苯（皮） Benzene(skin)	具有特殊芳香气味的无色油状液体，相对分子质量78，易燃、易挥发。不溶于水，可与乙醚、乙醇、丙酮、汽油和二硫化碳等有机溶剂混溶；遇氧化剂或卤素剧烈反应；苯蒸气与空气形成爆炸性混合物，遇明火、高热极易燃烧爆炸。	可经皮肤、呼吸道进入人体。 主要损害神经和造血系统。 短时间大量接触可引起头晕、头痛、恶心、呕吐、嗜睡、步态不稳，重者发生抽搐、昏迷。长期过量接触可引起白细胞减少、再生障碍性贫血、白血病。
	应急处理	
	抢救人员穿戴防护用具；立即将患者移至空气新鲜处，去除污染衣物；注意保暖、安静；皮肤污染时用肥皂水清洗，溅入眼内时用流动清水或生理盐水冲洗，各至少20分钟；呼吸困难时给与吸氧，必要时用合适的呼吸器进行人工呼吸；立即与医疗急救单位联系抢救。	
	防护措施	
	禁止明火、火花、高热，使用防爆电器和照明设备。工作场所禁止饮食、吸烟。	
	必须戴防毒面具 注意通风 必须戴防护手套 必须戴防护眼镜 必须穿防护服	
标准限值：×××	检测数据：×××	检测日期：××年×月×日
急救电话：120 消防电话：119	职业卫生咨询电话：×××××××××	

附件 3

中文警示说明示例

甲醛

分子式:HCHO　　分子量 30.03

理化特性	常温为无色、有刺激性气味的气体,沸点:−19.5 ℃,能溶于水、醇、醚,水溶液称福尔马林,杀菌能力极强。15 ℃以下易聚合,置空气中氧化为甲酸
可能产生的危害后果	低浓度甲醛蒸气对眼、上呼吸道粘膜有强烈刺激作用,高浓度甲醛蒸气对中枢神经系统有毒性作用,可引起中毒性肺水肿。 主要症状:眼痛流泪、喉痒及胸闷、咳嗽、呼吸困难、口腔糜烂、上腹痛、吐血、眩晕、恐慌不安、步态不稳、甚至昏迷。皮肤接触可引起皮炎,有红斑、丘疹、瘙痒、组织坏死等
职业病危害防护措施	1. 使用甲醛设备应密闭,不能密闭的应加强通风排毒。 2. 注意个人防护,穿戴防护用品。 3. 严格遵守安全操作规程
应急救治措施	1. 撤离现场,移至新鲜空气处,吸氧。 2. 皮肤粘膜损伤,立即用 2％的碳酸氢钠($NaHCO_3$)溶液或大量清水冲洗。 3. 立即与医疗急救单位联系抢救

参 考 文 献

［1］国家安全生产监督管理总局宣传教育中心.煤矿职业危害防护与尘肺病防治知识读本［M］.徐州：中国矿业大学出版社,2011.

［2］国家安全生产监督管理总局职业安全卫生研究所.煤矿作业场所职业危害防治培训教材［M］.北京：煤炭工业出版社,2011.

［3］何永坚.中华人民共和国职业病防治法解读［M］.北京：中国法制出版社,2012.

［4］刘移民.职业病防治理论与实践［M］.北京：化学工业出版社,2010.

［5］王一平.煤矿工人职业病防治培训读本［M］.徐州：中国矿业大学出版社,2008.

［6］信春鹰.中华人民共和国职业病防治法释义［M］.北京：法律出版社,2012.

［7］杨径.职业危害的个人防护［M］.北京：中国环境科学出版社,2010.

［8］杨尊献.煤矿瓦斯与粉尘防治作业岗位操作规范［M］.徐州：中国矿业大学出版社,2011.

［9］袁聚祥,范雪云,王广增.煤矿职业危害预防与控制指南［M］.北京：北京大学医学院出版社,2007.

［10］中国安全生产科学研究院.职业病危害因素检测［M］.徐州：中国矿业大学出版社,2012.

警 告 标 识

序号	名称及图形符号	设置范围和地点	序号	名称及图形符号	设置范围和地点
1	当心中毒	使用有毒作业场所	6	注意防尘	产生粉尘的作业场所
2	当心腐蚀	存在腐蚀物质的作业场所	7	注意高温	高温作业场所
3	当心感染	存在生物性职业病危害因素的作业场所	8	当心有毒气体	存在有毒气体的作业场所
4	当心弧光	引起电光性眼炎的作业场所	9	噪声有害	产生噪声的作业场所
5	当心电离辐射	产生电离辐射危害的作业场所			

指 令 标 识

序号	名称及图形符号	设置范围和地点	序号	名称及图形符号	设置范围和地点
1	戴防护镜	对眼睛有危害的作业场所	5	戴防护手套	需对手部进行保护的作业场所
2	戴防毒面具	可能产生职业中毒的作业场所	6	穿防护鞋	需对脚部进行保护的作业场所
3	戴防尘口罩	粉尘浓度超过国家标准的作业场所	7	穿防护服	具有放射、高温及其他需穿防护服的作业场所
4	戴护耳器	噪声超过国家标准的作业场所	8	注意通风	存在有毒物品和粉尘等需要进行通风处理的作业场所

提 示 标 识

序号	名称及图形符号	设置范围和地点
1	左行紧急出口	安全疏散的紧急出口处,通向紧急出口的通道处
2	右行紧急出口	安全疏散的紧急出口处,紧急出口的通道处
3	直行紧急出口	安全疏散紧急出口处,紧急出口的通道处
4	急救站	用人单位设立的紧急医学救助场所
5	救援电话	救援电话附近

禁 止 标 识

序号	名称及图形符号	设置范围和地点
1	禁止入内	可能引起职业病危害的工作场所入口处或泄险区周边，如：高毒物品作业场所、放射工作场所等；或可能产生职业病危害的设备发生故障时；或维护、检修存在有毒物品的生产装置时，根据现场实际情况设置
2	禁止停留	在特殊情况下，对劳动者具有直接危害的作业场所
3	禁止启动	可能引起职业病危害的设备暂停使用或维修时，如设备检修、更换零件等，设置在该设备附近

警 示 线

序号	名称及图形符号	设置范围和地点
1	红色警示线	高毒物品作业场所、放射作业场所、紧邻事故危害源周边
2	黄色警示线	一般有毒物品作业场所、紧邻事故危害区域的周边
3	绿色警示线	事故现场救援区域的周边